Dr.Tom Wu 【全彩圖解暢銷珍藏版】

# 不一樣的自然養生法

美國自然療法&營養學博士
吳永志（Dr. Tom Wu）著

H2O原水文化

# 作者特別聲明

本書出版旨在將個人多年養生經驗與讀者分享，並使讀者能藉此徹底改變飲食與生活習慣，提供讀者保健防病防癌參考，但絕對不能取代醫療。

讀者若有疾病或身體不適症狀，建議配合專業醫師診治！另外也要再次特別提醒癌症病友，務必遵照醫師指示治療，切勿延誤！

書中所有內容僅供教育資訊、保健防病之用，絕非任何診斷／醫療方法，或藥物之推介或自我診療的準則。

所謂自然療法，是以天然無害的方式，例如天然的食物以協助人們改善健康。本書所提供的任何食療，因個別體質、症狀、血型不同，及還需配合個人的自律精神、信心、決心、恆心實行身體大掃除及大調整，用幾個月的時間遵從本書方法以期獲得健康。但也絕不能一概而論，若嘗試書中方法執行四個月後，身體無明顯改善，請讀者不要一直堅持下去，因為某些食療方法不一定對所有人有效，故不是所有病症都能成功康復，有病症者應盡快尋求醫師專業意見。

另外本人必須嚴正聲明，書中提及的食材及營養食品，只是想讓讀者得到正確的訊息方便採購，與本人並無利益關聯。敬請讀者認清勿被誤導，並小心謹慎。

最後本人因經常受邀世界各地培訓及演講，並參與慈善工作，行程緊密，恐無法答覆所有讀者的電子郵件及傳真請求，敬請讀者體諒。

Tom Wu 吳永志

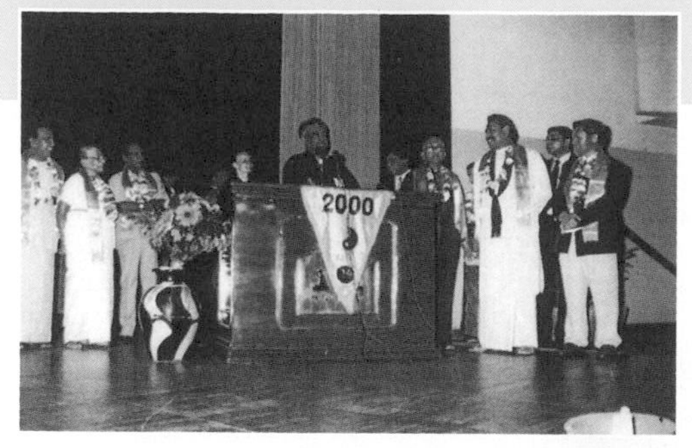


2000 年，吳博士與現任總統，同時被邀請以貴賓身份參加在斯里蘭卡召開的「世界自然醫學會議」，並在大會中主講「生機飲食自然療法對國民健康」的重要性。

2009 年 11 月，斯里蘭卡第一夫人於「世界醫藥會議」頒獎「聯合國智慧遺產計劃」終生醫療服務獎給吳博士。

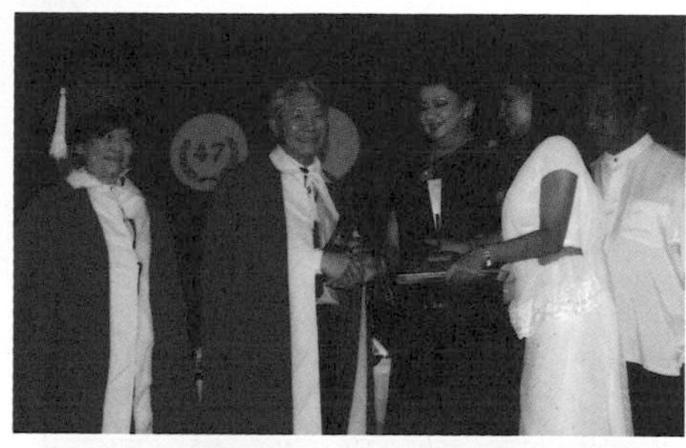

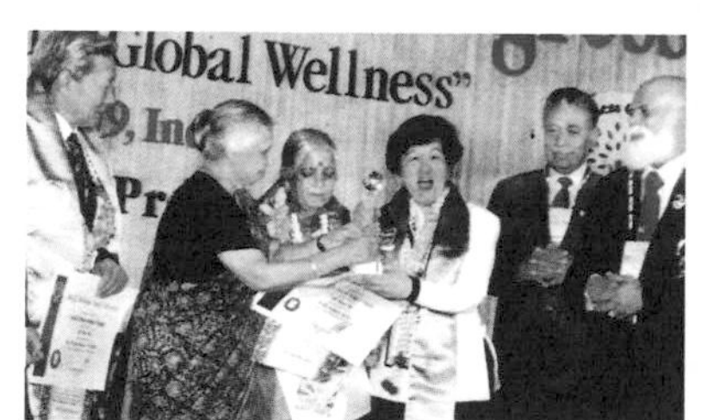


2009 年 3 月 20 日，在印度欽奈市的「世界保健婦女大會」中，印度德里邦首席部長親自頒發「世界最佳保健醫生獎」給吳博士，及頒發「世界保健母親獎」給吳馮潤鈺博士。

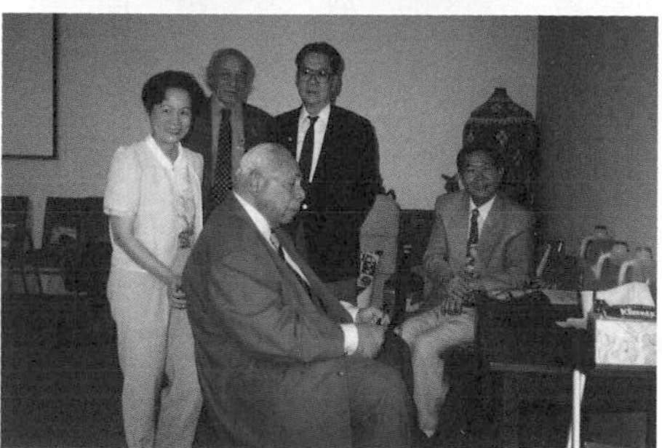

東加國王由其隨從及私人醫生陪同，到訪吳博士的「美國保健自療中心」，接受健康建議。

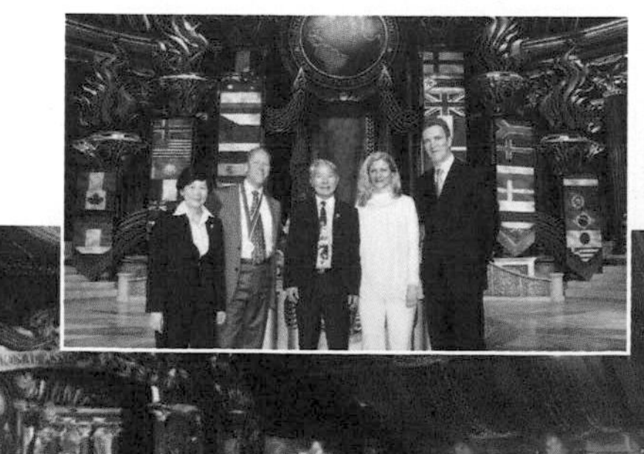

2009 年 10 月，吳博士夫婦於倫敦出席世界慈善機構舉辦的「國際山達基協會年會」接受贊助人（Patron）獎。

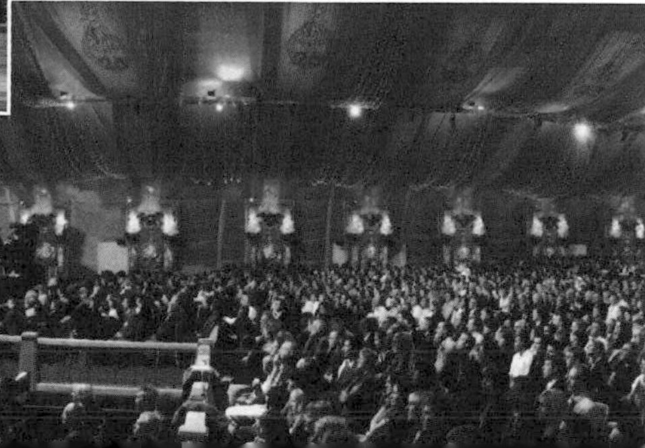

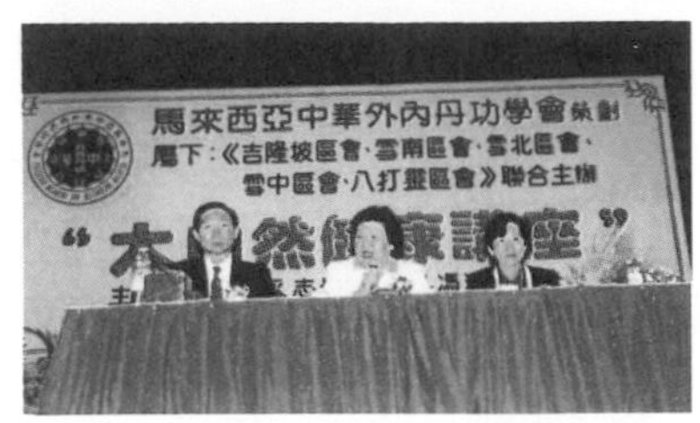


◀ 1998 年 9 月「馬來西亞中華外內丹功學會」陳達真會長邀請吳博士夫婦參與「大自然健康講座」，向二千多位會員主講生機飲食。

▶ 2010 年，吳永志博士在斯里蘭卡「世界自然醫學大會」上頒發證書給來自世界各國的畢業生。

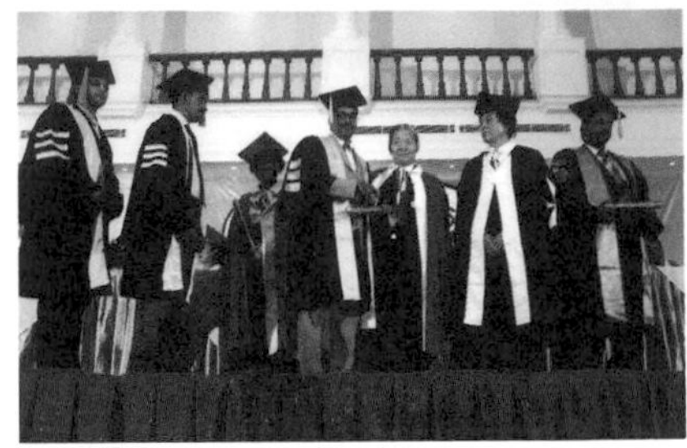

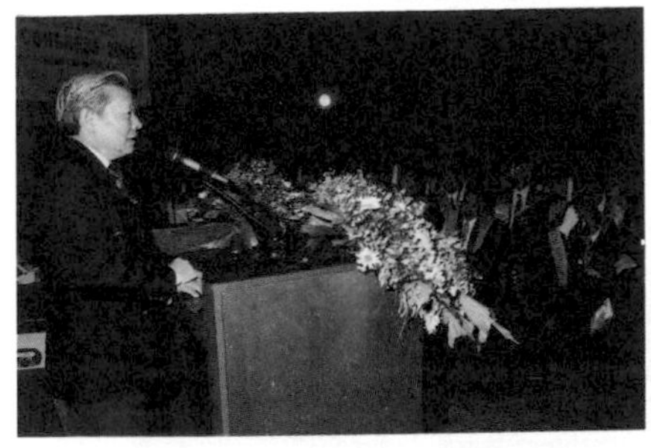

◀ 吳醫師在印度召開的「世界自然醫學會大會」進行專題演講「癌症不是絕症」。

▶ 2012 年 10 月吳醫師夫婦受邀在「南京總統府大禮堂」舉辦之第三屆生活方式與健康國際論壇進行專題報告：「飲食與生活方式對健康的重要性」。

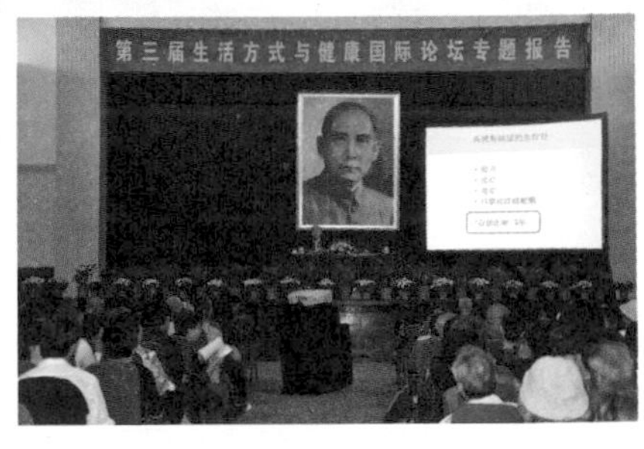


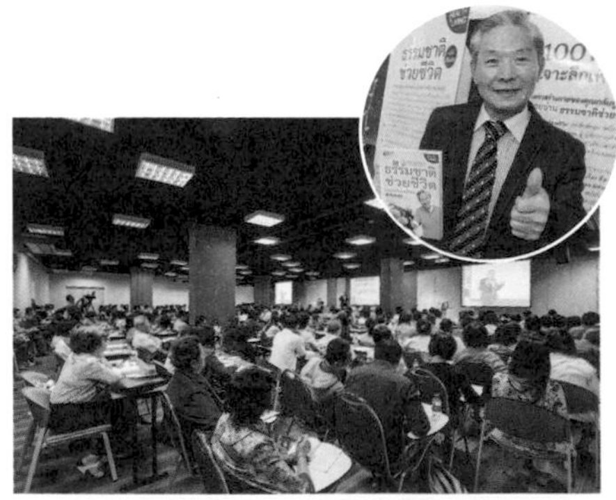

▲ 2013 年吳醫師夫師赴泰國曼谷向商業領袖及專業人士進行自然醫學的培訓，主講「生機飲食對健康的益處」。

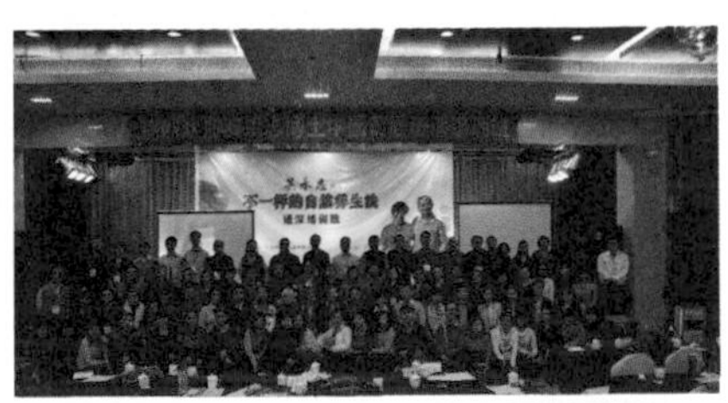

▲ 2012 年吳醫師夫婦赴廣州省東莞虎門第一次集團領袖及專業人士進行培訓，主題為「健康才是永久的財富」。

◀ 2011 年 8 月，為回饋香港的廣大讀者，吳博士在香港「城邦書店」首次主辦千人健康講座及簽書會，盛況空前，主講「不一樣的自然養生法」。

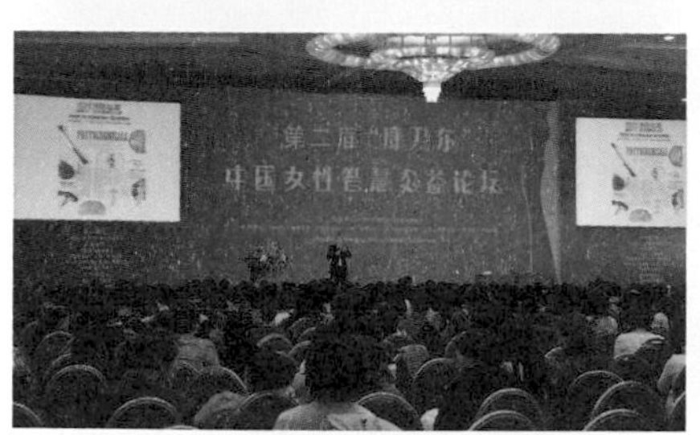

▲ 2011 年 11 月 9 日吳醫師夫婦受邀在北京參加第二屆「康乃爾中國女性智慧公益論壇」進行專題報告，題目為「喜樂的心乃是良藥，助人為快樂之本」。

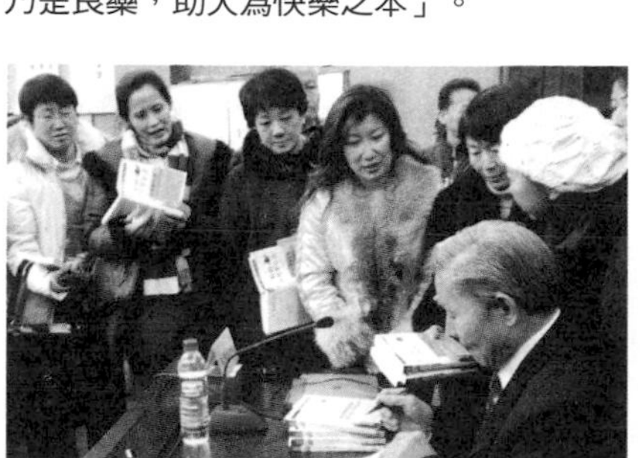

▲ 2009 年 11 月，吳博士受邀為「深圳富士康公司」進行健康講座，會後為讀者簽名。

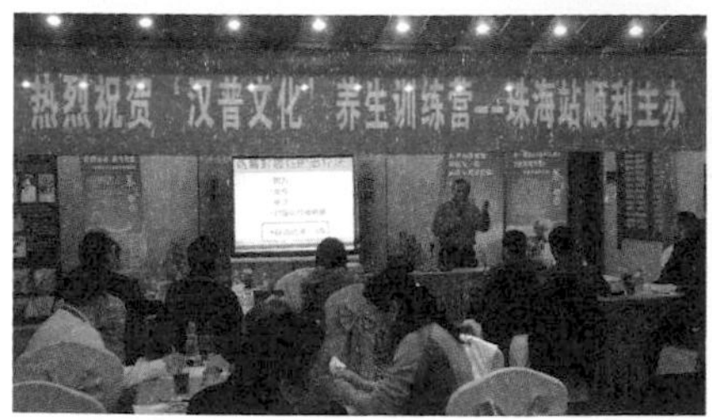



▲ 2013 年，「美國惠普（HP）上海總部和漢普文化」邀請吳博士主持在珠海召開養生訓練營，主題為「戰勝三高與癌症從口入手」。

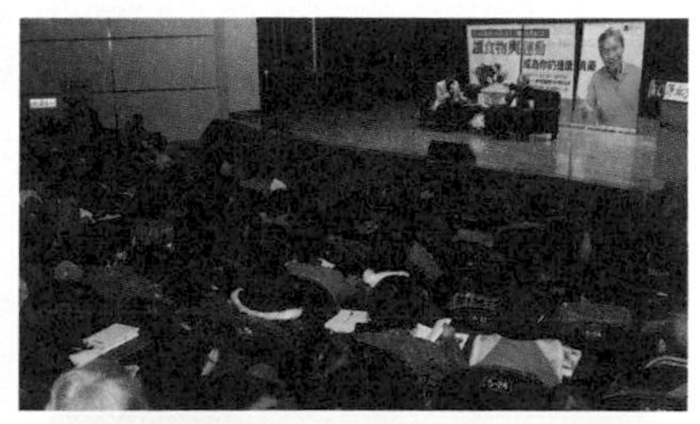

▲ 2012 年吳博士在台北主辦文化專題講座，推廣《讓食物與運動成為你的健康良藥》。

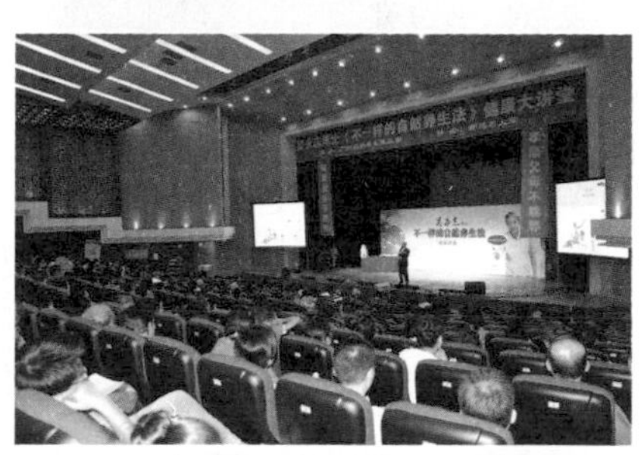

▲ 2011 年 11 月 5 日「廣州自然養生俱樂部」第 5 次邀請吳博士夫婦在廣州授課，題目為「預防疾病從改變飲食與生活作息做起」。

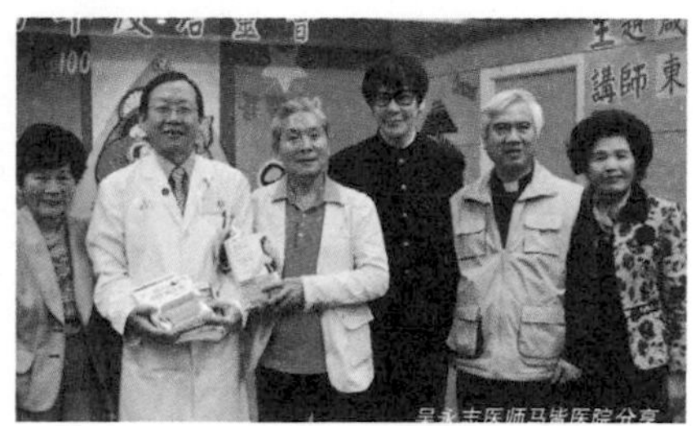

▲ 2011 年台東馬偕醫院邀請吳博士夫婦與東方比利，向院長及醫護人員講解「健康飲食的養生觀念」。

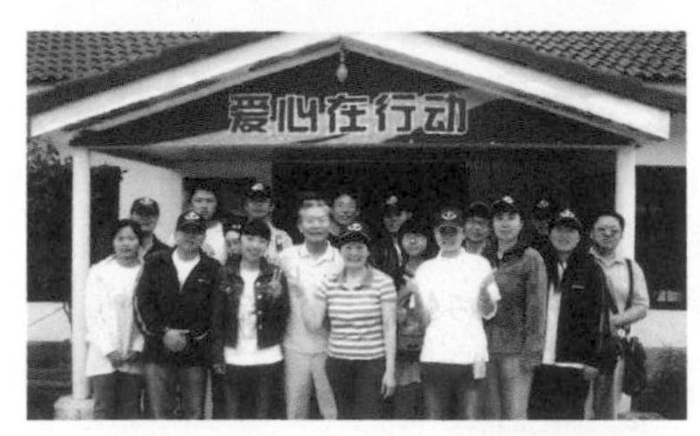


◀ 2009 年，吳博士夫婦親臨四川，參與賑災活動。

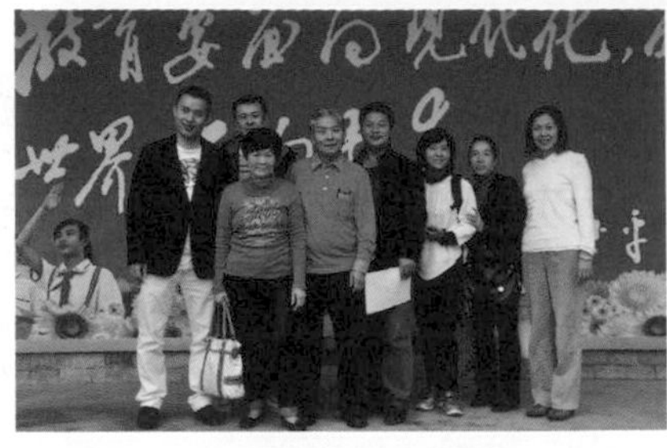

▲ 2011 年 10 月吳醫師夫婦赴四川北村地震區桂溪平安希望小學訪問，並頒發獎學金給貧困家庭與校長合影。

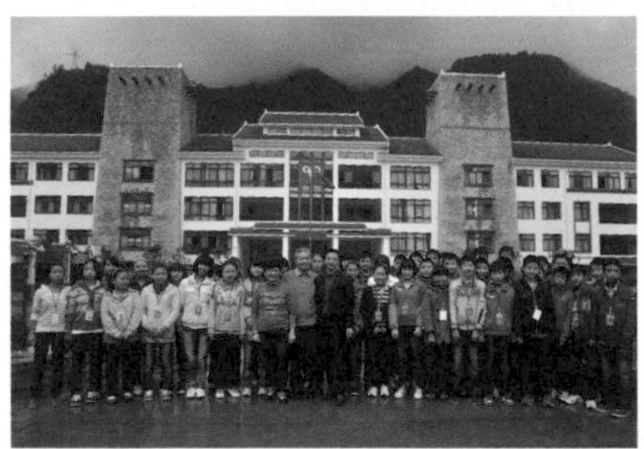

▲ 2011 年 10 月吳博士夫婦造訪四川北村地震區桂溪平安希望小學，並致贈優秀學生獎學金。

▶ 2010 年 9 月，吳博士夫婦在臺灣高雄拜訪六龜育幼院和楊子江牧師、創始人楊煦牧師夫婦，以及楊恩典夫婦合影。

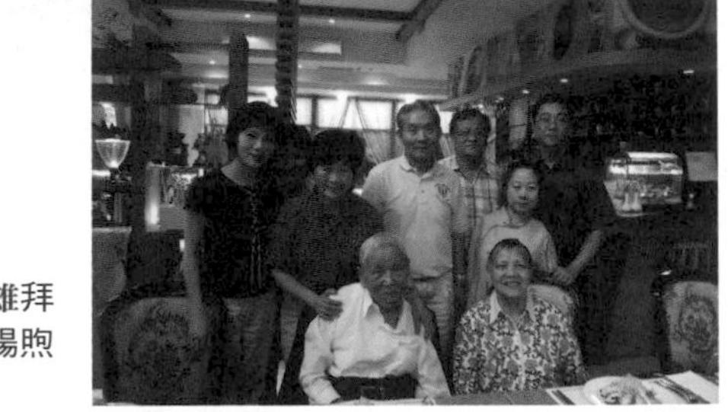

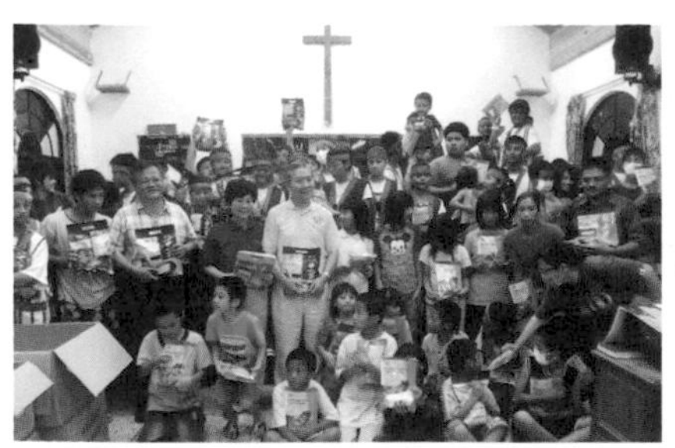

▲ 2010 年 9 月，吳博士夫婦在臺灣高雄拜訪受「八八風災」波及的六龜育幼院，慰問院童並代發捐款及營養品。

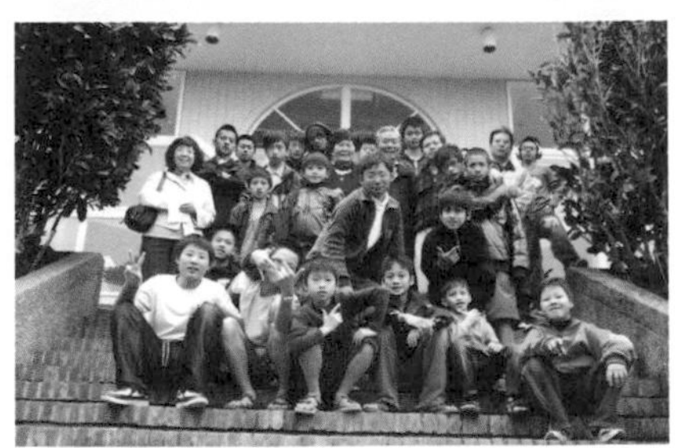

▲ 2010 年，吳博士夫婦與更生團契總幹事黃明鎮牧師，造訪花蓮信望愛少年學園關懷慰問。

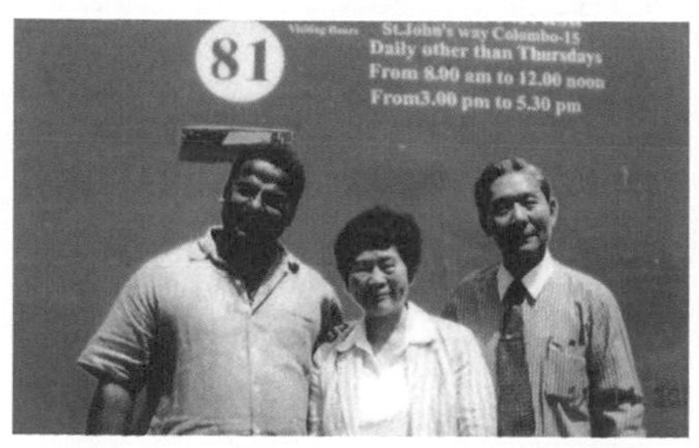


▲ 2007 年吳博士夫婦造訪印度的「特蕾莎修女」（Mother Teresa）老人收容所，並捐獻善款。

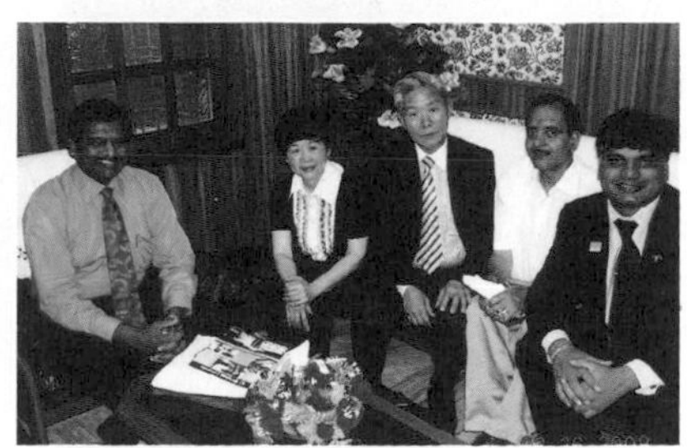

▲ 2008 年，在印度欽奈市捐獻獎金及營養品給基督教機構「耶穌呼喚」（Jesus Calls），由首席牧師保羅・登納卡安（Paul Dhinakaran）（左一）接受。

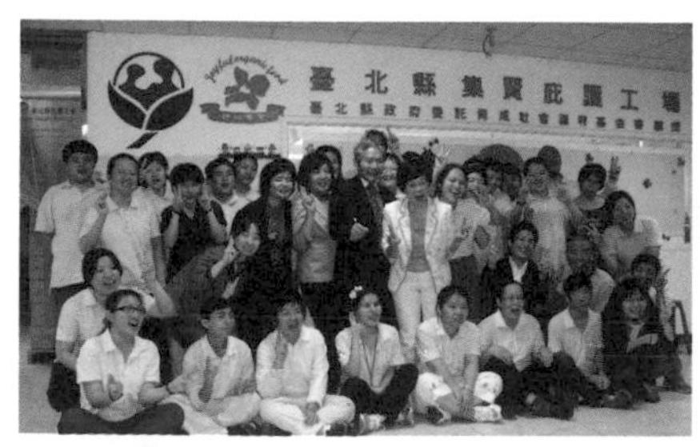


▲ 2010 年吳博士夫婦訪問台北育成庇護工廠，捐獻善款及分送聖誕禮物。

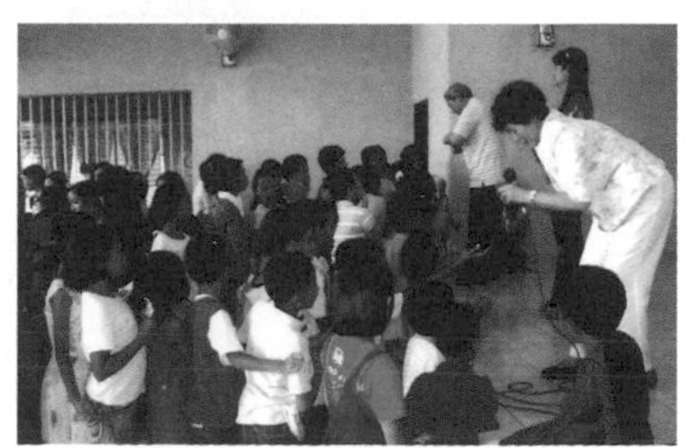

▲ 2009 年吳博士夫婦探訪印尼的孤兒院，捐助善款，並分送玩具、糖果給院童。

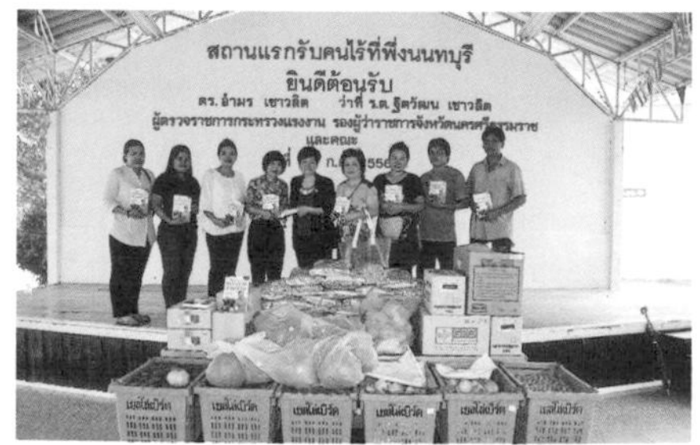


▲ 2013 年 7 月吳永志夫婦赴泰國慈善捐助善款以及糧食給殘障弱勢老人。

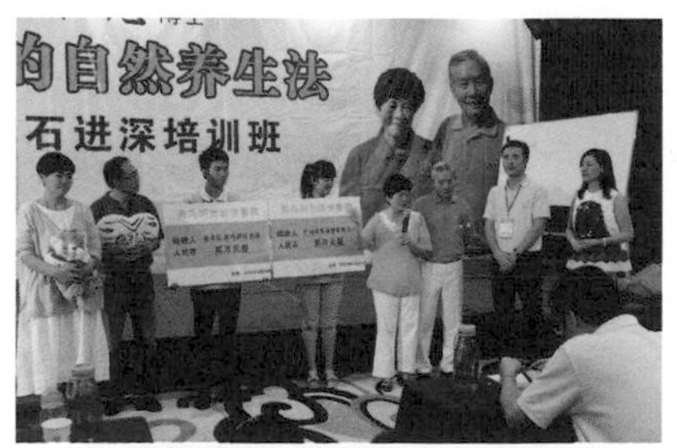


▲ 2013 年 8 月吳醫師夫婦在廣州省東莞向國家領導及集團總裁與專業人士，作第二次排膽石深造培訓，並將演講費捐獻給當地的慈善機構。

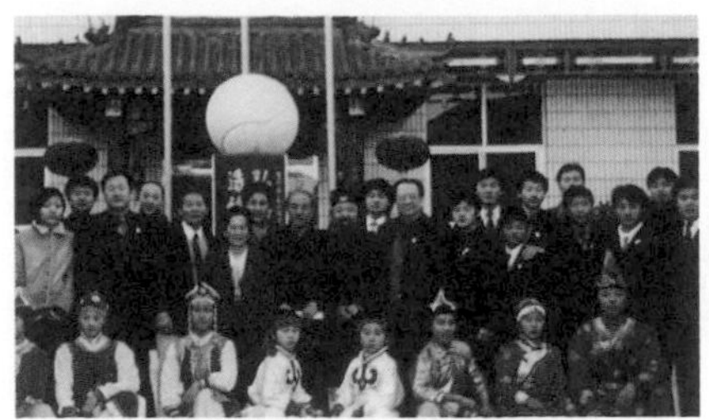


◀ 2005 年參觀「北京紅十字會旗下的慈善機構」與孩子們合照留念。

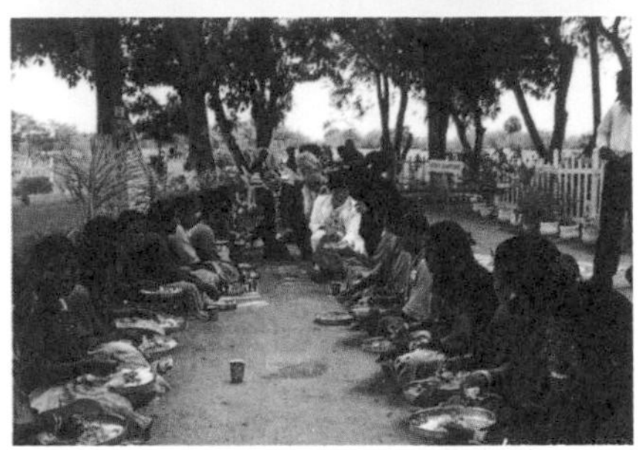

▲ 2007 年，吳博士夫婦在印度鄉下分送健康午餐給當地貧困居民。

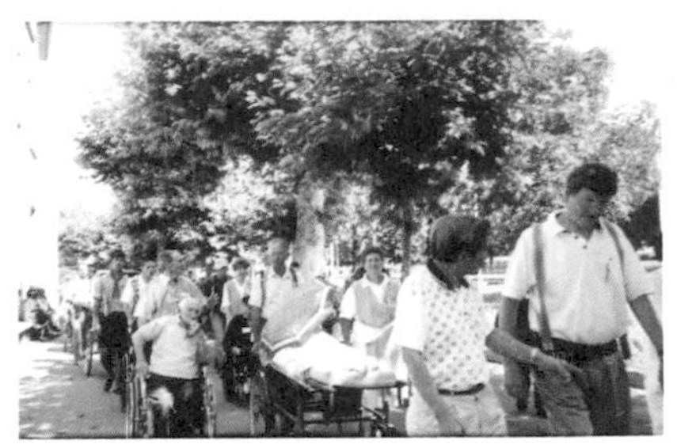

▲ 2000 年，吳博士在法國訓練醫護人員，如何運用生機飲食及改變生活習慣，幫助病患早日康復。

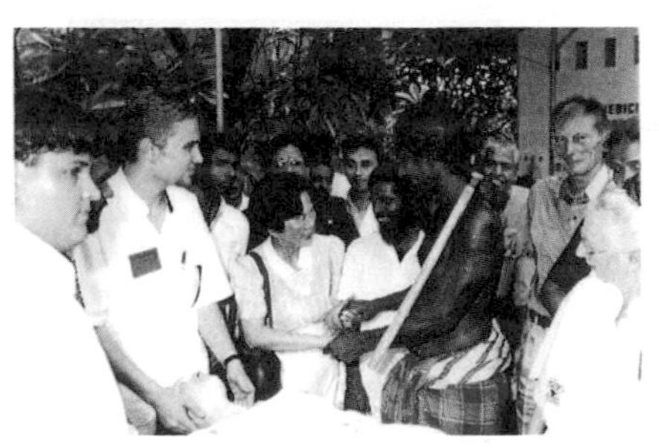

▲ 1996 年吳博士夫婦在可倫坡一個鄉村義診，並指導當地的醫療人員，當地酋長特別向他們致謝。

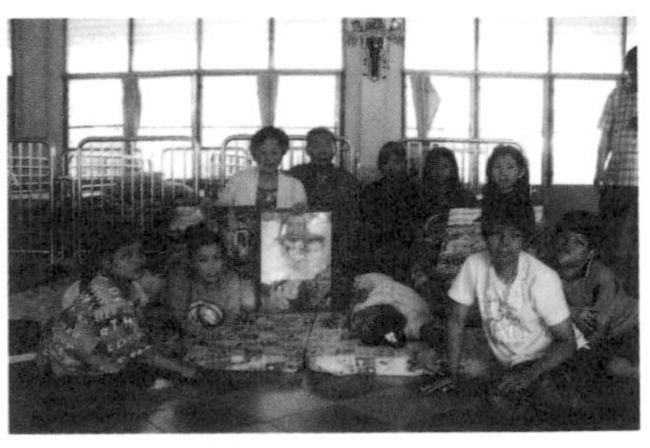

▲ 2007 年，吳博士夫婦探訪「泰國殘障聾啞孤兒院」，捐獻善款與禮物給院童。

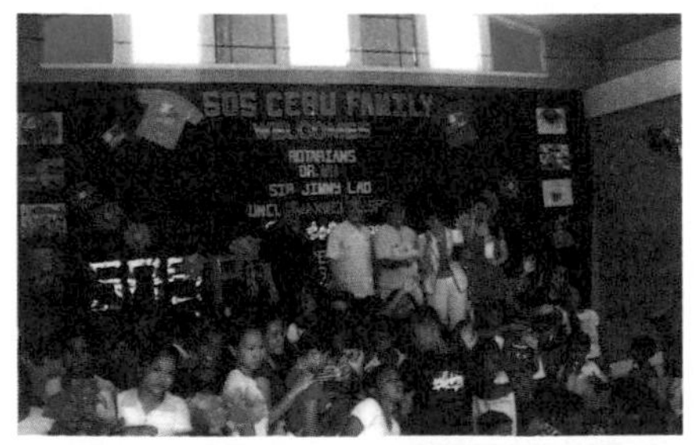


▲ 2009 年，吳博士探訪「菲律賓 SOS 孤兒院」，並派發玩具、糖果給院童，並捐獻善款。

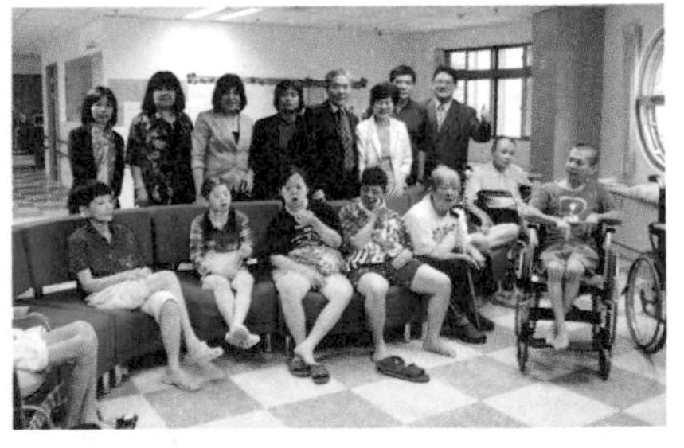

▲ 2010 年吳博士夫婦由中心執行長賴光蘭女士（左三）等人陪同，探訪「臺北市南港養護中心」，並與孩童們合照。

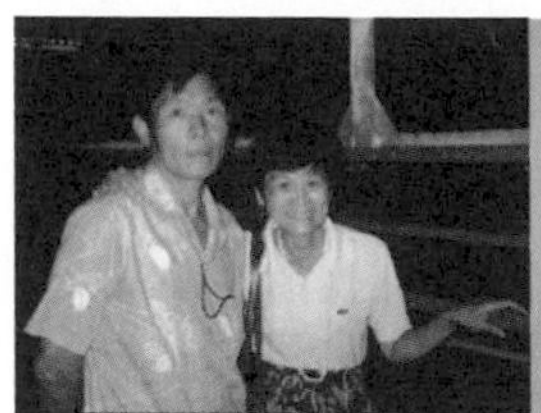
▲ 1980 年，吳博士肺癌痊癒後與夫人的合影。

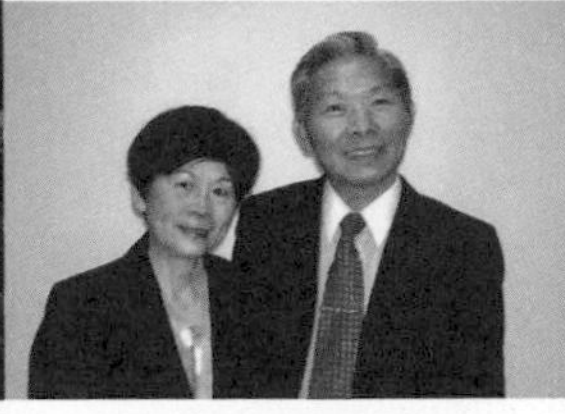
▲ 吳醫師伉儷於 2007 年的合影。

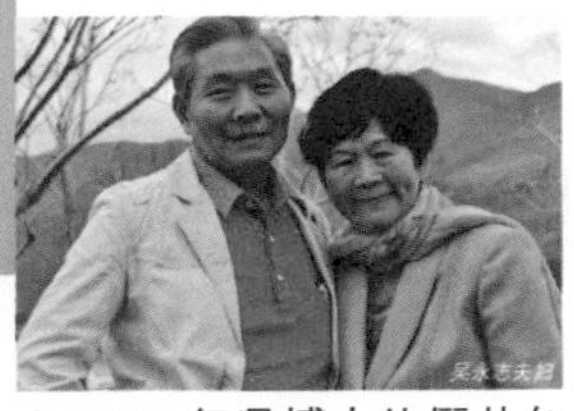
▲ 2011 年吳博士伉儷赴台東關懷弱勢團體。

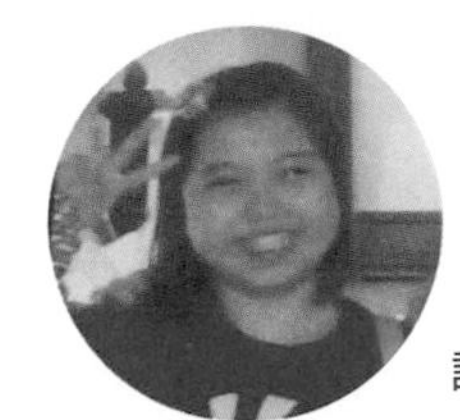
◀ 2010 年底 9 歲女孩罹患血友病，血小板只有 10（正常值是 150 ～ 400）醫生建議要切除脾臟。

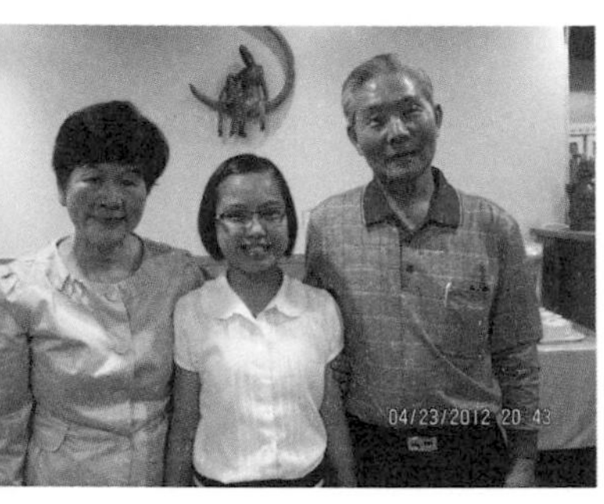
◀ 2011 年 10 月小女孩的父母找到吳博士，依照他的指示進行生機飲食，6 個月後血小板回升到 290，康復後可以去到學校上課。

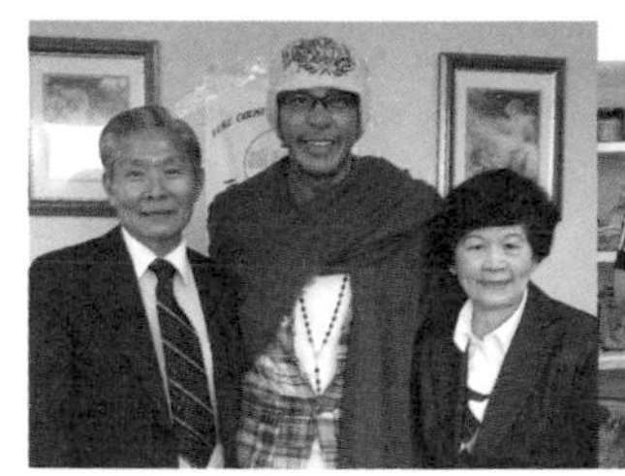
▲ 2010 年吳博士夫婦在「美國保健自療中心」向第二次罹患血癌的東方比利傳授對症生機飲食療法。

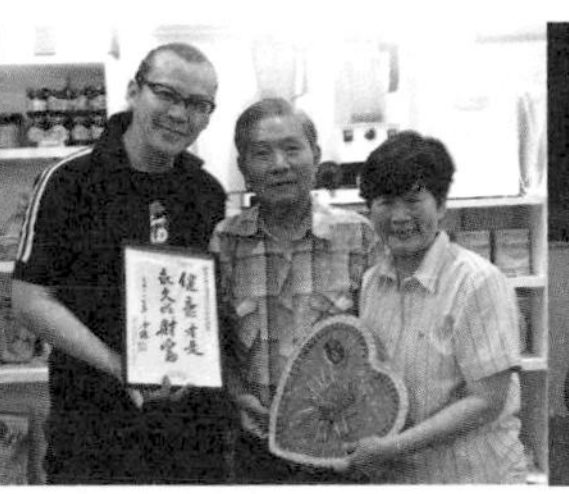
▲ 2011 年 8 月初吳博士夫婦赴新加坡，探訪血癌康復後的暢銷書《活出生命的驚嘆號！》作者東方比利合影。

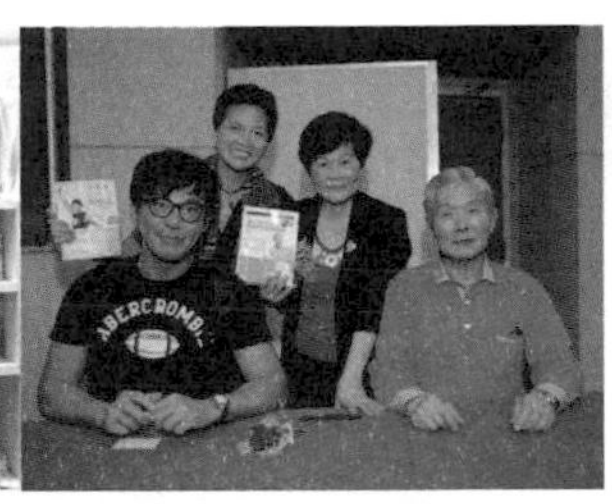
▲ 2013 年 8 月初東方比利應邀在香港參加吳博士夫婦在浸信會大禮堂公開演講、做見證分享與簽書會活動。

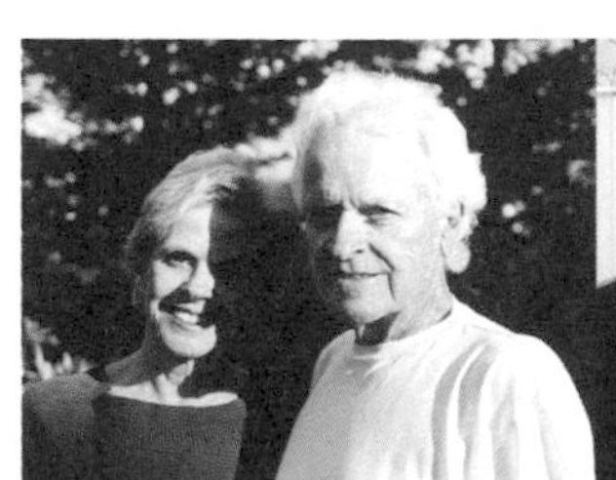
▲ 2003 年 73 歲的艾德・文森特（Ed Vincent）罹患肺癌第三期時，與太太的合影。

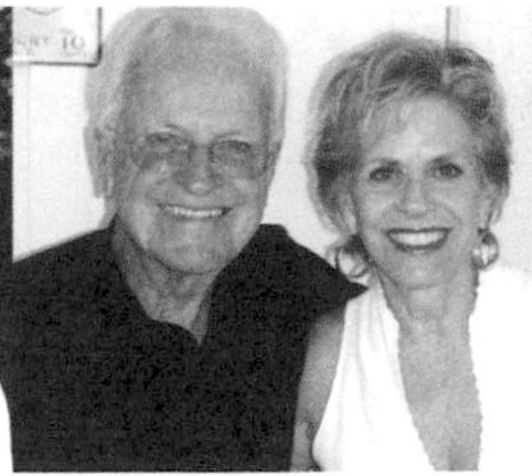
▲ 2006 年艾德・文森特飲用吳博士建議的蔬果汁擊退病魔後，與太太合影。

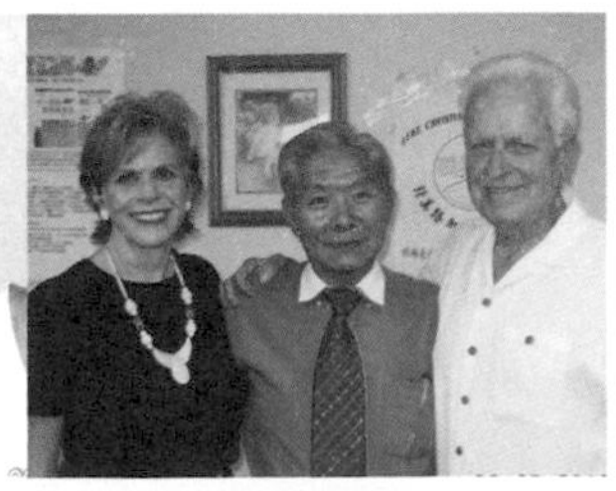
▲ 2010 年艾德・文森特與太太赴「美國保健自療中心」向吳博士致謝。

# 總目錄



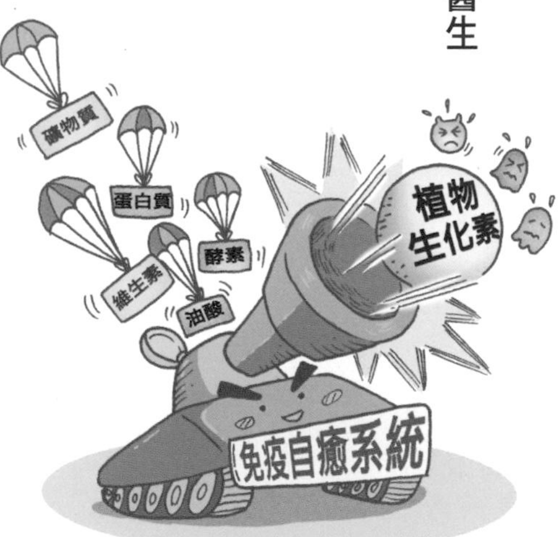

## PART 2

### 救命的飲食——植物生化素是抗癌抗病養生專家



## PART 3

### 吳醫師的健康生活處方——改善體質，就從健康飲食開始！



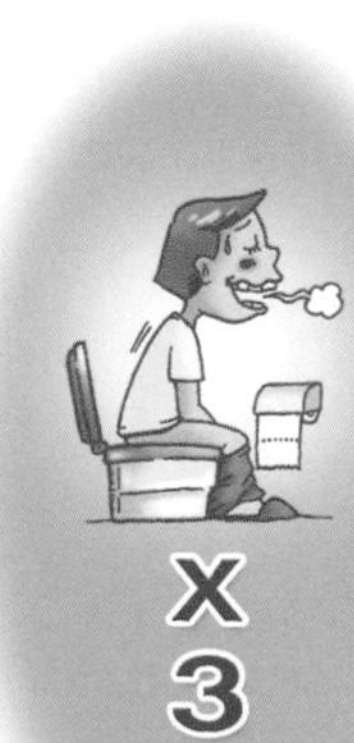

## PART 4

# 吳醫師的抗癌抗病處方——重拾健康，就從這杯養生蔬果汁開始！



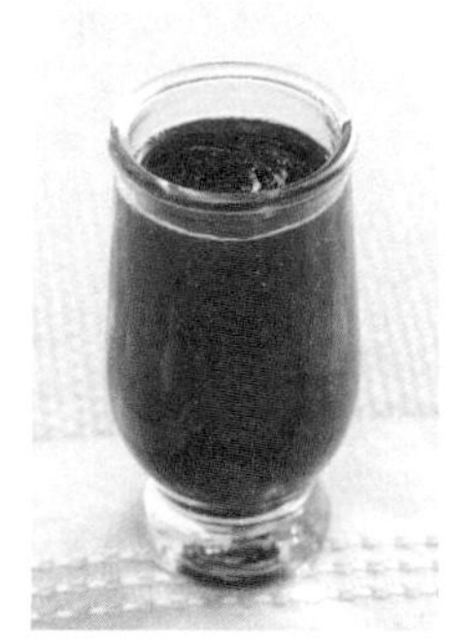
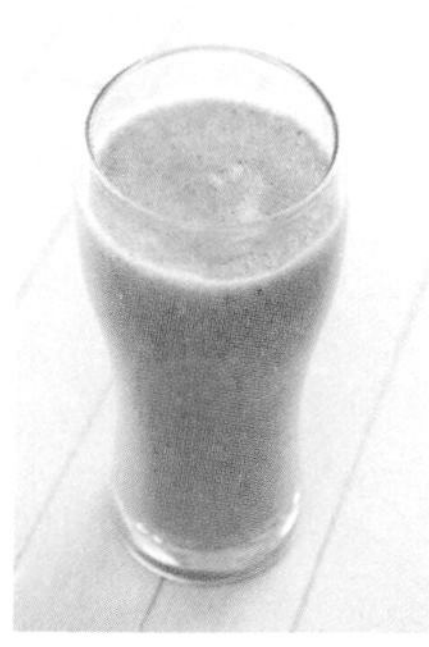

## PART 4



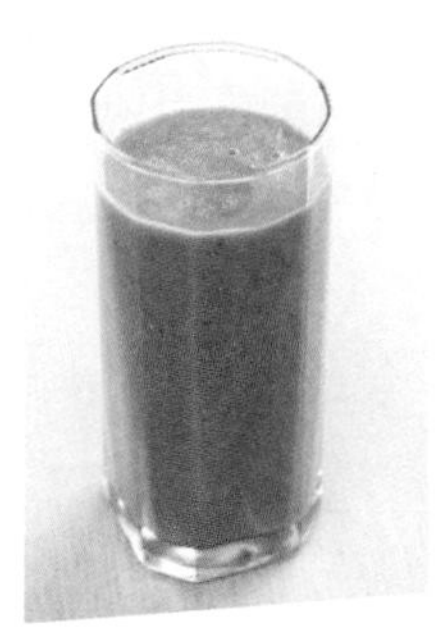

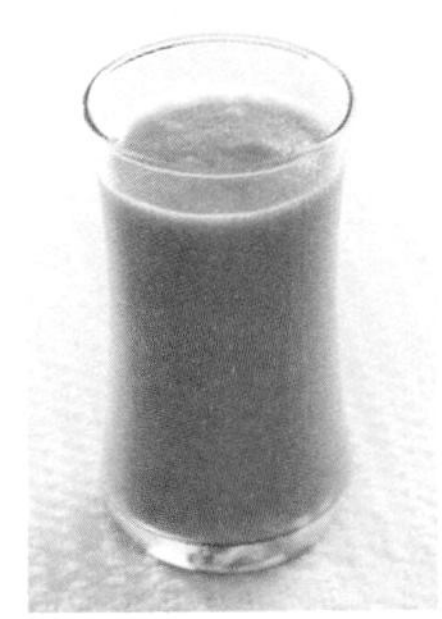

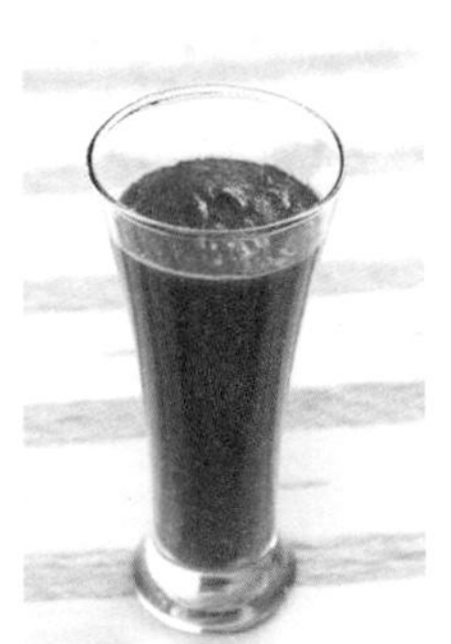

## 蔬菜類 Vegetables

| | | | |
|---|---|---|---|
| 黃玉米<br>**Yellow Corn**<br>港譯：黃色黍米 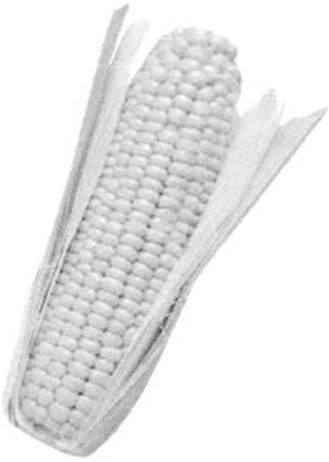 | 紫色包心菜<br>**Purple Cabbage**<br>中譯：紫色椰菜 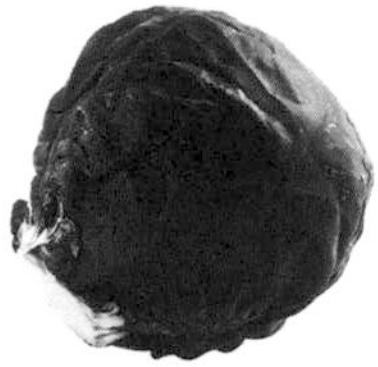 | 胡蘿蔔<br>**Carrot**<br>中譯：金筍/紅蘿蔔 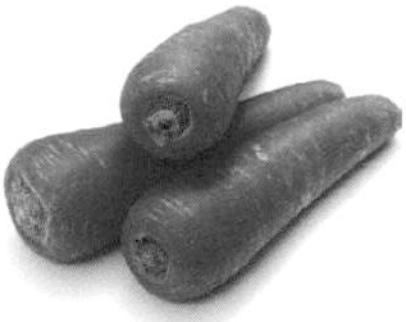 | 甜菜根<br>**Beetroot**<br>港譯：紅甜菜頭 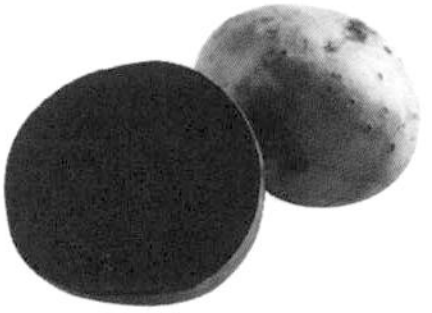 |
| 蘆筍<br>**Asparagus**<br>港譯：蘆筍 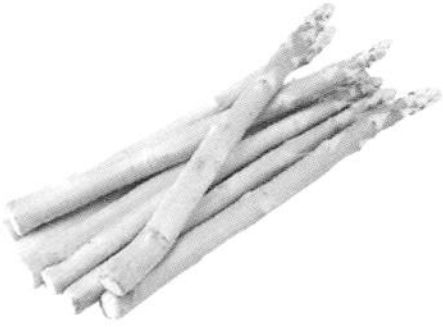 | 紫菜<br>**Dulse**<br>港譯：紫菜 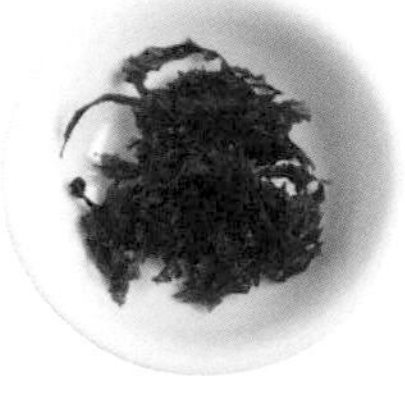 | 大黃瓜<br>**Cucumber**<br>中譯：黃瓜 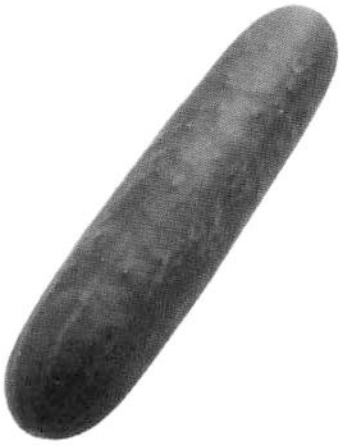 | 西洋芹<br>**Celery**<br>港譯：西芹 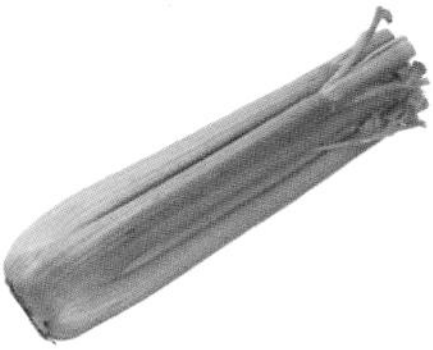 |
| 金針菇<br>**Enoki Mushroom**<br>港譯：金針菇 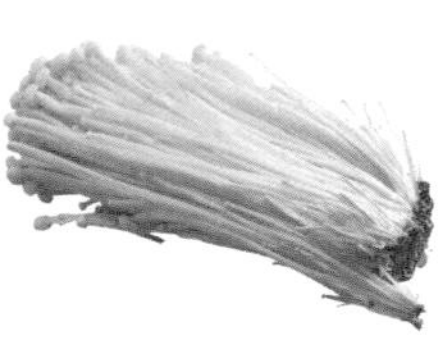 | 豆芽菜<br>**Bean Sprout**<br>港譯：芽菜 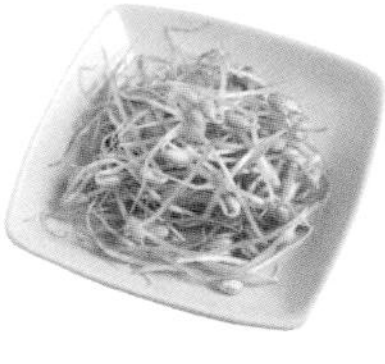 | 苜蓿芽<br>**Alfalfa**<br>港譯：苜蓿芽 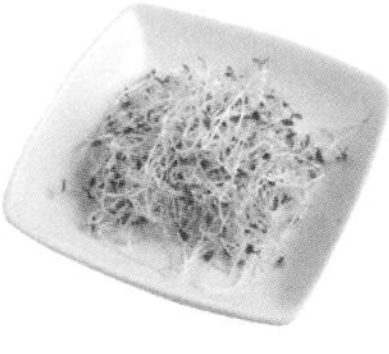 | 高麗菜芽<br>**Brussel Sprout**<br>港譯：細粒椰菜 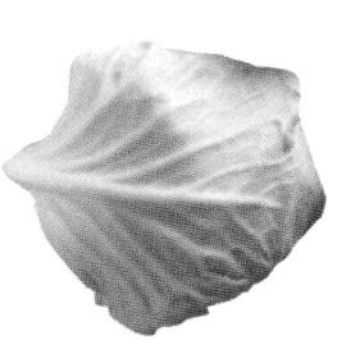 |

## 蔬菜類 Vegetables

| 白玉米<br>**White Corn**<br>港譯：白色黍米 | 乾黑木耳<br>**Dry black fungus**<br>中譯：乾黑木耳 | 秋葵<br>**Okra**<br>港譯：羊角豆 | 紅色包心菜<br>**Red Cabbage**<br>港譯：紅色椰菜 |
| --- | --- | --- | --- |
| 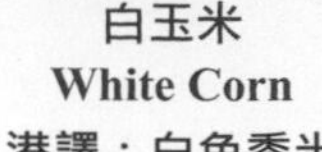 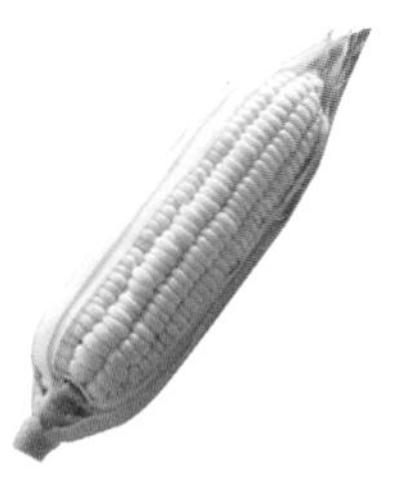 | | 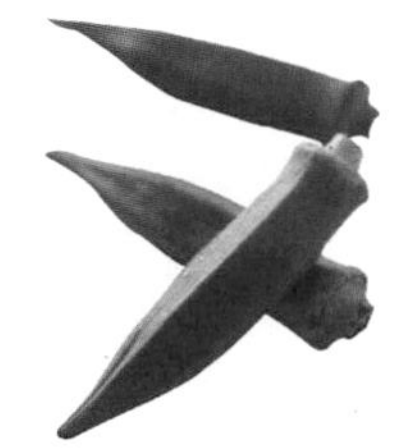 | 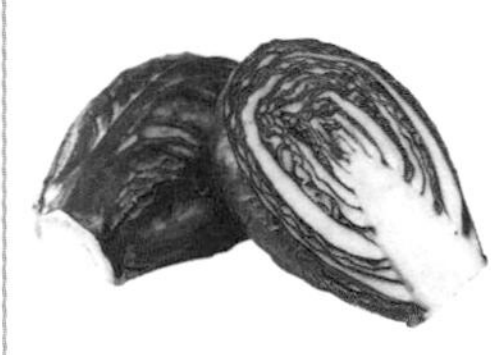 |
| 小黃瓜<br>**Zucchini**<br>港譯：意大利小黃瓜 | 菠菜<br>**Spinach**<br>港譯：菠菜 | 白色花椰菜<br>**Cauliflower**<br>港譯：白椰菜花 | 洋蔥<br>**Onion**<br>港譯：洋葱 |
| | 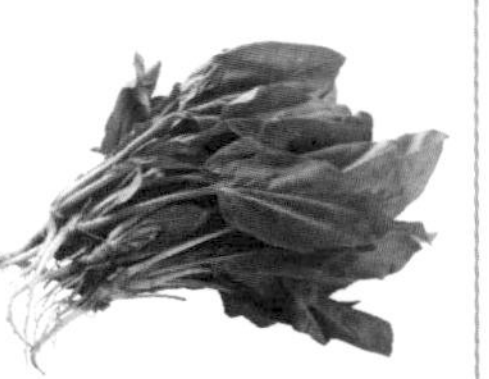 | 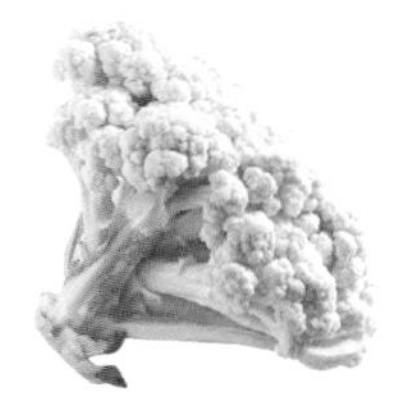 | 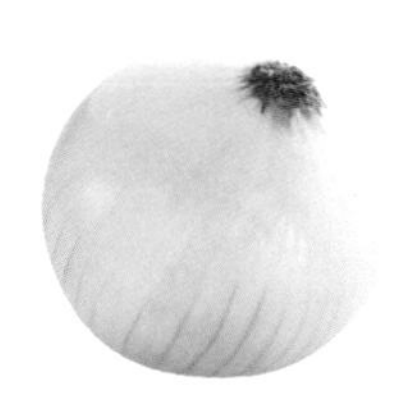 |
| 嫩薑<br>**Young Ginger**<br>港譯：嫩薑 | 君達菜<br>**Swiss Chard**<br>港譯：豬乸菜 | 苦瓜/**Bitter Melon**<br>**/Bitter Gourd**<br>港譯：凉瓜 /苦瓜 | 紅番薯<br>**Sweet potato**<br>港譯：红番薯 |
| 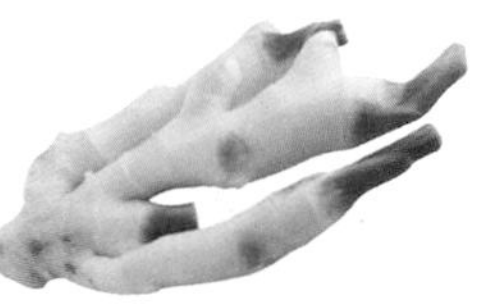 | 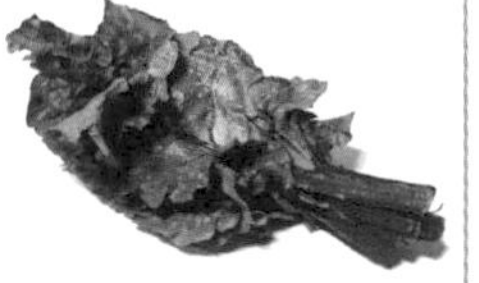 | 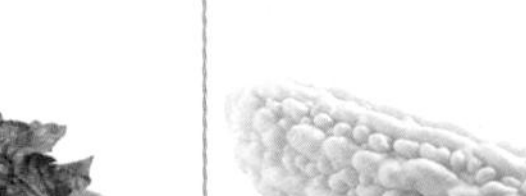 | 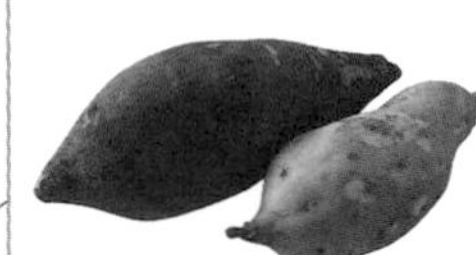 |

## 水果類 Fruits

| 蘋果<br>Apple<br>港譯：蘋果 / 苹果 | 草莓<br>Strawberry<br>中譯：草莓 | 番茄<br>Tomato<br>中譯：番茄/西红柿 | 檸檬<br>Lemon<br>港譯：柠檬 |
|---|---|---|---|
| 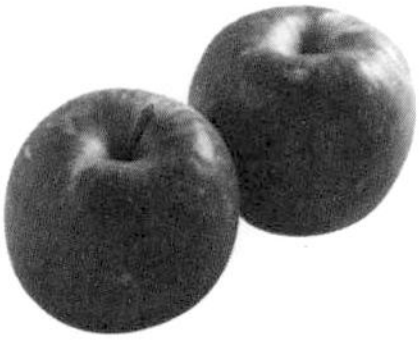 | 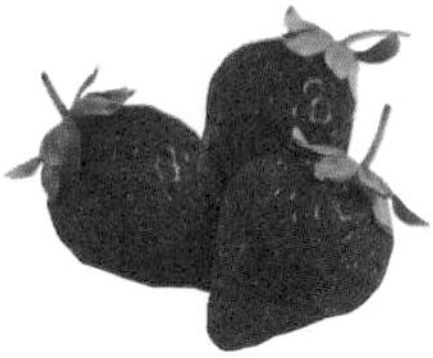 | 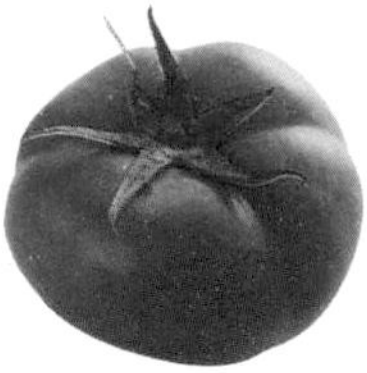 | 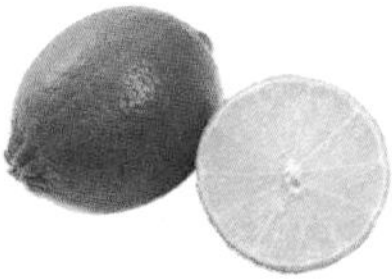 |
| 柳橙<br>Orange<br>港譯：橙 | 覆盆莓或黑莓<br>Raspberry/blackberry<br>港譯：红莓 / 黑莓 | 藍莓<br>Blueberry<br>中譯：籃莓 | 鳳梨<br>Pineapple<br>菠蘿 /菠萝 |
| 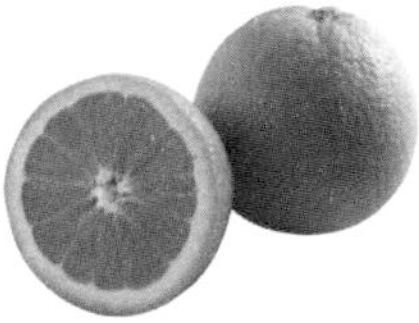 | 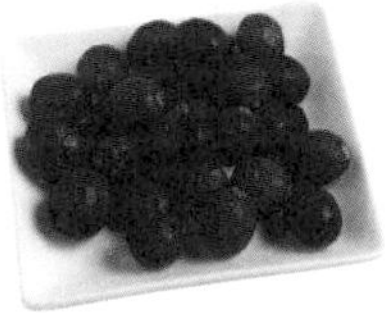 | 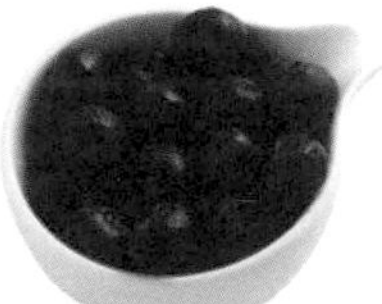 | 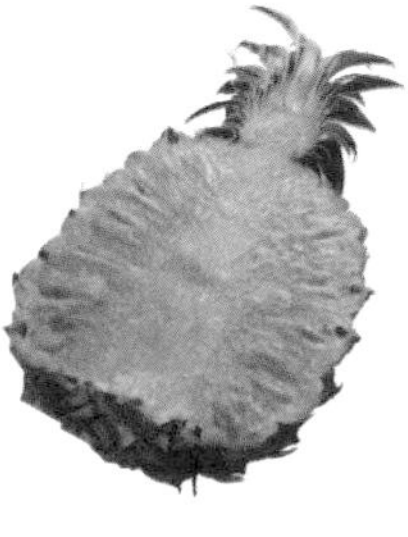 |
| 木瓜<br>Papaya<br>港譯：木瓜 | 奇異果<br>Kiwifruit<br>港譯：弥猴桃 | 百香果<br>Passion Fruit<br>港譯：熱情果 | 蜜棗<br>Prunes |
| 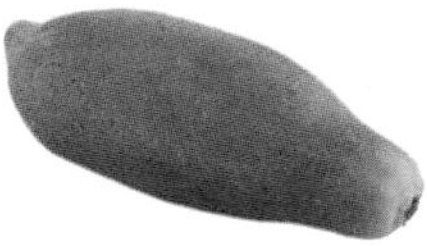 | 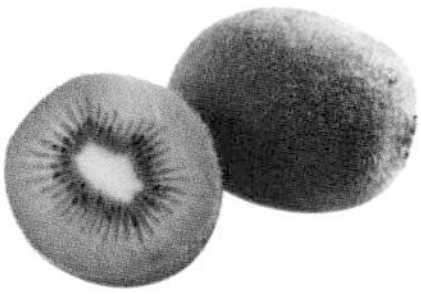 | 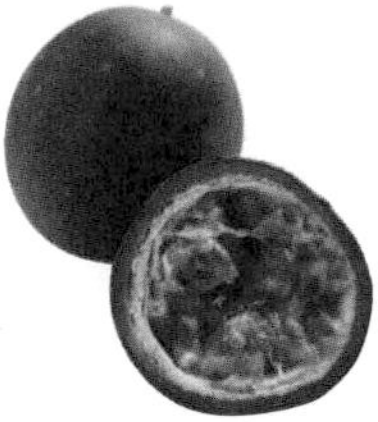 | 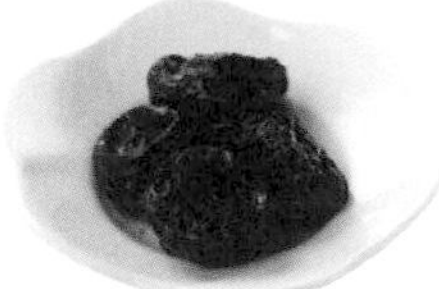 |

## 水果類 Fruits

| | | | |
|---|---|---|---|
| 紅色馬士丁葡萄<br>**Muscadine Grape**<br>**港譯：紅色大葡萄子** 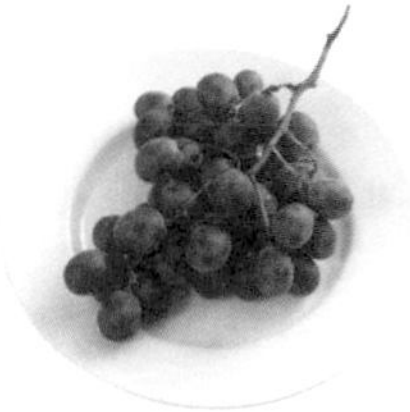 | 石榴<br>**Pomegranate**<br>**中譯：石榴** 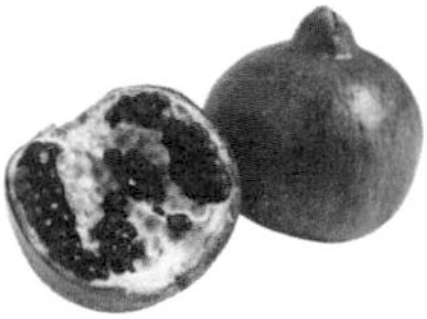 | 葡萄柚<br>**Grapefruit**<br>**港譯：葡萄柚** 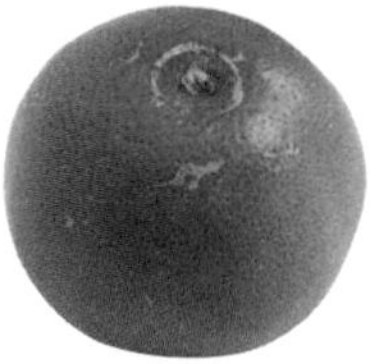 | 紅色櫻桃番茄<br>**Tomatillo**<br>**港譯：小西紅柿** 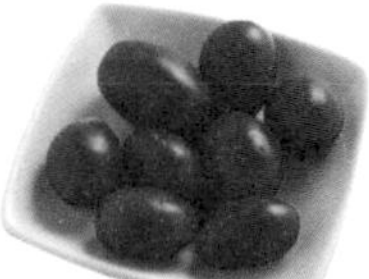 |
| 火龍果<br>**Dragon fruit**<br>**港譯：火彪果** 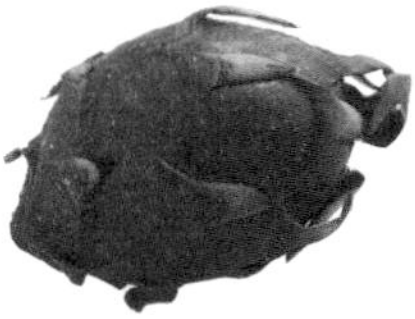 | 酪梨<br>**Avocado**<br>**港譯：牛油果** 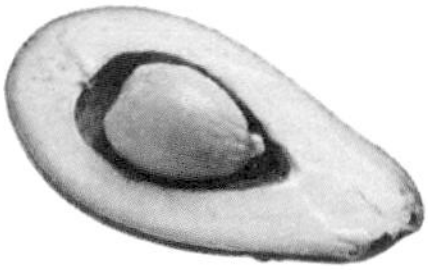 | 黑葡萄<br>**Black grape**<br>**港譯：黑葡萄子** 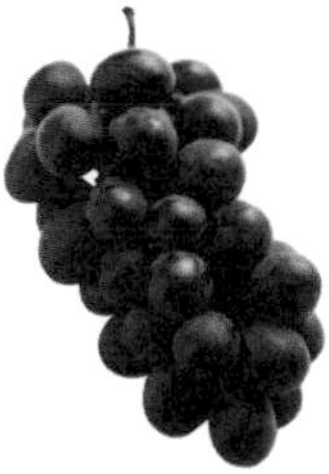 | 紅葡萄<br>**Red Grape**<br>**港譯：红葡萄子** 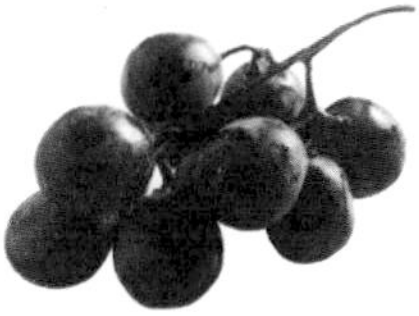 |
| 黑棗<br>**black date** 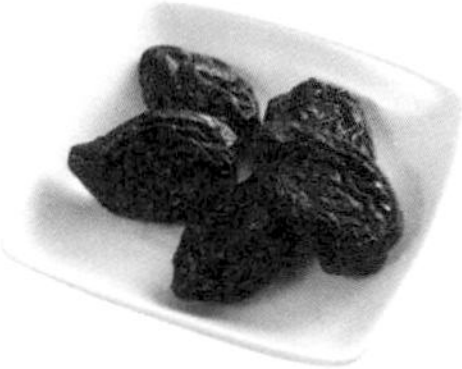 | 黃檸檬<br>**Lemon**<br>**港譯：黃柠檬** 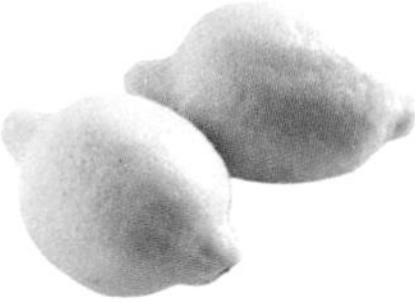 | 青蘋果<br>**Green Apple**<br>**港譯：青蘋果** 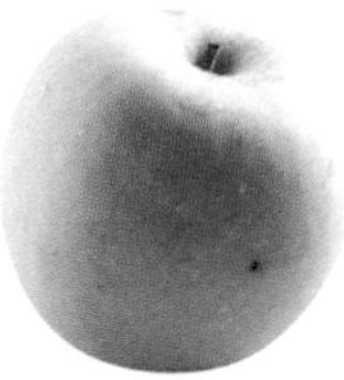 | 梨子<br>**Pear**<br>**港譯：青梨** 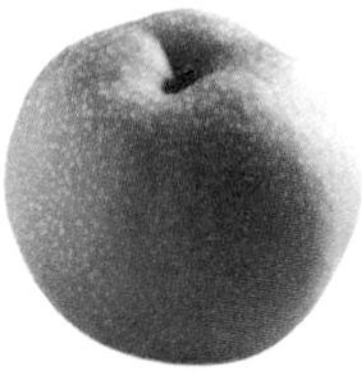 |

## 香料類 Spices

| | | | |
|---|---|---|---|
| 巴西利<br>**Parsley**<br>港譯：洋芫荽 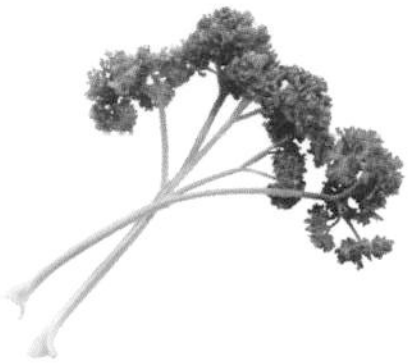 | 迷迭香<br>**Rosemary**<br>港譯：迷迭香 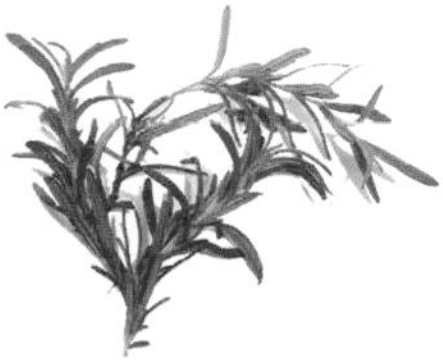 | 羅勒<br>**Perilla Leaf**<br>中譯：紫蘇 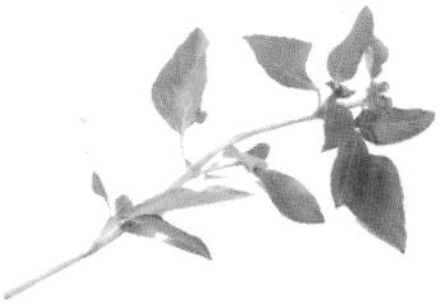 | 老薑<br>**Old Ginger**<br>港譯：老薑 /老姜 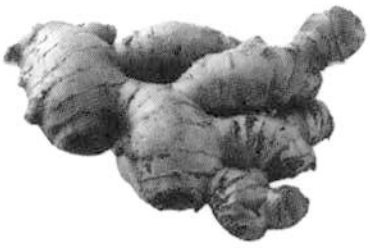 |
| 朝天椒<br>**Cayenne Pepper**<br>港譯：指天椒 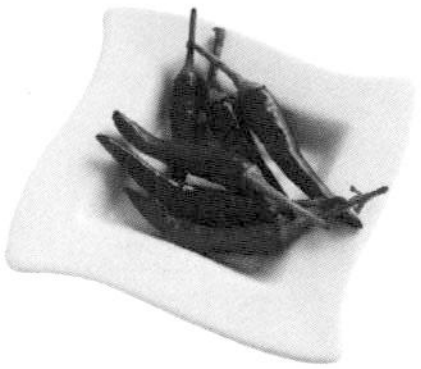 | 薄荷葉<br>**Peppermint**<br>中譯：薄荷叶 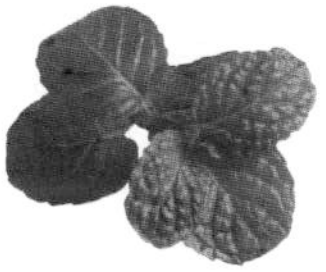 | 香菜<br>**Cilantro**<br>中譯：芫荽 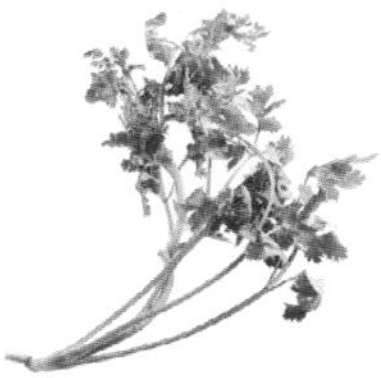 | 蒜頭<br>**Garlic**<br>港譯：蒜頭 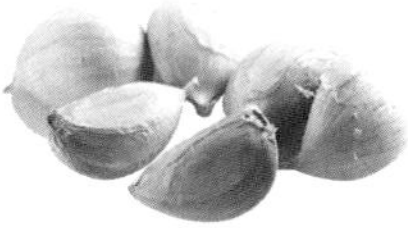 |
| 乾迷迭香葉<br>**Dry Rosemary Leaf** 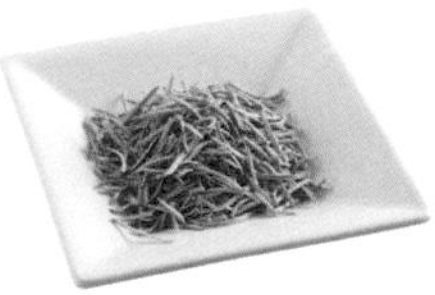 | 小茴香粉<br>**Cumin powder**<br>中譯：小茴香粉 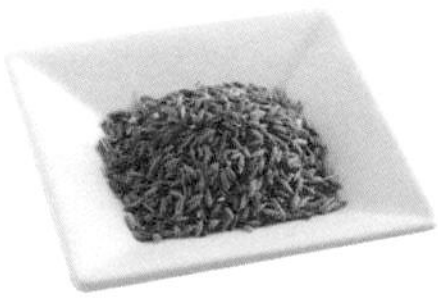 | 葫蘆巴粉<br>**Fenugreek powder**<br>中譯：葫蘆巴粉 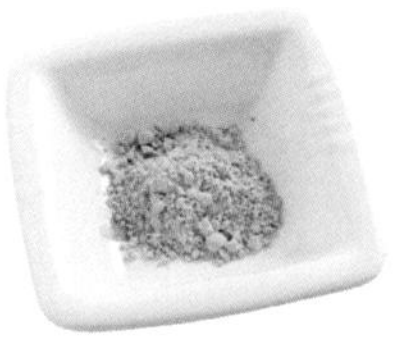 | 紫蘇葉<br>**Perilla Leaf** 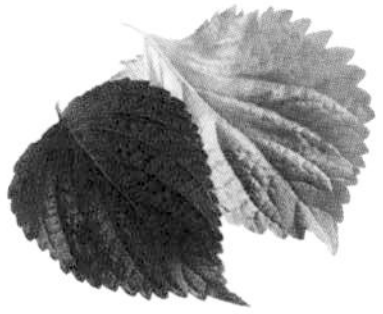 |
| 丁香粉<br>**Clove powder**<br>港譯：丁香粉 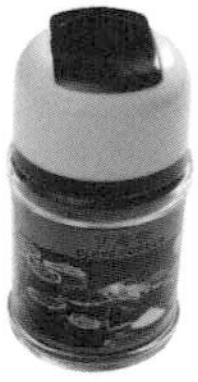 | 肉桂粉<br>**Cinnamon powder**<br>中譯：肉桂粉 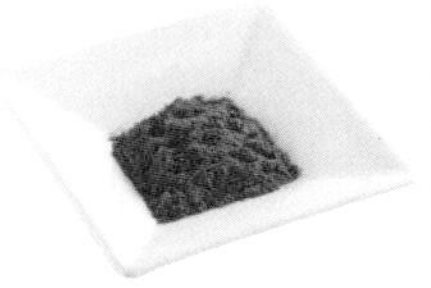 | 薑黃<br>**Turmeric**<br>中譯：薑黃 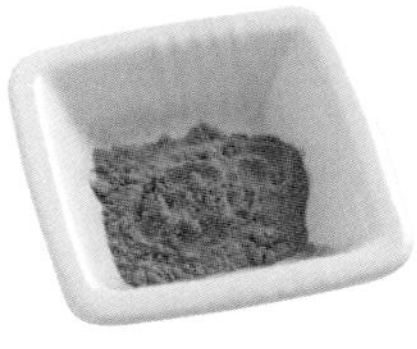 | 黑胡椒粒<br>**Black Pepper seeds**<br>港譯：黑胡椒粒 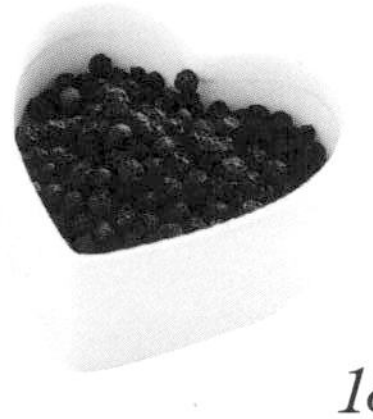 |

| 其他類 Others | | 堅果類 Nuts | |
|---|---|---|---|
| 卵磷脂<br>**Lecithin**<br>港譯：卵磷脂 | 蜂花粉<br>**Bee Pollen**<br>港譯：蜂花粉 | 白芝麻<br>**White Sesame**<br>中譯：白芝麻 | 亞麻子<br>**Flax seed**<br>港譯：亞麻子 |
| 輔$Q_{10}$<br>**Co$Q_{10}$**<br>港譯：輔酶$Q_{10}$ | 枸杞<br>**Gojiberry**<br>中譯：枸杞子 | 亞麻子粉<br>**Flax powder**<br>中譯：亞麻子粉 | 黑芝麻<br>**Black Sesame**<br>港譯：黑芝麻 |
| 纖維粉<br>**Fiber powder**<br>港譯：纤维粉 | 海鹽<br>**Sea Salt**<br>中譯：海盐 | 杏仁<br>**Almond**<br>中譯：杏仁 | 巴西堅果<br>**Brazil nut**<br>港譯：巴西核果 |
| 無糖豆漿<br>**Un-sweetened**<br>港譯：無糖豆漿 | 甘草粉<br>**Licorice powder**<br>中譯：甘草粉 | 榛果<br>**Hazelnut**<br>中譯：榛果 | 無花果<br>**Fig**<br>港譯：無花果 |

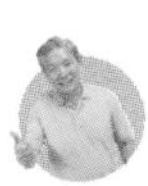



【實踐分享】

# 意念、持續、相信，你也能健康逆轉勝！

黃秀媛（乳癌康復者）

在台灣每年有數萬人因罹患癌症而離開人世⋯。曾有癌症末期病患打電話跟我告別，訴說著自己的責任未了，還不想離開家人。百般的不捨及內心的感傷糾葛，讓我回想到五年多前的自己。當二〇〇八年四月中檢查報告確定是三期乳癌、腫瘤約四公分乘以二公分時，恐懼與害怕瞬間圍繞著我⋯⋯我擔心若再施打化療，則身體將會充滿著毒素，且長期將與醫院為伍；此外高額的醫療費用也會造成家庭重大的負擔，更害怕的是究竟還能不能陪伴著孩子一起成長？

媽媽愛孩子的心是任何人都無法取代的，我不能也不願意孩子經歷像自己年紀小小時就失去了媽媽的痛苦。癌症不僅僅是對病患個人的身心摧殘之外，也會造成家人及親友們面臨了痛苦與煎熬。

要走出癌症的恐懼與陰影及痛苦的衝擊風暴，就是自己要健康的勇敢活下去，靠著自己堅強的意念，徹底的改變飲食習慣及生活作習，方有機會再見到燦爛的陽光。在此之前，曾經在生命中的轉彎處徘徊躊躇的我，看不見健康的未來之際，因緣際會有幸得到《不一樣自然養生法》的作者吳永志醫師及夫人的指導，為了要「健康」的活下去，在自己強烈的意念支撐之下，勇敢照著書上內容確實地執行，而且心無旁騖，只為了要找回失去的健康。

當一位癌症病患不接受西醫的治療而選擇自然療法，尤其是在家人有醫學背景的成員及父母兄姊的關愛諫言（**一定要走西醫一途，才有機會活著**）、強烈質疑之下，該如何抉擇？

我告訴自己身體是自己的，選擇權在我手中（**而我堅信採用自然療法來找回健康**）。在強烈的意念支撐之下，以及先生的支持與鼓勵，五個月後，家人見到不可思議的成果，轉而認同此套療法。正因如此，讓我的心靈也得到了慰藉，更添信心與力量。

當腫瘤不見時，在西醫的理論是不可能的事！癌細胞只會增多，不可能憑空消失的，然而實踐不一樣的自然養生法四個月後回到醫院追蹤檢查結果，腫瘤竟然縮小變為扁平的一公分了，我告訴自己要再接再勵！之後一個月再回診，腫瘤不見了，消失了，這下子我更有信心了！二〇〇九年一月例行性複診結果，醫師說我的血液很健康又乾淨，可以去捐血了！而且醫師覺得很不可思議，在沒有做任何西醫治療情況下，我究竟是吃了什麼？做了什麼？是怎麼辦到的？我把《不一樣的自然養生法》這本著作送給醫師，希望得到他的認同並且能深入研究，幫助更多的癌症患者找回健康。

而我也依照吳醫生書中的建議，徹底改變自己的飲食習慣及生活作息，終於戰勝了病魔，讓自己恢復了健康，信心也因而大增，內心深深的感覺到（它）終於可以讓我健康的活下去了。

**現在的我內心充滿著感恩、知足，凡事能不計較就不去計較，能健康的活著就是人生最大的幸福了。**

在藉著吳醫生的諫言找回健康的過程中，我從不曾懷疑是否有沒有效果？因為一位受西方醫學教育的肺部專科醫師，在年輕時罹患肺癌，西醫同仁也束手無策時，卻**藉助著大自然的食物，喝好水、勤運動，養成良好而規律的生活作息，所以能在短期間改善了健康，這對我而言是多大的鼓舞呀！**加上得知吳醫師夫婦總是不辭辛勞遠赴世界各地積極推廣自然療法又幫助弱勢，擁有這般大愛的醫師不僅救活了無數的癌症患者，幫助他們（包括我）找回了健康，也拯救了他們的家庭，讓大家重拾歡樂及信心。吳醫生及夫人的大愛和無私的奉獻精神，值得我們效法及敬愛，感恩他們。

中國自古五千多年的飲食文化，將食物以煎、炸、炒、烤、燒等方式烹煮，再加上西方的高熱量食物如肉排，薯條，糕餅，加工食品及抗生素的濫用等等。以及本身的工作，生活情緒上的壓力無法疏通，在在加劇身體的癌化！人之所以有癌是因為身體累積過多的毒素。台灣現在每5分鐘就有一人罹癌，每12分鐘就有一人因癌症而死亡，惡化腫瘤連續31年蟬聯死因的榜首。身體毒素的來源除了錯誤的飲食觀念外，還有缺乏運動及現代人無法避免的壓力（情緒壓力）。

**施行自然養生法，對於健康的人除了可以保健又可以回春，正面效果絕佳，但就癌症患者而言，整個生活態度，作息，飲食全部都要大扭轉，方有逆轉勝的機會。**這五年多來，我至今仍奉行吳醫生的建言，不敢怠惰——

每天五點多起床，喝五〇〇西西加少許海鹽的活性水排毒（人體有三分之二的淋巴在消化器官），之後到戶外在晨曦中快走40分鐘配合吳醫師的第三本著作《不一樣的對症調理飲食&養生調息運動》中的三、五、七深呼吸運動（參考本書第一一六頁），再伸展20分鐘，讓全身汗水淋漓（加速新陳代謝），回家後再洗冷熱浴（參考第一〇八頁），並按摩身體器官足部的反射區（參考《不一樣的對症調理飲食&養生調息運動》第一三四至一三五頁）。

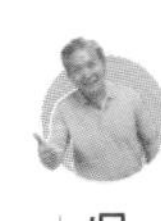



每天早餐以六〇〇西西的蔬果汁補給身體細胞充足的養分，午餐前再喝四〇〇西西的蔬果汁，晚餐前也喝四〇〇西西的蔬果汁。午晚餐再吃沙拉加發芽豆及燙青菜及五穀飯，也需因人而異盡力而為，晚上10點前一定就寢，睡前則用吳醫師書上教導的養生調息運動或腹部呼吸法讓身體放鬆，有助提升自癒力，也才有機會再杜絕癌症上身。

因為要健康的活下去，所以我就每天堅定、持續的執行，習慣了也就成自然，一點都不困難。

曾有癌症病人問我，每天喝一樣的蔬果汁，做些一成不變的事，不煩嗎？坦白說我不敢煩，因為曾失去了健康，深深感覺到擁有了健康是何等的可貴啊！

我將吳醫師的三本書放在客廳及辦公室讓我隨時可以翻閱，心生警惕又可以溫故知新。**「意念、持續、相信」這三種力量，在抗癌時堅定支持著我，有時在努力過程中難免沮喪，但罹患癌症的人是沒有沮喪的權利，一時的灰心可以，但得馬上轉化成養分灌溉枯竭的心靈，「相信」的力量再加持，身體的免疫能力一定會再活過來的。**

這五年多來，常有癌症患者跟我分享心中的恐懼、無助，害怕死亡來敲門。當我深刻了解到癌細胞是我們自體的細胞病變，必須愛護它、保護它、給它營養及健康環境，並且與之和平共存。所以要趕緊改變不良的生活作息、飲食習慣及紓解壓力（**要放下、敞開心胸**），我鼓勵他們不要放棄自己，請給自己活下去的機會，畢竟放棄比堅持來得容易。想想，在放棄之前一定還有方法的。

痊癒後的我，很多想法都改觀了。人生的順序排列是家庭、健康、信仰缺一不可！有了健康，家庭就和樂；心中有了信仰，心靈就得以滿足，也才會懂得飲水思源及知恩圖報。對我而言，謠言止於智者，一個無私奉獻，願意助人將愛心化做大愛的醫師，絕對要受到敬重，不應被不實的輿論糟蹋、抹黑，畢竟像這樣的善心良醫，在這世界上是不可多得的，我和家人永遠感激吳醫師的救命之恩。

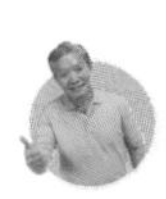



【推薦序1】

# 希望讀者珍惜吳醫師的愛心與苦心

雷久南博士（琉璃光養生世界創辦人）

吳永志醫師（Dr. Tom Wu）二十多年來將他用生命換來的養生寶貴經驗，挽救了許多人的生命，讓許多人得到健康幸福。他與夫人吳馮潤鈺醫師繞著地球傳播健康的福音，他們的愛心和熱心，讓我深受感動。我很高興聽到吳醫師將他多年的經驗寫下來，可讓更多人受益。

近一百年來人們生活的環境，和飲食習慣與祖先們大不相同。因而文明病如癌症、心臟病，免疫功能的疾病大幅度增加，**預防和治療這些病是現代醫學最大的挑戰。而從改變生活方式，進行預防和治療，才是最根本的方法**。

吳醫師是西方醫學系統培育出來的，行醫幾年就得肺癌。西醫治癌中，肺癌是最難醫治的，一般五年存活率是百分之十，用西醫方法治療與不治療存活率可以說沒有差別。吳醫師能健康的痊癒，並撰寫這本書，除了奇蹟出現外，同時也是因為他尋找到了一條回歸自然之路。

他是個誠懇的基督徒，因此勤讀聖經，從神的指示中得到答案。徹底改變他的飲食及生活習慣，吃人類祖先的原始食物——新鮮的蔬果及種子，因而獲得重生。

我最初認識吳醫師是在一九八六年，我帶了一團美國人去台灣學習外丹功，吳醫師的夫人也帶了一團醫藥人員到台灣受訓外丹功。當時，吳醫師在治療癌症方面已有多年經驗，我從他的經驗中獲益良多。

一九九一年我在美國北加州創辦琉璃光養生中心，並與吳夫人再次聯絡上。我誠懇邀請吳醫師夫婦以他們的經驗，在一九九二年初到中心為學員講課。課程很受大家歡迎，那是第一次吳醫師向中國朋友們講解生機飲食，及「自然醫學養生之道」，而在此之前他都是在西方醫藥界，及自然醫療學會上講演及培訓。後來也應許多單位之邀到台灣、香港及東南亞各地演講，結識更多朋友。

**希望讀者們珍惜吳醫師的愛心和苦心。最難能可貴的是他一生不為名利、金錢，無私地去奉獻給人類，使人能得到健康。**

預祝吳醫師夫婦救人救命的心願早日成功。

**推薦序1** 雷久南博士／琉璃光養生世界創辦人

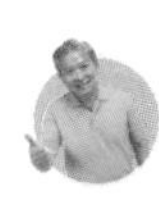



【推薦序2】

# 集結三十多年的養生精華，傳播健康的福音

吳馮潤鈺博士（美國保健自療中心創始人、美國自然醫學博士）

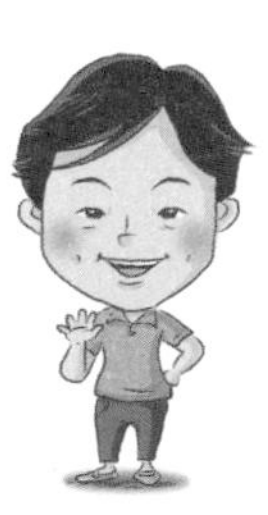

我和我的丈夫吳永志醫生一樣，都是醫學工作者；回想起在我丈夫罹患癌症的那段時間裡，大家都陷入恐慌與混亂當中。所幸宗教信仰帶給他心靈的慰藉，也指引他找到重生的契機；這麼多年過去了，由於感恩及深知健康的可貴，**我和吳醫生周遊世界各地公開演講，目的就是希望能讓更多的人們，了解到唯有正確的飲食和正確的健康觀念，才能帶給我們幸福健康的人生**。

曾經有許多出版社紛紛希望吳醫生能出書，將其獨到的健康經驗及觀念，透過文字的閱讀，讓更多人能接觸到；然而，吳醫生卻一直沒有首肯，最主要的理由便是——他需要更長的時間，在病人身上搜集更多的證明，以及吸取更多的醫學知識。

而現在時機成熟了！吳醫生現年將近七十歲，他時常在教會中看到牧師們無私的付出，關心及照顧教友，往往忙得忽略自己的身體健康，雖然如此，卻仍有許多教友飽受疾病之苦，甚至因病逝世而到天父那裡；眼見社會上仍有這麼多絕望無救的病人，吳醫生無法再延宕，他驚覺必須把握時間，尋求更有效的影響力，讓人們能從最基本的日常飲食當中，獲得身體健康的祕訣。隨著社會和科學的進步，不僅醫學不斷有新發現，食物的密碼不斷被破解，人們對生活和飲食習慣等觀念也有所改變，這些都讓醫學的研究領域變得永無止境，需要不停精進學習及修正以往既有的思想。

我和吳醫生最大的感慨就是：以前人們所喝的是乾淨的水、呼吸的是新鮮空氣、所吃的是營養豐富、沒有農藥污染，或基因改造的蔬果，所以以前的人們很少生病；然而現在卻因為工業過度發達使環境改變，造成各種污染問題，產生各式各樣的文明病，像是糖尿病、心臟病、腸胃病、膽固醇過高、肥胖、痛風，甚至癌症等，造成人們的健康受損。

吳醫生和我都相信世界上沒有一種方法、一種藥物或某種營養品，可以用了或吃了就能把疾病治療好，因為身體是整體的，包含了身心靈三方面，而且結構複雜，相互的關係也很微妙，因此治病的基礎就是整體治療，必須要有一套完整的方法才能顯現效果。

生病的人能否康復，除了醫生提供正確的方法之外，最重要的是病患能否配合；意即病患本身必須充分合作，同時要有信心、決心和恆心，確實的付諸行，時刻善待自己的身體，避免過度勞累，飲食和作息要定時，保持樂觀及愉悅的心情，每天進行適量運，如此身心靈自然平衡，健康才可掌握在自己手中！

所謂醫者父母心，**首要條件就是用真心來關懷及對待病患；教懂病患正確的飲食方式及生活態度，還要有基本的預防醫學知識**，使病患易於察覺疾病訊號，同時懂得在初期加以處理，化險為夷及防止惡化。當病患能夠學習主宰自己的健康，就能遠離疾病，是既有效又省錢的好方法，同時還能嘉惠家人。

今天吳醫生決定撰寫此書的其中一個原因，就是希望能為社會盡一點力量。書中的觀念及見解都是他三十多年來，透過全方位的學習，反覆試驗、求證、不斷學習及臨床的精華。**這套「自然生機養生法」可說是吳醫生對疾病治療與預防的最佳心得分享**。

此書最主要的是：希望大家能夠透過簡單、易行、經濟的方法，達到「有病治病、無病防病」的目的，使人人得以健康快樂，同時把預防醫學的觀念傳播出去。書中所提到的方法，都是簡單易行，連小孩子都能輕易學會，並不需要接受任何專業訓練，**只要能做到「戒口」，就絕對可以防止病從口入，新病也無從入手！**接著再以信心、決心、恆心實行身體大掃除及大調整，用幾個月的時間，遵從本書的方法去執行，之後就能夠享受健康的成果。

當然，如果讀者試了一種方法或服用了四個月以上書中所建議的營養品，身體都沒有任何明顯改變；那麼就是這種方法或這些營養品對你沒有幫助，也請讀者趕快尋找其他方法，不要一直堅持下去，因為某些方法及營養品不一定對所有人有效。雖然自然醫學及營養品不會對人體有害，但有時卻會延誤了病患嘗試其他有效的療法，如化療、電療或手術等。我們的建議是，最好雙管齊下，要在醫療體系當中，一方面做電療或化療，另一方面用自然醫學的方法來提升自身免疫力及自癒力，將殘留體內的化學品和毒素排出，再補充所乏的營養素，同時避免吃進對身體不利的垃圾食物。

許多注重養生者自認平日吃得很健康，但為何還會生病呢？追根究柢，不光得防堵病從「口」入，也得讓緊繃的壓力、高漲的情緒獲得通暢的管道舒解，如此「身心靈」才不致生病。因此我們的**生活作息應該採取中庸之道，並且懷抱正面的心思意念，凡事多包容、不斤斤計較、不自尋煩惱、學習放下仇恨恩怨，心中充滿大愛常常感恩！告訴自己，生病只是上天給我的一個警告或是考驗，只要通過這關，就會有如脫胎換骨般一切會變得更美好——身體更健康、待人處事更圓融和諧！**何樂而不為呢？

尤其若因長年累月積勞成疾的人或是生有重病的人，何妨讓自己好好休個長假，遠離塵囂到鄉下、海邊或出國都好，好好休補身心靈，但千萬不要在這段休養期間又整天盯

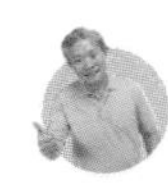



著電視、玩起平板電腦、不停使用手機等等有輻射線疑慮的3C產品，以免傷眼又傷身！再則，也要注重周遭衛生環境的清潔美化，否則在內環境改善了，外在環境卻充斥著惡臭毒素，對健康仍然大不利呀！

總而言之，若能夠回歸自然生活，有規律的作息、有健康的飲食，加上正面的思考與行為，才能管理好你的健康。

**衷心希望這本書的出版，能起拋磚引玉的效果，帶動其他致力人類健康的學者或專家，繼續努力做各種試驗與研究，提供更多對人類健康有幫助的理念或方法**。我和吳醫生都相信，只要找對方法，有信心及肯堅持，很多被認為不治之症的疾病是有機會治癒的！希望大家身體好轉後，能把這本書和這份愛心轉送給每一位有需要的人，包括認識及不認識的朋友，分享神給予我們的大愛。

【作者序】

# 神教導的食譜救了我

吳永志（Dr. Tom Wu）

求學時，我接受的是西方傳統醫學訓練。但在三十歲時，我被告知得了第三期末期的肺癌，積極使用了很多最新、最強的藥，卻不見有效。於是，醫生建議我開刀，割除右邊上二葉的肺。我同意他們的提議，卻在手術台上，發覺已經轉移到別的器官，只好被迫縫合，然後被宣布只有幾個月的生命，唯一的方法是化療，只是能夠延長生命。

我憂心的問著：「到底可以再活多久？」，卻只換來主治醫生的一句：「不知道！」

當時的我心想，人之所以有癌，就是因為身體毒素過多。而化療將會送進更多的藥毒，藉以毒死癌細胞，但往往也會毒死正常的細胞，可能變得更加的痛苦，還是讓自己自然的死去，不用受更多的苦……因此，我毅然拒絕。（**這樣的決定只是我視當時的身體狀況和心態而決定，但現在醫術進步，化療也救了不少病危的癌症病患。**）

在萬念俱灰、求救無門時，突然想起信仰中的神，又想求點心靈的平安，立刻伸手拿起聖經，跪下求神。說也奇怪，手拿著的《聖經》，突然無故掉在地上，打開了〈創世紀〉第一章。心想這一定是神的指示。所以我很用心慢慢地來回不停的讀了好幾遍。

神創造了一個完美的天地空間，創造了人所需要的一切，之後才創造亞當和夏娃，並對他們說：**「看哪！我將地上一切結種子的菜蔬，和一切樹上所結有核的果子，全賜給你們作食物」**〈創世紀〉〔第一章二十九節〕。

回想以前只吃大魚大肉，煎、炸、炒、烤、香噴噴的食物和美味可口的糕餅，而神卻要我吃這地面上生而無味的蔬菜，和樹上酸酸的水果。我懷疑這樣會不會更加營養不足，而提早死亡呢？心想現在病到全身無力，當然要大魚大肉，才有精力啊！

當時，內心的掙扎實在難受，思考了好幾天，參閱不少有關長壽之道的書籍。其實當時並沒有像現在這麼多的營養書籍可以參考，而我在夢中看到遍地都是新鮮的花草蔬菜，尤其是蓬勃青綠的西洋菜（watercress），和清澈見底的流動溪水。

**終於，我下定決心吃神教導的食譜，天天吃蔬果和喝乾淨的水。陽光浴三十分鐘，或快步走路三十分鐘，也練吐納調息，生活上多休息，早睡早起，尤其午睡半小時，天天洗冷熱浴**（本書PART1有詳細說明）。

改變飲食和生活習慣才六個月，我已感到精神飽滿，恢復生病前的精力十足，對於自己會康復的信心大增，因此加倍的吃蔬菜，尤其是西洋菜、香菜、老薑、九層塔、薄荷葉、黑胡椒粉、青檸檬，也吃少量水果和全生的杏仁、核桃、南瓜子，有時也會吃些發芽的各種豆類和苜蓿芽。

飲食上百分之百的全生食，就如神在《聖經》上的教導。因為天天都是高纖維的食物，每天三到四次的通便。剛開始時有點害怕，因為我平時每天只大一次，認為這樣才是正常。但維持一段時間後，身體慢慢覺得全身輕鬆，精神爽快，皮膚光滑，就因此放下心中的疑慮，讓身體順其自然的反應。

**九個月後，體檢後的報告，樣樣都正常，竟然沒有任何癌細胞的存在！感謝上帝！我痊癒了！**因此直到現在，我仍然維持吃百分之九十全生和百分之十煮熟的食物。拜現在科技發達之賜，我每天會用三點五匹

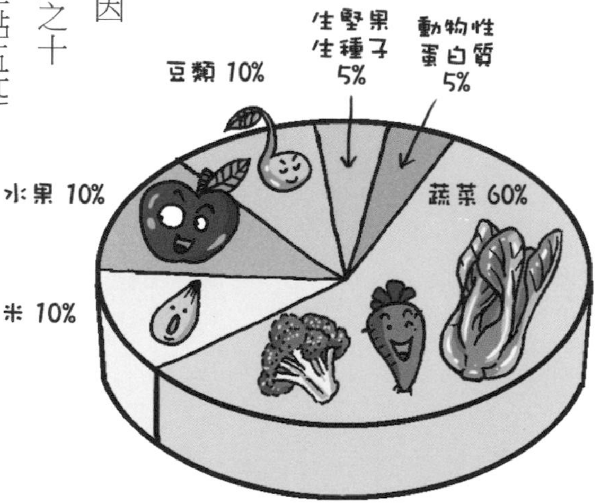

▲ 有益健康的食物分配比例。

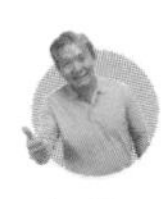



馬力的蔬果機，打出細綿綿的蔬果汁來喝，一天四到六杯，也吃各種顏色的沙拉和水煮過的發芽豆和豆類糙米飯。天天添加營養品，八杯活性水，有時添加纖維素，保持每天有三至四次排便，正如葛洪在《抱朴子》養生訣所說：「**若要不死，腸中無屎；若要長青，腸要常清。**」

因為身體痊癒，所以假日及特殊節日，也會和家人或朋友偶爾吃大餐，雖然對身體較負擔，但可讓身體的免疫和自癒力提高的一種方法。

## 人生的轉折，讓我走向自然醫學

我用同樣簡單又經濟的自療法，一面教導社區朋友和教會弟兄姊妹的飲食，一面繼續修研自然醫學，我不斷的深造就是想多吸收些新知識、新理念充實自己。因為學問如逆水行舟，不進則退。**同時也想為大家證明：病痛老化是可以改善；返老還童不再是夢幻。只要肯改變不良飲食和生活習慣，就能扭轉乾坤，得到真正掌握在自己手中的健康鑰匙。**

我的夫人吳馮潤鈺也是營養學和心理學專家。我們無論到任何地方，都是出雙入對，一同到美國各州各市去教導病人、醫療從事人員和對保健有興趣的民眾，教他們如何用最普通的蔬果、最天然的方法來戰勝疾病和長久的健康保健。

二十幾年前，我就開始提倡「生機飲食」及「自然療法」。那時大家都不知道什麼叫「生機飲食」，尤其是中國人和中醫師認為「生冷寒涼」，對體弱病人很不利，普遍認為很難做到也不同意這種做法。

十幾年前，我轉而向外傳播自然療法，也曾到過台灣、香港、中國、東南亞、印度、歐洲各國、非洲各地推廣及教導「生機飲食」。目前世界各地很多知名營養師、自然醫師、治療師（healer），都曾經上過我的「生機飲食」課程，接受過我的指導。當時，就有出版社鼓勵我出書，但那時我覺得經驗還不夠，需要更多的診斷病例，來證實生機飲食是正確的。

如今，很多朋友及學員催促我出書，尤其是我的夫人吳馮潤鈺積極鼓勵我，藉由出書才能幫助更多的人，得到真正的健康，因此才會有今天這本書的出現。

其實決定出這本書的最大原因，是看到目前世界各地經濟的不景氣，失業率高，生活壓力大，情緒愈趨緊張，病痛的人愈來愈多卻又沒錢看病。所以**決定出版這本書來教導大家自救救人，提醒每個人如何善待自己的身體，懂得怎樣保健防病，如此一來才是真**

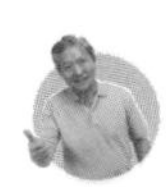


**正解決問題的所在**。

專業的知識，尤其是與眾不同理念出來時，一定會有很多不同的反應，不過有批評、反對才會有進步，科學和醫學都是因此才會日新月異。我會衷心的面對及接受有建設性的批評與指教。但個人的知識、力量有限，希望藉由這本書，能激發深藏不露的精英們站出來，不是為了名利，而是無私的互相合作，努力去發掘找出更多其他更好的方法，及將正面的訊息提供給世上絕望、無助、貧困的病人。我把一生研究出來的心血貢獻給這個世界，也希望在我有生之年，能為人類盡一點義務。

**希望藉由本書，讓在絕境痛苦的病人，能解脫病痛，重拾以前的健康；而尋求養生保健的讀者，能用最普通的蔬果汁常保青春、精力充沛；年過半百的銀髮長者，靠著「生機飲食」的蔬果汁，也能返老還童；同時希望所有的人，不管是老是幼，能開始進行健康的飲食，而避免以後的疾病發生**。

雖然我們無法控制生與死，但在生與死之間的時間中，我們能用辛辛苦苦賺來的錢，享受健康幸福、愉快的人生，而不是用辛苦賺來的錢去看醫生，治病。

希望每個家庭都能擁有這本自療、防病、治病的書，就等於有個自己的家庭醫生待在身邊，照顧全家人，並且可將這套健康保健方法，推廣出去，幫助鄰居朋友、社區，達到人人健康的目標。

**書中一些經驗或案例，未必對每個人都有效，能否派上用場，那要看你有多少信心和恆心去投資回饋給身體**。因為種瓜得瓜，種豆得豆，一分耕耘，一分收穫，做任何事都要花時間、金錢去投資才會有成績，不會瞬間就會成功；同樣地，要擁有健康的身體，也需要長期保養才會有好成果。

根據我多年的經驗，我不擔心病不會好，最擔心的是那些死裡逃生，重病而痊癒的病人，他們以為病好了就放肆去亂吃，不堅守以前生病時所要做的一切規則，不久舊病復發而丟掉了生命，實在太可惜！所以**提醒讀者，就算是病好了也不能掉以輕心，唯有堅持正確的飲食及生活法則，健康才能永遠掌握在你手中**。

作者序 吳永志／Dr. Tom Wu

▲ 我每天除了喝蔬果汁，也吃各種顏色的沙拉、水煮的發芽豆，達到抗病強身的健康人生。

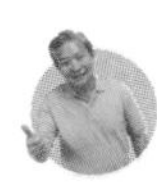



【前言】

# 不正確的健康態度害我們生病！

隨著時代發展，科技進步，人們的飲食愈來愈精緻，生活環境愈來愈舒適，但與過去相比，人們的健康狀況卻愈來愈差。長期處在吃多、少動、壓力大的情況下，三大文明病——心臟病、癌症、糖尿病的罹患機率不僅顯著提升，且平均罹患年齡也明顯下降，尤其是人人談之色變的癌症，罹患比例更是節節升高。

據了解，在台灣每一百個死亡人數裡就有二十八人死於癌症，若以台灣十大死因來看，癌症已超越心臟血管疾病，躍居首位。而在美國每年得到癌症的病人也超過一百多萬人，死於癌症的患者更超過六十五萬人，換句話說，每兩個得到癌症的病人，就有一人死亡，現代人因而個個談癌色變。

## 壓力過大、錯誤飲食與缺乏運動為生病主因

早在一百年前，極少有癌症病例出現，癌症是近代文明病，與飲食習慣的改變、環境

的污染可說息息相關。目前已知，**罹患文明病的最主要原因為——過大的壓力、不正確的飲食與缺乏運動量**。

由於過大的壓力造成情緒上太過緊張，加上長期熬夜而無法得到有品質的睡眠，且耽誤了十點到半夜兩點這段自癒系統修補的寶貴時間；如果我們的自癒系統不能得到完整的修復，便無法提供身體足夠的修補材料，那麼就會造成下列三種嚴重狀況：

❖ 若無法輸送給免疫系統足夠的修補材料，來加強巡邏和提高作戰警覺力的訓練，長久下來，將造成免疫系統過度耗損衰弱，讓敵人（泛指各種病菌、病毒、黴菌等）有機可乘入侵我們的身體。

❖ 若無法供應身體內分泌系統足夠的修補材料，讓它

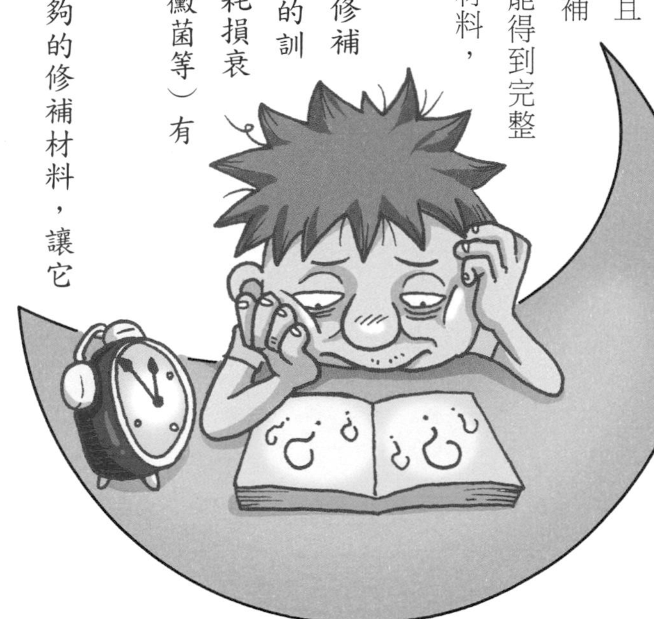
▲ 長期熬夜對健康大不利。

能分泌足夠的荷爾蒙供給全身細胞的需求，將會使身體提早面臨老化。

❖若無法提供給神經系統足夠的修補材料，來調整傳遞信息，便可能造成身體內各種關節發炎，而引發許多疼痛。

飲食方面則因為缺乏維生素、礦物質、酶素、胺基酸、植物生化素，導致腸菌的不平衡。特別是缺乏植物生化素，便無法供給每個細胞內的自衛系統與身體的免疫系統正常運作；要知道：病毒、細菌、黴菌等，這些敵人一直都在我們的周遭游移環繞，是免疫系統的強敵，無時無刻不想入侵我們的身體，只要稍一不慎，就會讓它們有機可趁，導致我們生病。

加上現代人熱量攝取過多，長期坐在電腦與電視機前面，身體活動太少，運動量又不足的情況下，便

## 現代人容易生病的三大因素

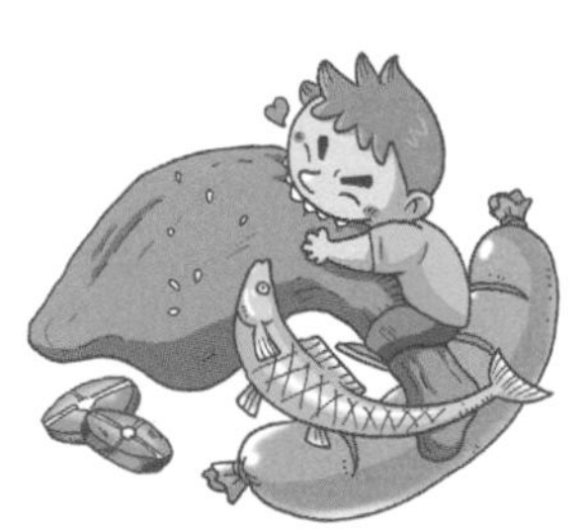
大魚大肉不節制

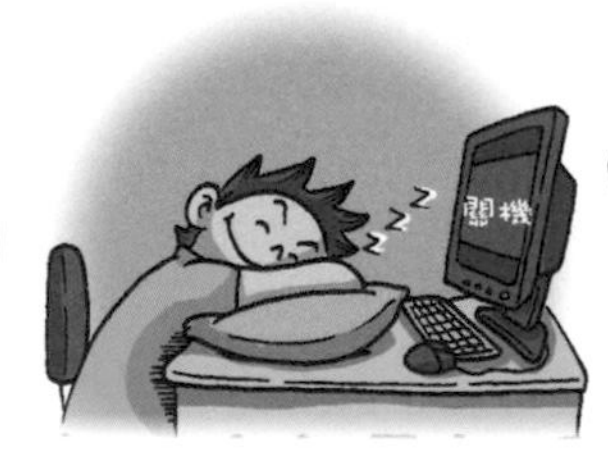

工作壓力太大

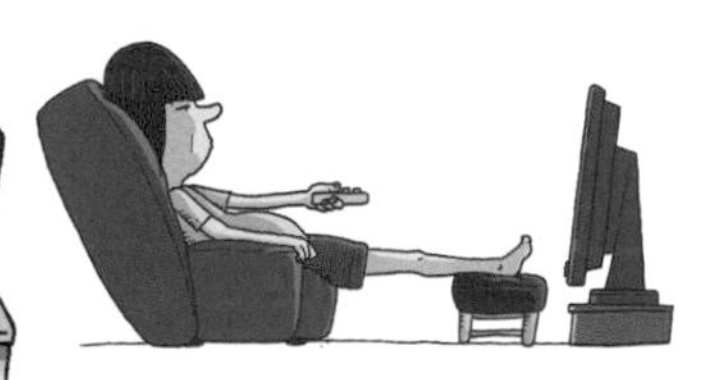
運動量少

很容易導致肥胖、心臟病、癌症、糖尿病等文明病的產生。

除此之外，不正確的健康態度，也對我們的身體帶來無限傷害，使得病情惡化，甚至加速死亡；所謂不正確的健康態度，指的是過度依賴醫生或藥物、只想尋求快速方法來痊癒以及缺乏身體有自癒力的信念。

## 不要過度依賴醫生或藥物

由於醫學的蓬勃發展，各種研究新知日新月異，新的藥物不斷被鼓吹療效有多好多強大，使得一般人過度依賴醫生和藥物。需知，不論是中藥或西藥，十藥九毒！舉個實例，提醒大家：

在美國，從一九六五年開始，醫生通常會開立HRT的處方箋（一種人工製造的荷爾蒙）給更年期婦女服用，結果卻使得婦女得到乳癌的機率直線上升；直到二〇〇一年，美國醫藥協會才承認HRT用藥，會帶來乳癌和心臟病的副作用。在這整整三十六年期間，不知有多少的婦女因為服用人造荷爾蒙藥物而死亡！

還有關於幼兒發展方面，醫生常開立一種叫作利他能（Ritalin）的處方箋，來治

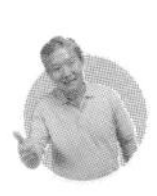



療過動兒的情緒問題，這種藥是一種中樞神經興奮抑制劑，雖然可以控制過動的症狀，但其副作用卻包括易怒、失眠、憂鬱、沒有胃口、性格改變等症狀，如果長期使用，對孩童的傷害可說極大。

我們知道西醫對於癌症的治療方式不外乎：外科手術、放射治療、化學療法、荷爾蒙療法、標靶治療等，癌症病患者並非不能做化學或放射治療，然而切記一個重要觀念——身體不是因為缺乏藥物才生病的。

藥物有其崇高的地位，如血壓高到一百五十時、血糖高到一百七十時、膽固醇高到二百五十時……應找醫生給藥加以緊急控制，否則會有生命危險；同時，還應諮詢有經驗的營養師，藉由調整日常食譜，改變飲食方式，使血壓降到一百二十，血糖降到一百以下，或讓膽固醇降到二百的正常值，而不是長期依賴藥物來控制病情。

一位對身體與營養之間的關係，觀念良好且經驗豐富的醫生，對於高血壓患者，正確的做法應是先找出導致高血壓的原因，然後加以協助改善患者的日常飲食。

因為當身體生病了，需要我們給它機會，藉由供應所需的正確營養食物，認真執行，只需約三到四個月，就能恢復其正常功能。首先需要先查出導致高血壓的可能因素，再輔以正確的飲食療法，才能事半功倍。

| 導致高血壓的可能因素與飲食建議 | |
|---|---|
| 如果因為**血管阻塞**而導致的高血壓 | 必須減少煎、炸、炒、烤等方式所烹煮的食物，因為這類烹調方法都需用油，如果不正確使用，油經過高熱會產生自由基，破壞血管內膜細胞，造成血管的發炎腫大而減緩血液流通，使得心臟需加倍用力送血，因而導致壓力驟增，自然會使血壓升高。<br>此時最好降低高血壓的方法，便是藉由飲用大量天然蔬果汁，來清理血管腫大的栓塞。 |
| 如果因為**血糖過高**所引起的高血壓 | 則須減少一切加工過的麵粉、糖果、汽水等食物，並建議飲用可以降血糖的蔬果汁，來平衡血糖。<br>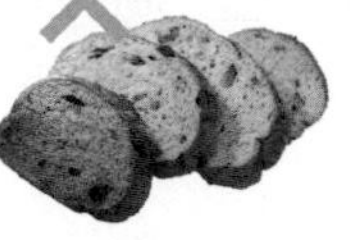 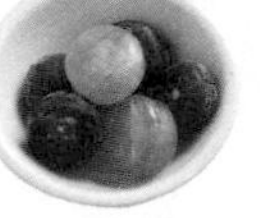 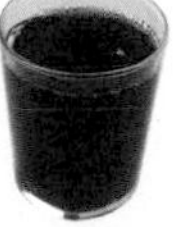 |
| 如果因為**膽固醇過高**所導致的高血壓 | 首先應忌口，戒除一切煎、炸、炒、烤等方式烹煮的食物，減輕肝臟負荷之後，再以添加了大豆卵磷脂的蔬果汁來清肝。<br>同時補充適量的纖維素，保持一天三到四次的排便量，就能使膽固醇恢復正常。 |
| 如果因為**腎臟功能不佳**而導致的高血壓 | 必須先戒除咖啡、酒精、汽水及鈉含量高的食物，因為過高的蛋白質，以及太甜、太鹹的食物都會傷腎；同時在營養師的指導下，適量飲用對腎臟有幫助的蔬果汁，才是改善之道。 |

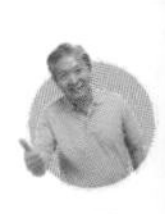



## 不要只想尋求快速方法痊癒

時間就是金錢，現代人追求快速的生活，用泡麵解決一頓飯，用止痛藥即時消除頭痛，一有感冒症狀就吃強效的感冒藥來制伏感冒，想打瞌睡就立刻喝杯咖啡來提振精神。

要知道一切慢性病並非說來就來，通常是在身體內存在了數年到十幾年，在這段期間逐步惡化；但處於生活忙碌的我們卻長期忽略身體發出的求救訊號，只想用最快速的方法去強制、壓抑這些警訊，最終讓身體健康惡化，走向一發不可收拾的地步。

如果我們依舊不願意正視改善飲食的重要性，抱著僥倖的心理，長期用藥物延緩病情，除了使病情加重，引發多種併發症，如此惡性循環，將加重身體的負擔，終將導致不治；如果我們不願意找出疲勞的原因，抱著逃避的心態，用一天數杯咖啡不斷讓腦袋清醒，將會導致失眠、腎臟病變、骨質疏鬆和膀胱癌等後果。

所以**當身體再次發出警告的訊號，如頭痛、頭暈、耳鳴、眼皮跳、關節疼痛、胸痛、背痛、胃酸倒流等，請不要忽略它，要找出原因，嘗試吃對的食物，並認真執行，加上改變不良的生活習慣及適量運動，約三到四個月後，這些症狀都將能獲得極大的改善**。

## 應建立身體有自癒力的信念

我們很多人一生病，就趕緊找醫生開藥治病，要知道：藥物治標不治本，只有體內的自癒系統才能真正根治我們身體的疾病。

我們身體內有一副完整的防衛武器——免疫系統，會將外侵的細菌、病毒、黴菌等，將以阻擋、消滅；而精密的自癒系統則能修補和治癒一切病痛。

如感冒時，吃下感冒藥雖然會將入侵的感冒細菌消滅，讓免疫系統不用全體動員就打贏勝仗，但如此一來，免疫系統的軍隊就無法得到

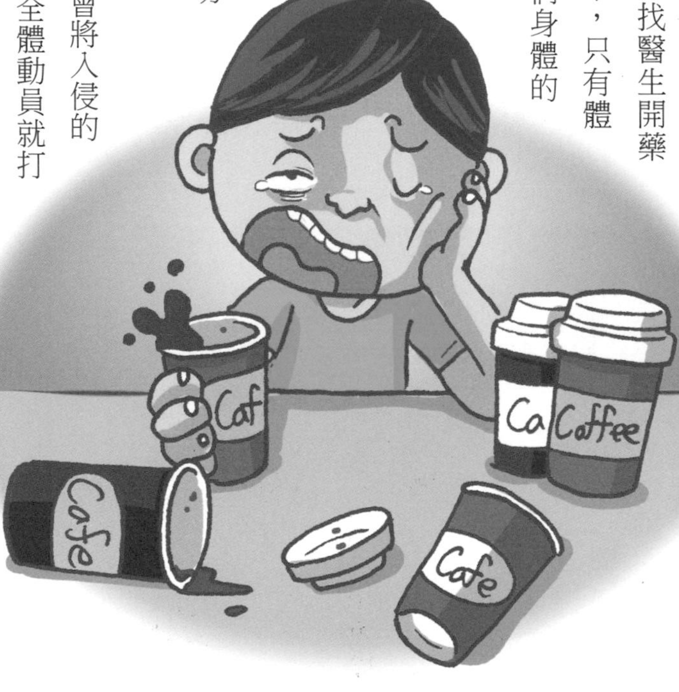

▲ 一天數杯咖啡不斷讓腦袋清醒，可能導致失眠、腎臟病變、骨質疏鬆和膀胱癌等後果。

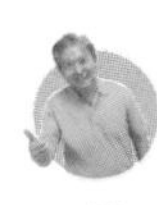



完整的作戰經驗，將使得敵軍有機可乘，輕易的越過防線，入侵我們的身體。

所以說習慣長期服用感冒藥物的人，身體本身的自癒系統的修補能力會因此逐漸降低，得到感冒的機率，反而比一般人高出很多。

**感冒時不吃藥，多喝淨水、吃對食物並且多休息**，雖然會感到不適，但是免疫系統軍隊能全體動員抵抗敵人，獲得充足的作戰經驗，同時傳遞訊息給自癒系統，將免疫系統軍隊殺死的敵人清除，修補因作戰而被破壞的細胞，使損壞細胞得到充分醫治。如此建立了良好的機制，反而能讓我們減少得到感冒的機會。

因此，唯有建立正確的飲食觀念，強化自己的免疫系統和自癒系統，避免過度依賴醫生或藥物，也千萬別想尋求快速方法來痊癒，更不要小看身體的自癒力，如此一來，才能真正

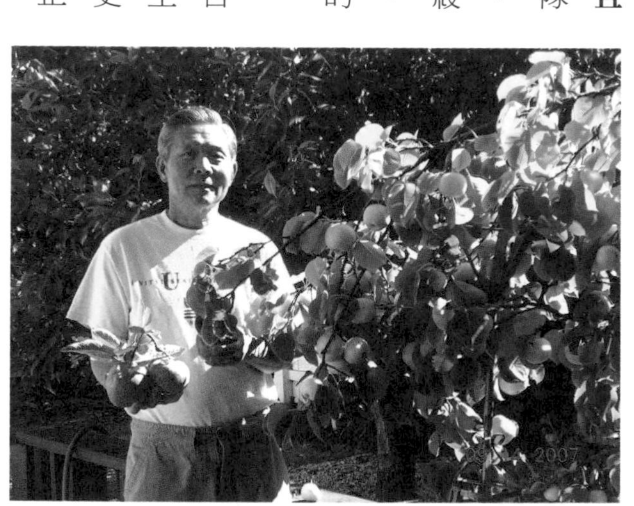

▲ 改變習慣、改變心態，保持喜樂的心，多吃自然蔬果，便能保持健康的身心。

享有健康的生活。

## 掌握四大養生要訣

❖每天保持三次大便（如果只有一次便算是便祕），唯有一天三次排便，才能把身體的廢物垃圾全部清除乾淨。

❖每天至少喝三杯蔬果汁（生病的人視個別狀況要喝四至六杯以上。）

❖適當休息、定時運動：每天曬陽光三十分鐘；喝乾淨的水。

❖心中有愛，（隨時保持喜樂、感恩及惜福的心。）多做善事就有喜樂；心中有恨，疾病便降臨。

如果人人能做到就自然會健康。雖然開始看起來很難，但是不要忘記身體是幫助你成功而得到一切的樑柱。要是沒有健康的身體，將會失去擁有的一切，所以健康才是你的一切。要保住身體這個永久的寶藏，一點辛苦又算什麼。

如果能持之以恆，改變習慣，健康就變得輕而易舉，並且會愈來愈喜歡去執行，因為你的身體已經給你最直接的答案。

## 掌握五大養生要訣

每天保持三次大便

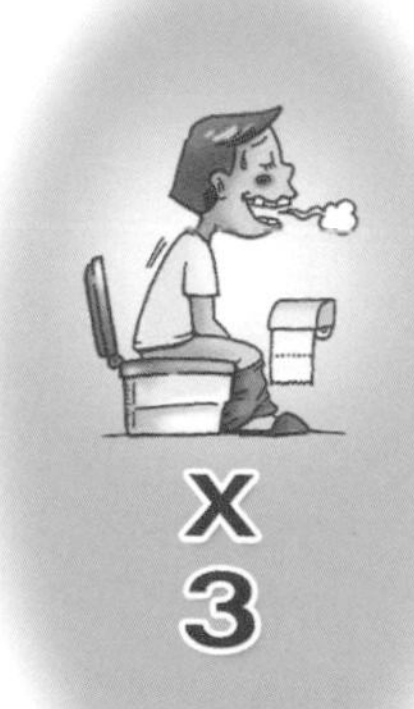


每天至少喝三杯蔬果汁

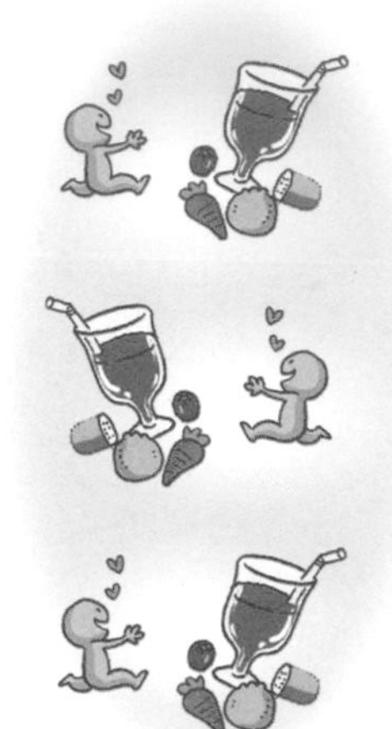

每天曬陽光三十分鐘；
喝乾淨的水

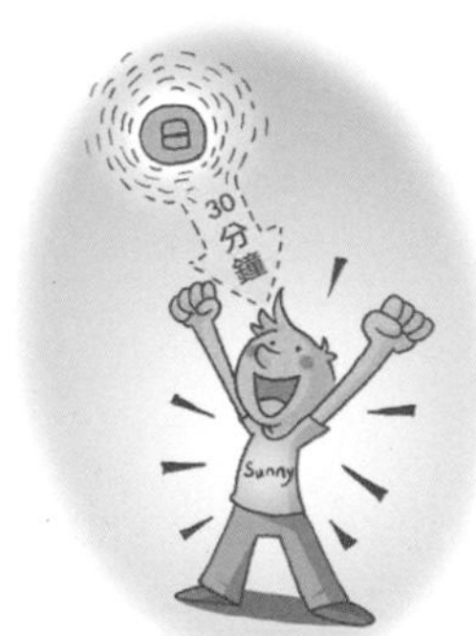


適當休息、定時運動

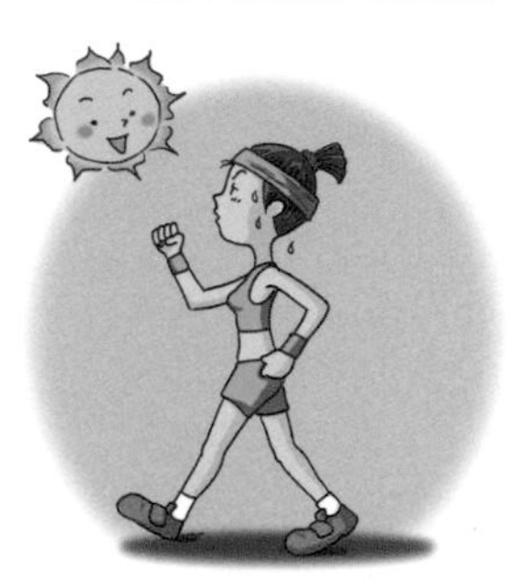

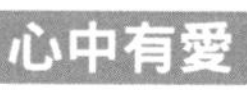
心中有愛

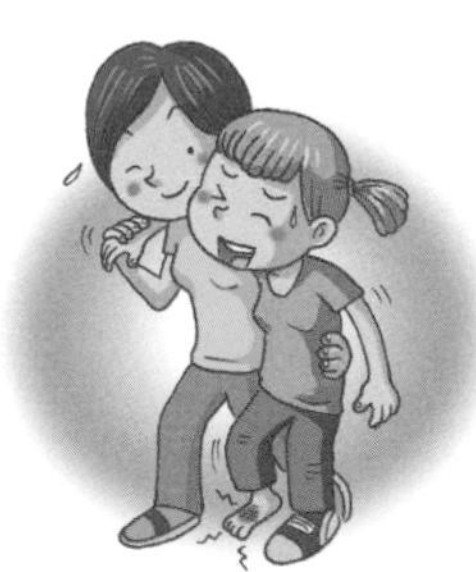

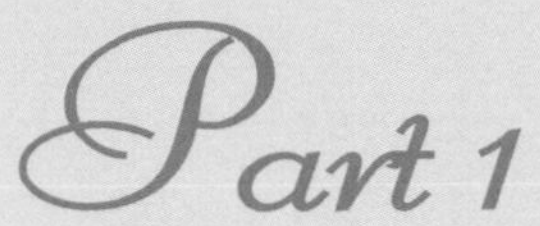

# 健康的關鍵

## 免疫和自癒系統是世上最好的醫生

免疫系統中的專業細胞，就像一支訓練有素的軍隊，
時時刻刻不曾停歇的巡邏身體每一個角落，
尋找入侵的致癌敵人並且消滅他們；
而這些軍隊除了需要足夠的軍餉——植物生化素，
來供應免疫和自癒系統，
也必須配合身體內的生理時鐘，
以及不同血型的飲食需求，
才不會影響免疫和自癒系統的運作，
進而擁有真正的健康。

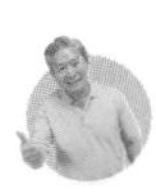



# 擁有強健的免疫和自癒系統，才能杜絕癌症

我經常飛往世界各地進行演講，一開場我都不諱言地告訴大家：我雖然身為一位醫生，但卻曾經在事業、家庭都漸趨穩定的壯年時罹患肺癌，而被醫生宣告只剩下短短幾個月的生命。然而，現在我卻站在這裡和大家分享健康的觀念。

也許你心裡會嘀咕著：那只是我很幸運罷了！其實不然，我們每一個人都可以從癌症中獲得新生，原因就在——每個人的身體裡都存有少量的「原癌基因（Proto-oncogen）」！

隨著醫學科技的日新月異，我們對外界致癌、促癌因素以及腫瘤遺傳因素的研究，**已發現了腫瘤的發生是多種基因聯合，循序發生變異的結果，其中包括原癌基因和抑癌基因**。在我們正常的細胞中其實存在著大量的所謂原癌基因，它們不僅沒有參與腫瘤的發生，而且扮

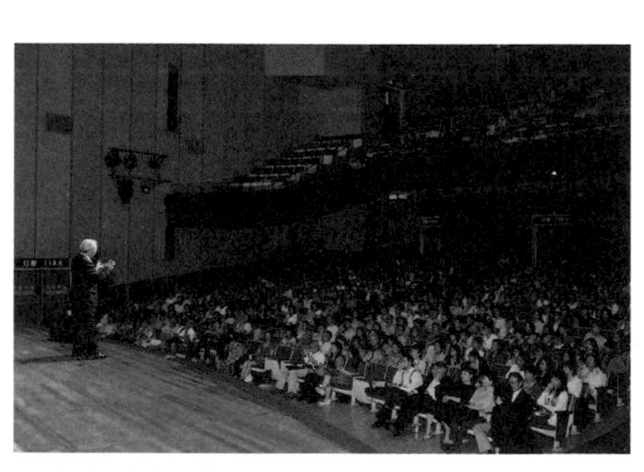

▲ 作者肺癌痊癒後，數十年來赴世界各地分享健康之道。

演細胞增殖和分化過程中調控者的角色，尤其在胚胎發育時期，更是不可或缺的基因；只有當原癌基因發生結構突變，造成正常的生物學功能紊亂時，才變成真正的「癌」基因，從而在腫瘤的發生、發展過程中發揮作用。

除了原癌基因以外，另有一類基因具有抑制腫瘤惡性增殖的功能，稱作「抑癌基因」。原癌基因和抑癌基因在平時維持著平衡，但在致癌的種種因素作用下，原癌基因的力量會逐漸壯大，而抑癌基因的力量會變得弱小；也就是說，在惡性腫瘤細胞中抑癌基因，由於種種原因丟失了或者失去抑癌功能，而導致細胞無休止的生長，人體的健康因此失去平衡，就會造成癌細胞大量增生。

進一步的說，我們**身體內的癌細胞原本是正常的細胞，因為先天基因不良，或是後天環境失調，而突變成壞細胞、癌細胞**。而所謂的癌細胞，指的就是正常細胞的突變；得到癌症的主因，就是因為控制這些壞分子的免疫系統，和修補壞細胞的自癒系統失常和衰退，使人體內產生了癌細胞。

目前已經發現的原癌基因和抑癌基因不下數十種，它們不僅為解釋腫瘤的發生提供了重要的依據，而且可以透過檢測這些基因的異常，來早期診斷和預測某些腫瘤的發生。

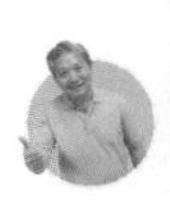



## 癌細胞只會不斷增生，不會自然死亡

一般來說，**突變細胞會脫離正軌，自行設定增殖速度，當數目累積到十億個以上，我們才會察覺到**；也就是說，癌細胞是用倍增的速度增殖，一個變二個，二個變四個，四個變十六個，十六個變二百五十六個，以此類推，比如胃癌、腸癌、肝癌、胰腺癌、食道癌的癌細胞增殖時間平均是三十三天，乳腺癌癌細胞增殖時間是四十多天，由於癌細胞不斷倍增，癌症愈往晚期進展得愈快。

癌症病變的基本單位是癌細胞，它不會自然死亡只會不斷增生；反觀人體細胞老化死亡後，卻會有新生細胞取代，以維持身體各種功能的運作；換句話說，人體所有細胞都可以不停更生，但癌細胞的增生卻如同無窮無盡的天文數字，癌症病友體內的營養素因而被迅速大量消耗，使得癌症病患容易感到疲倦虛弱。

不只這樣，癌細胞同時還會釋放多種毒素，如果發現和治療不及，便會轉移到全身各處生長繁殖，最後導致消瘦、無力、貧血、食慾不振、嘔吐、發熱、臟器功能受損等情形。

也因此，**只有強健我們的免疫系統，讓身體內好與壞的細胞保持平衡狀態，才能不讓原癌基因的力量壯大**。

為什麼我會一開始，就要先討論這個議題呢？因為所有慢性病痛，就算不改變日常飲食習慣，仍可靠藥物控制維持身體的運作。唯獨癌症，就算做完傳統醫學中三種最有效、破壞力最強的療法，對於癌細胞也不敢保證完全消滅。

以我個人為例：當初被宣布是末期肺癌的那一刻，真是晴天霹靂，心裡埋怨著為何這麼倒霉！**但當下定決心，要徹底地改變日常生活習慣，加上神給的勇氣和力量，天天吃營養豐富的蔬果，改變飲食習慣並適量運動，也改變了身體狀況，重拾健康。**

為什麼會這樣神奇呢？因為我們身體內有一套完整的免疫系統和自癒系統，來保護我們的生命！

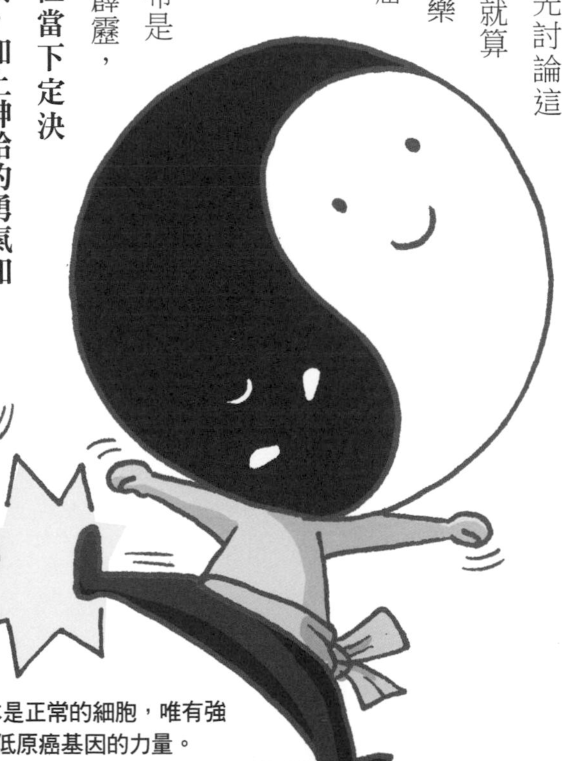


▲ 身體內的癌細胞原本是正常的細胞，唯有強健細胞的能量，才能降低原癌基因的力量。

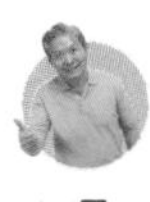



## 身體保衛軍隊：免疫系統

了解了免疫系統的重要性，那麼接下來，我們就來認識何謂免疫系統。

免疫系統是一個個體，它能從自身的細胞或組織辨識出非自體物質（各種外來的細菌、黴菌、病毒），進而將其消滅、排除的整體細胞反應的統稱。**人體的免疫系統最基本的組合可區分為二部分——先天免疫（Innate Immunity）和後天免疫（Acquired Immunity）。**

### 先天免疫

包括白血球細胞、胃酸、皮膚油脂、血液中的細胞間素（Interleukin）、以及干擾素（Interferon）。先天免疫能自動地打垮軟弱的入侵敵人。

### 後天免疫

則包括多種由白血球進入胸腺、甲狀腺、脾臟、肝臟，經過特別訓練出來的十幾種不同功能的免疫細胞單位。

進一步來說，每個單位都有其個別不同的任務，最主要的五種保衛身體的特別細胞分別為：巨噬細胞（Macrophage cells）、自然殺手細胞（Natural killer cells）、乙類細胞（B cells）、調節性T細胞（Killer T-Cells）以及輔助性T細胞（Helper T-Cells）。

免疫系統中的專業細胞，就像一支訓練有素的軍隊，時時刻刻不遺餘力，不曾停歇的巡邏身體每一個角落，尋找入侵的敵人——細菌、病毒、菌類（黴菌）等，並且消滅他們；而**這些軍隊需要足夠的軍餉，包括蛋白質、礦物質、油酸、維生素、酶素、胺基酸、微量礦物質等，來強壯免疫系統的需要**。為了能有效作戰，軍隊同時也需要軍火炮彈，而**食物裡的植物生化素，例如：類黃鹼素、多酚類、多元醣、花青素等**，就能發揮力量、消滅敵人，保衛我們的身體。

**強壯免疫系統的養分**

包括蛋白質、礦物質、油酸、維生素、酶素、胺基酸、微量礦物質等。

**保衛身體的養分**

食物裡的植物生化素，例如：類黃鹼素、多酚類、多元醣、花青素等。

## 植物生化素，開啟細胞內的防衛系統

**免疫系統的軍隊有三分之二駐紮在消化器官的內外，分別是免疫能力及自癒能力**；另外三分之一沿著血液和淋巴液的循環，巡視身體內其他各個器官，保護各個細胞外膜免受敵人攻擊；但免疫系統的軍隊不會越過細胞膜，進入細胞內將敵人殺死，只有出軌異變的癌細胞，免疫軍隊認為是外來的敵人才會對其進攻，吞噬毀滅癌細胞。當然也有例外，像是風濕病、關節炎、紅斑性狼瘡、多發性硬化症等，這些都是免疫系統的軍隊發生錯誤進入細胞之內，造成自己打自己的細胞，才產生的病症，這些病症統稱為自體免疫病症。

人體中的每個細胞內，都有自身完整的防衛系統。**第一階段酶素，能將進入細胞內有毒物質化解為無害物質**。而**第二階段酶素，同樣需要充足的營養來吸收和排毒**，也需要植物生化素這軍餉，才能開啟發動攻勢，將入侵的致癌毒素分化消滅掉。如果我們身體有足夠營養、有足夠的植物生化素來供應免疫系統和自癒系統，並將多餘的送進每個細胞內，就會開啟每一細胞內在的自衛系統，我們將有永久不被破壞的細胞，也就是細胞不會病變成癌細胞；要長保青春、百齡不老，除了充足營養，植物生化素是不可缺乏的一環。（**此部分將另行於第二章，再做專章的詳述**）

## 抗癌養生要從搭配生理時鐘做起

了解免疫和自癒系統對我們的重要性之後，接下來，我要跟大家分享幾則我個人以及曾經接受我診療過的患者的例子。

上述我們談到想要健康不要生病，我們的身體就必須有強壯的免疫系統和自癒系統，同時每個細胞也要有一個完整的自衛系統。要達到這個目標，我們就要提供給身體和每個細胞最好的營養，包括碳水化合物、蛋白質、胺基酸、脂肪、基本油酸、維生素、酶素、礦物質、微量元素及最重要的植物生化素。

當然，除了供應身體和每個

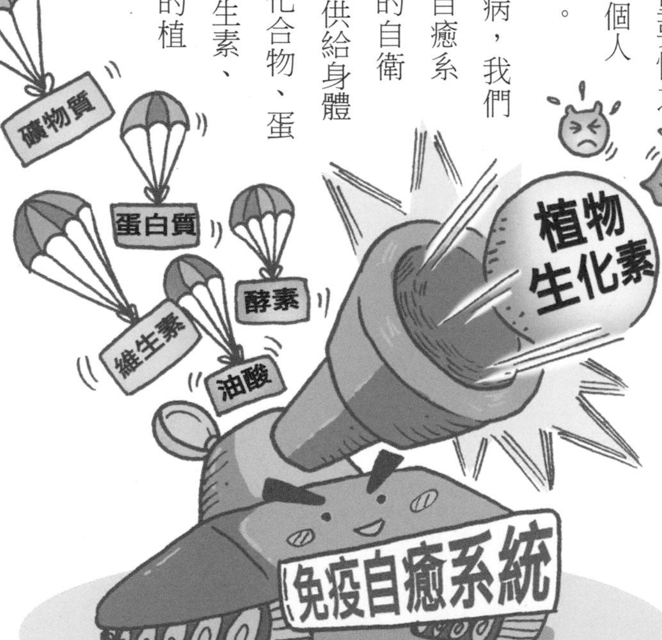

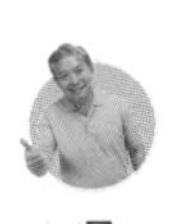


細胞足夠的營養，我們還要配合體內的生理時鐘來吃東西，才能真正獲得健康！

曾經有位病人來健康諮詢，一坐下來就對我訴苦說：「我常感覺頭暈，看了許多次家庭醫生，也吃了很多藥，卻都沒有好；於是我的朋友建議我來找你，他告訴我你只要一看病人的左腳，就知道生病的原因。請告訴我，為什麼我會經常頭暈呢？」於是，我請他脫下左腳的鞋子和襪子，然後問他：「你為什麼不吃早餐呢？」

他嚇了一跳，回答說：「因為胃口不好，所以不想吃。」

我接著再問他：「你的口裡是不是常常覺得苦苦的，嘴巴的氣味也很重呢？」

這次他更用力的點頭，連聲說：「是！是！你怎麼知道呢？我都沒有說，真是太神奇了！」

然後我又問：「你是不是晚上也很晚才吃飯？」

他不好意思地說：「對！我通常晚上九點左右回家，洗好澡後才吃晚餐，吃完過不了多久，就累得想上床睡覺……」

於是我對他說：「原因全出在你吃東西的時間不對，我建議你早上要喝些新鮮蔬果汁，中午吃些生菜沙拉，晚餐則應該在六點或七點左右就要吃，這樣持續三到四個月後，相信你的頭暈及其他毛病就會好轉……。」

四個月後，這位先生打電話給我，對我說：「吳醫生，你真是神醫，我的症狀改善了，不但沒有頭暈，而且變得精力百倍，真是太感謝您了！」

這個例子中，由於病人本身就有頭暈的毛病，但他吃東西的時間不對，身體沒有辦法在對的時間吸收營養，長期缺乏該有的營養，病徵自然出現，如果放任不管，不好好進行調理，久了就會生大病。

原來，**我們的身體內就存在一個時鐘，叫做「生理時鐘」**。人體的生理時鐘，受大腦中樞分泌的荷爾蒙控制；當身體需要食物時，大腦會傳出飢餓信息，人就會**開始想吃東西**，身體疲勞時，大腦就會分泌血清素（註解❶），讓人**想睡覺**，天亮喚醒人們起床，天黑讓我們**自動就寢休息**，身體的一切運作都由生理時鐘控制著，絲毫不差。

如果我們的**生活作息完全依照生理時鐘運轉，自然健康無病痛**；若不遵照生理時鐘的指示運轉，身體器官就會慢慢開始失去平衡，廢物毒素累積在體內無法排除，人就會開始生病。

## 人體 24 小時生理時鐘

| 第 1 階段<br>排泄時間 | 第 2 階段<br>吸收營養時間 | 第 3 階段<br>營養分配時間 |
|---|---|---|
| 凌晨四點～<br>中午十二點 | 中午十二點～<br>晚上八點 | 晚上八點～<br>凌晨四點 |

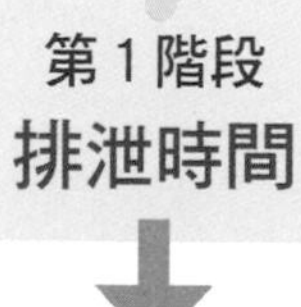
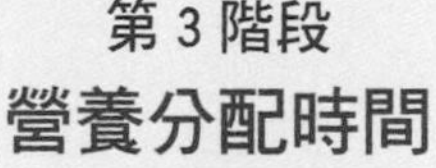

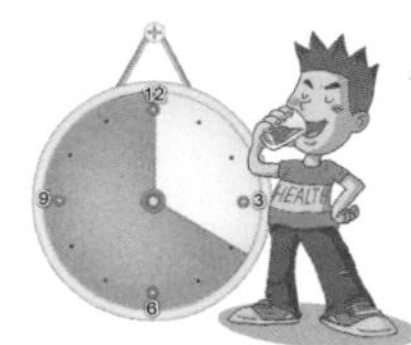
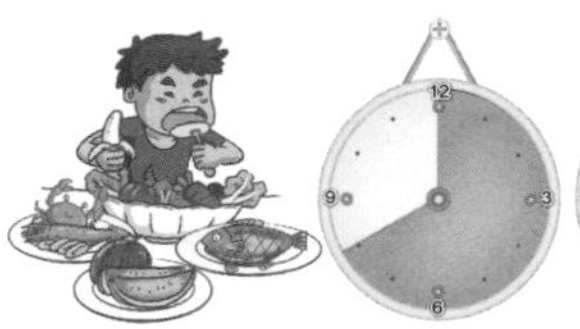
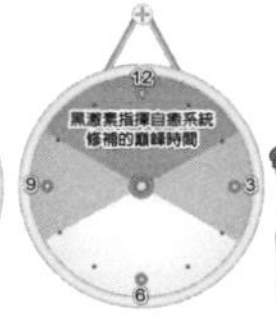
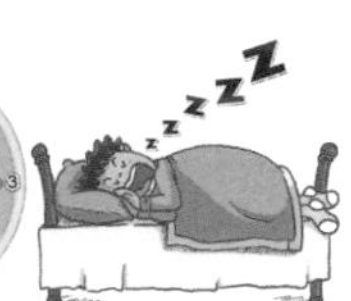

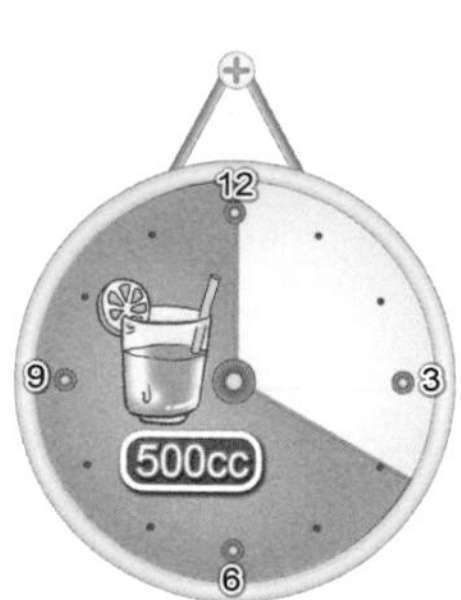


排泄時間
AM04:00 ～ AM12:00

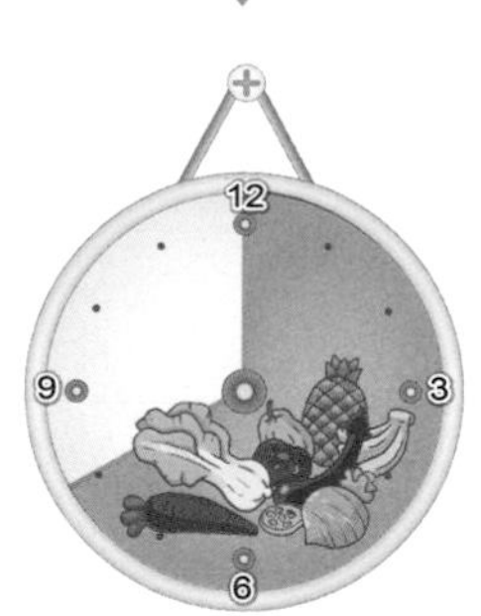

吸收營養時間
AM12:00 ～ PM08:00

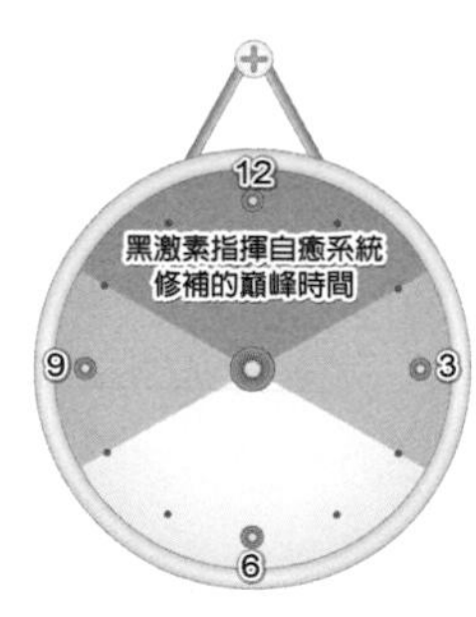


營養分配時間
PM08:00 ～ AM04:00

## 在對的時間，用對的方法吃對食物

想要有健康的身體，飲食就必須配合人體的生理時鐘三個階段。飲食能配合人體生理時鐘，在早餐時吃高纖維的蔬菜水果，午餐吃得營養豐富，晚餐則應早吃且不宜過飽，如此才是正確的飲食原則。

此外，還要特別注意在晚上**十點～凌晨二點為黑激素（Melatonin）**（註解❷）**指揮自癒系統修補的巔峰時間，因此在此階段最好是要進入熟睡狀態**。另外，晚上吃宵夜是最不健康的飲食方式，也建議應盡量避免。

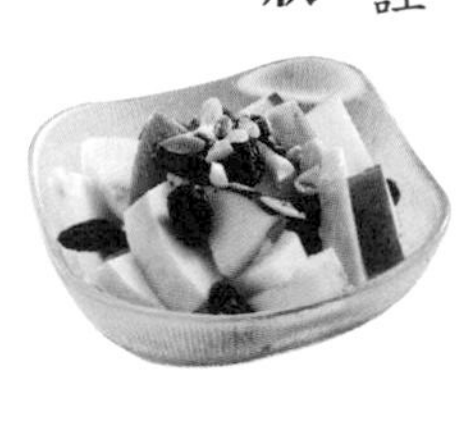

註解1

### 血清素

可增加睡意的神經傳訊介質，也就是為什麼我們吃飽後，睡意較濃的原因；血液中的碳水化合物，如葡萄糖可加速胺基酸之一的色胺從血液進入腦部，進而轉化為血清素。

註解2

### 黑激素

黑激素是腦部松果體所分泌的一種激素，在一九五八年首先從牛的松果體抽淬物中分離出來。一般將Melatonin譯成褪黑激素，這是錯的，因為這是天黑後才會產生的激素，所以**應該叫黑激素，而不是褪黑激素**。

目前已知它能促進睡眠、調節晝夜韻律、影響情緒、可以抗氧化、清除自由基，還可以促使T淋巴細胞合成，並放出細胞介質使身體免疫力增強，以及有抗癌作用。

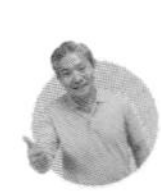



## 生理時鐘第一階段（凌晨四點～中午十二點）：多多攝取新鮮蔬果纖維

凌晨四點到中午十二點，是身體的排泄時間，同時也是早餐時間。建議早餐能多吃新鮮蔬菜水果，讓蔬果纖維來幫助消化器官和各細胞組織，排除體內多餘的毒素。

如果害怕蔬果纖維攝取不足，則**建議可以喝一大杯五百西西高纖蔬果汁**（註解❸），讓蔬果汁中的細碎纖維和植物生化素來動工，同樣也能幫助每個細胞排毒的效果，又能提供身體每個細胞豐富的營養。

另外值得一提的是，**我們每天食用三餐，最好也要能保持有三次排便量**，最好在十二點前就有二次排便，另外一次在下午或睡前都可（註解❹）。將大腸清除乾淨，而非把大腸變成累積廢物的垃圾廠或化糞池。

### 生理時鐘第一階段（凌晨四點～中午十二點）

**關鍵 1**

建議喝一大杯五百西西高纖蔬果汁。

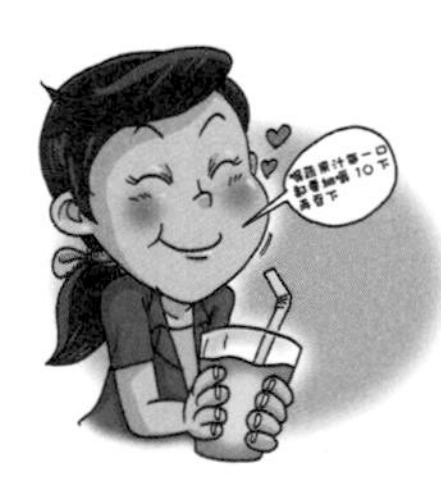

**關鍵 2**

我們每天食用三餐，最好也要能保持有三次排便量。

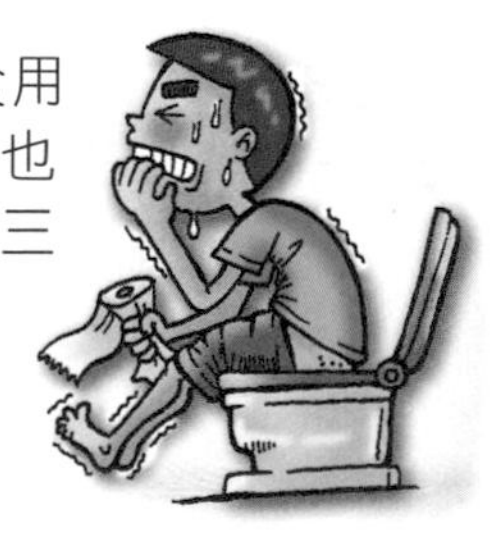

我們的**消化系統每天繁殖著無數兆的益菌與壞菌，累積在腸子內重達一點五到二公斤**；益菌附著在食道上的黏膜細胞上，不讓壞菌穿過黏膜細胞入侵身體，彼此相生相剋以保持平衡。

現代人一天都只維持一次排便，有人甚至好幾天才排一次便，而每次排便多為三天前的食物殘渣，**廢物在身體內停留的時間過長，回流的吸收將會污染血液，造成肝臟和腎臟負荷，長久下來就會導致大腸內長出息肉**，以及增加罹患腸癌的機率。

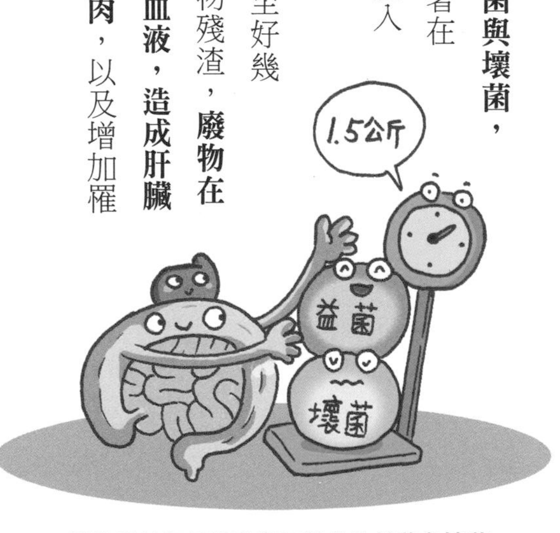


▲ **消化系統每天繁殖著無數兆的益菌與壞菌，累積在腸子內重達一點五到二公斤。**

註解3

### 高纖蔬果汁

蔬果汁建議使用有三匹馬力以上的果汁機來打，因為馬力夠強大，才能將**纖維打到比細胞還細小的程度，讓植物生化素足以釋放出來，**供應人體免疫和自癒系統糧食。

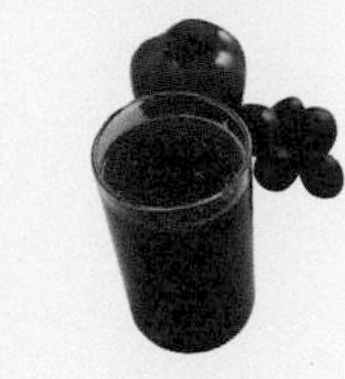

註解4

### 健康排便

為了能達到一天三次排便的次數，除了**多吃蔬果**，並**多喝水**之外，建議也可適量**服用纖維素**（纖維素在一般有機健康店都可以購買到，不需指定品牌，只要天然無味的即可。）

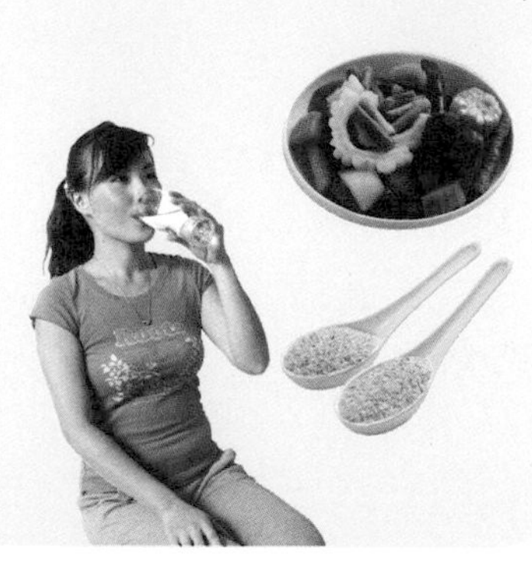

我曾經看過一位大腸長息肉的太太，因為不想開刀切除息肉，因此來找我。我請她脫掉左腳的鞋子和襪子，然後問她：「妳的排便狀況怎麼樣啊？」她嚇了一跳，不好意思的回答我說：「好得不得了，算是很正常也很準時，每個星期五九點鐘一到，就一定要去……」

我的天啊！每個星期才排一次大便，腸子內當然會長息肉！如果繼續這樣下去，恐怕就會得到腸癌！

於是我對她說：「每個人一天都一定要有三次排便，這樣才能徹底將大腸內的廢物清除，所以每天要多吃蔬菜水果，同時利用三匹馬力以上的強力蔬果機打蔬果汁來喝，一天最好能喝上四杯或更多。」

此外，我也建議她，不妨到有機店或健康食品店去購買一罐纖維粉，搭配食用。方法為將一大匙的纖維粉加入一杯水或蔬果汁裡面，再加一大匙的椰子油和一大匙的橄欖油（註解5），混合好後立刻喝下，一天飲用三次；同時維持每天喝六到八杯的水量，喝的時候記得要一口一口慢慢地喝，好讓一天務必能有三次排便才行。

▲椰子油

註解 5

## 橄欖油

油脂均由「飽和脂肪酸」、「單元不飽和脂肪酸」、「多元不飽和脂肪酸」構成。

飽和脂肪酸，多屬於長鏈脂肪酸，經由胃、膽汁分化成油酸後進入血管，容易造成血管阻塞，但其中椰子油雖然是飽和脂肪，但主要成分卻是中鏈長的三酸甘油脂，不會進入血管增加人體膽固醇，同時防治多種疾病，並能增強人體免疫系統。

橄欖油屬**單元不飽和脂肪酸**，富含維生素A、D、E、K、磷脂酸等成分，對心臟及血液循環系統有很大的幫助，能降低膽固醇及預防冠狀動脈、預防心臟病及減少動脈硬化的機率。

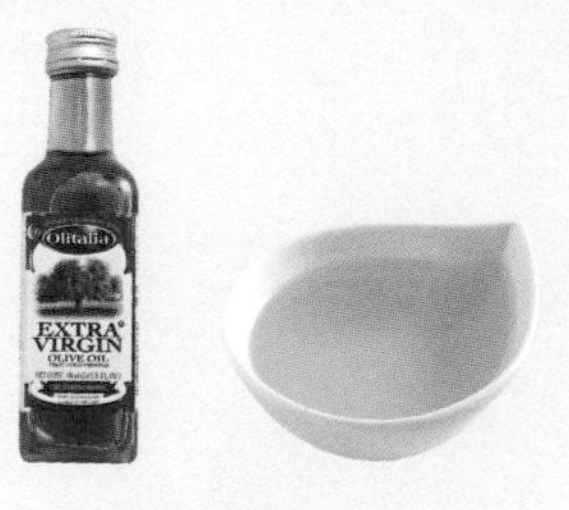


▲ 橄欖油

## 大腸息肉案例的飲食參考

1 纖維粉一大匙加入一杯水（或蔬果汁）。

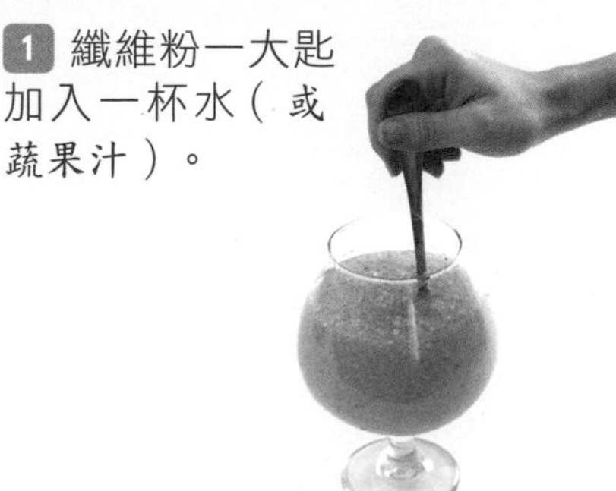

2 再加一大匙的椰子油和一大匙的橄欖油混合飲用（一天三次）。

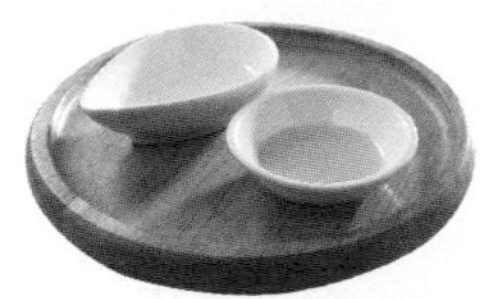

▲ 椰子油（1 大匙）＋橄欖油（1 大匙）

3 每天喝六到八杯的水量。

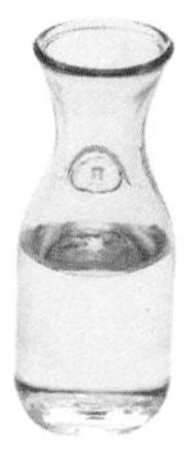

▲ 多喝水可以排除毒素。

如果照此方法做，還是沒有辦法達到三次排便，可以由一大匙的纖維粉增加到一大匙半或二大匙或三大匙的量，慢慢地累加至排便三次為止；此外，在早餐和晚餐前三十分鐘，應先服用三粒助生素（可在有機店或健康食品店購買，助生素內含多種優質的益菌），來增加大腸內的益菌數量。三到四個月後，再去檢查大腸息肉，應該有所改善。

果真過了三個多月後，這位太太致電給我說：「吳醫生，我又去做了大腸息肉檢查，醫生說大腸息肉不見了，現在不必開刀了，我真是太高興了！」

因為蔬果汁的纖維被三匹馬力以上的蔬果機打得很細碎，釋放出植物生化素可供應大腸內的免疫軍隊（淋巴細胞和巨噬細胞）將息肉吞食。

## 生理時鐘第一階段（促進排便、清毒、增強免疫力）

1 如果初期無法達到一天三次排便，那麼可以用纖維粉一大匙（可累積加量直至有排便三次為止）。

2 在早餐和晚餐前三十分鐘，應先服用三粒助生素。

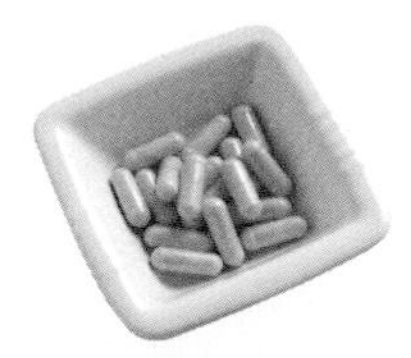

## 生理時鐘第二階段（中午十二點～晚上八點）：身體吸收營養時間

中午十二點到晚上八點，是身體吸收營養時間，同時也是午餐和晚餐的時間。很多人以為早餐是一天中最重要的一餐，這觀念其實並不正確，以身體的生理時鐘來說，午餐時間是身體吸收營養的時間，所以午餐才是一天中最重要的一餐。

### 午餐：一天中最重要的一餐

經過了早上的清腸、排毒時間，到了中午，細胞開始需要吸收充足的營養，**建議這段時間還是以吃大量的蔬菜、水果，和新鮮的調味香菜和香料為主，同時搭配些海鮮類**。

通常我會在吃午餐前一小時，先喝一杯蔬果汁，然後吃一大盤各種顏色的生菜沙拉，內容包括：胡蘿蔔絲、白蘿蔔絲、甜菜根絲、番茄切片或小顆番茄、少量的西洋芹切片、玉米粒、嫩菠菜葉、紫色包心菜絲、苜蓿芽或紅苜蓿芽以及微發芽的各種豆類。

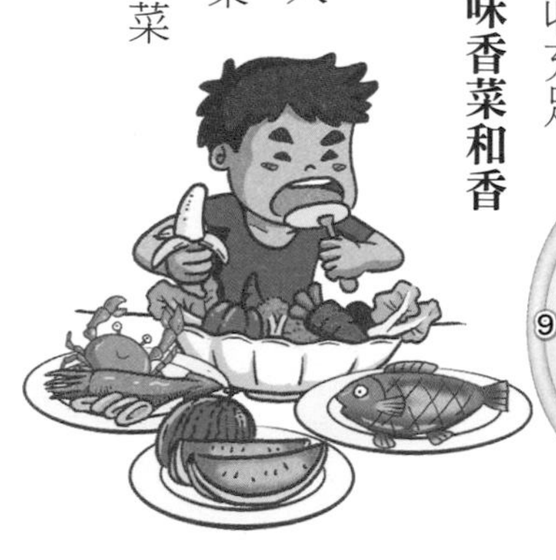

此外，我還會再加入一～二大匙的亞麻子粉、一～二大匙的芝麻粉、1/4小匙肉桂粉或小茴香粉或丁香粉，以及薑絲、蒜片、切碎的香菜、九層塔、少許切碎的薄荷葉或迷迭香，最後再加入一大匙橄欖油、一大匙椰子油，以及檸檬汁或有機醋，少許海鹽或醬油。**如果喜歡，還可再加入些藍莓、枸杞子和任何自己喜愛的莓果或水果切片**。

除了蔬菜水果，在蛋白質部分，不妨可加一～二條沙丁魚或一盎司（約三十克）蒸鮭魚或生鮭魚片（魚類生食一定要加芥末一起吃，以達到殺菌的作用），或一個全熟的水煮蛋。**相信這樣一份中餐的內容和份量，不僅能夠飽足且營養充足，很值得大家參考！**

值得一提的是，在海鮮的選擇上面，最好能以零污染為原則；以金屬含量來說，挑選深水魚好過淺水魚，龍蝦好過普通蝦子，例如：沙丁魚是所有深水魚中最好的一種，富含Omega-3和核糖核酸（RNA），雖然不鼓勵加工食品，但唯一例外的就是不含番茄的罐頭沙丁魚（**因為番茄會吸收罐頭金屬毒，所以不宜挑選內含番茄的沙丁魚罐頭**），所以有時不妨可挑選水煮沙丁魚罐頭，配合大量蔬菜水果來當做午餐。

番茄沙丁魚罐頭


可挑選水煮沙丁魚罐頭

| 生理時鐘第二階段（中午十二點～晚上八點） | |
|---|---|
| 1 | 建議午餐前一小時，先喝一杯蔬果汁。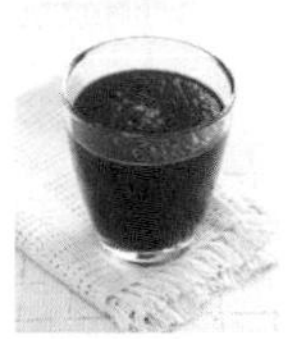 |
| 2 | 再吃一大盤各種顏色的生菜沙拉＋搭配以下的調味材料：<br>亞麻子粉、芝麻粉、肉桂粉、丁香粉、薑絲（或蒜片）、切碎香菜（或九層塔）、少許切碎的薄荷葉（或迷迭香）、橄欖油（或椰子油）、檸檬汁（或有機醋）、海鹽（或醬油）。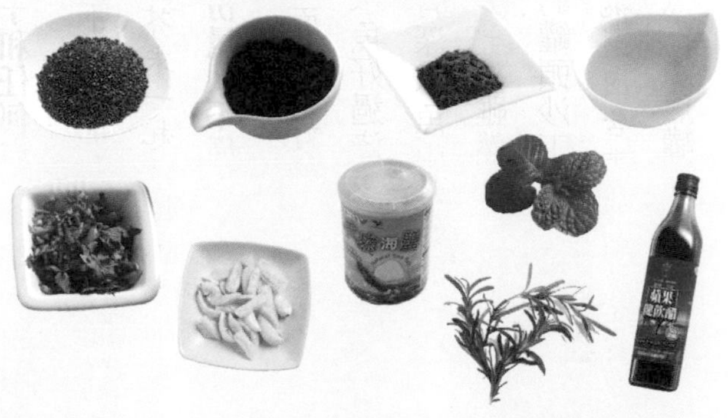 |
| 3 | 可以加上沙丁魚（或蒸鮭魚或生鮭魚片約30克）。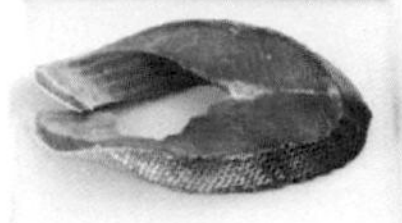 |
| 4 | 全熟的水煮蛋。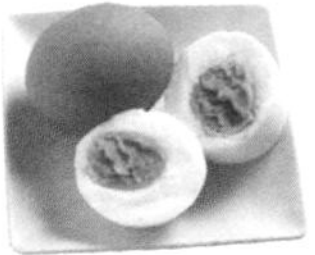 |

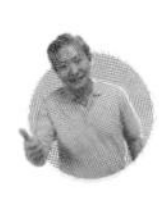



## 晚餐：盡量不要吃肉類

晚餐接近分配營養和修補的時間，因此盡量安排在晚上六點進食，最晚六點前能夠吃完。**晚餐前一小時，建議不妨先飲用一到二杯蔬果汁，接著吃一小盤加了薑、蒜蓉的生菜沙拉，及煮熟的五穀和微發芽的豆飯**；在烹煮食物時，應盡量避免煎、炸、炒、烤等方式。

晚上請盡量不要吃肉類，因為肉類的胺基酸會影響睡眠，且所吃的五穀米和豆類，都已含有很高份量的色胺基酸（Tryptophan），有加速睡眠功效，如果又吃了肉類，反會相互干擾。

## 生理時鐘第三階段（晚上八點～凌晨四點）：身體修護及營養分配時間

晚上八點到凌晨四點，肝臟經過吸收、儲存營養，開始分配營養到各器官，並將各器官一天消耗的能量平衡回來；**尤其是晚上十點到凌晨二點**為免疫和自癒系統修補時間，可說是**黃金睡眠時間，也是黑激素指揮免疫和自癒系統修補的巔峰時間**。

最重要的是，如果我們的三餐吃了足夠的植物生化素，也就提供免疫系統充分的糧餉，可以開始每日的作戰，同時也提供自癒系統，可以天天來修補。要知道，**植物生化**

**素也是開啟細胞排毒第一和第二階段的鑰匙**，使細胞內在的新陳代謝功能正常，確保免疫系統工作的健全、完整，使我們能保持青春體態。

所以如果沒有補充足夠的植物生化素，就算每天多早睡覺也沒有用，因為免疫系統和自癒系統絕無法發揮它們全面的功能。

## 睡眠休息時，最好關掉房間內的燈光

免疫系統會在每天晚上十點到凌晨二點，在全身上下進行修補，及排除病毒的工作，同時免疫系統和自癒系統也在這時候充電讓能量加倍，好執行任務打敗敵人和修補創傷。

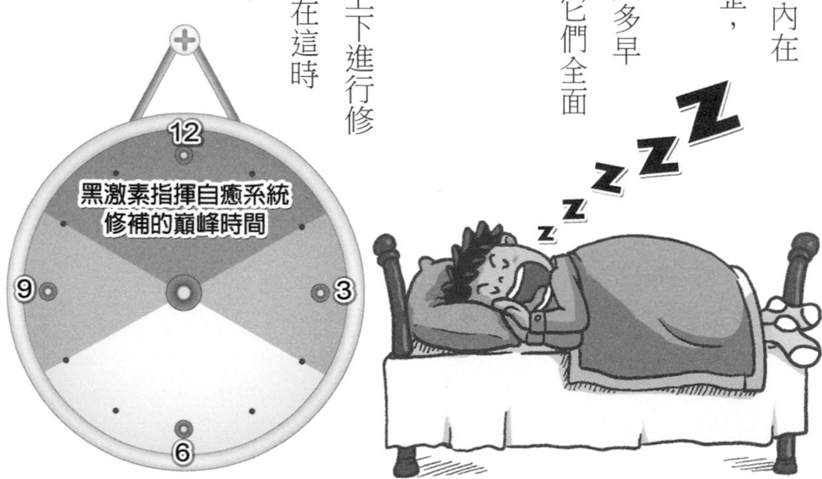

在修補時間內（**註解❻**），人的眼睛要閉起來，要完全靜止，且房間內要保持黑暗，不能有光；所以當自癒系統進行修補時，最好熄掉房間內的燈，並閉起眼睛睡覺才行。

在美國，曾有人做了一次實驗，當一個人在晚上十點到凌晨二點的時間內，完全睡著了，房間的燈卻開的亮晃晃地，經過醫療儀器的檢測，自癒系統修補的工作幾乎等於零，而免疫系統的工作也下降至最低點。

所以說我們想要消除疲勞，得到身體的健康，千萬不可支用身體的修補時間；只要過了十點到凌晨二點還沒熟睡，就算睡眠的時間再長，得到的修補和修復也只有一點點，被破壞的細胞還是無法被修補回來，而入侵的敵人也有機會在身體內紮根。

註解 6

## 修補時間

嬰兒及小孩，最好在睡覺時能幫他們戴上帽子（最好請父母選用認為沒有危險性、較有安全保障的帽子為佳），**戴帽子的作用**，不是用來保暖，而**是保持松果體的陰暗，提早嬰兒及小孩免疫系統的修補時間**。

## 生理時鐘第三階段（晚上八點～凌晨四點）

1 黃金睡眠時間（晚上十點到凌晨二點）是黑激素指揮免疫和自癒系統修補的巔峰時間，此時要進入熟睡狀態。

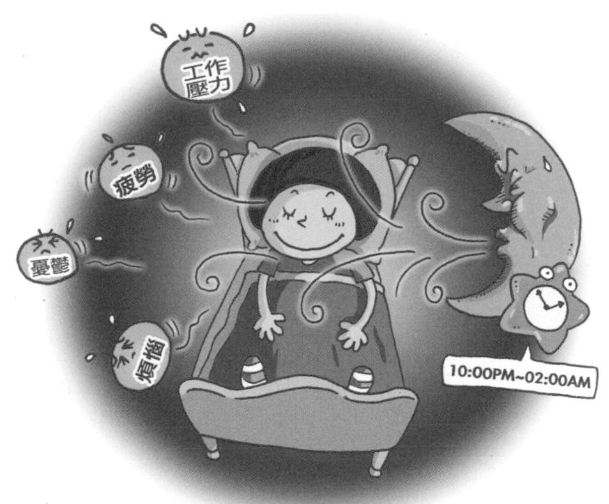


2 進入睡眠休息時，必須關掉房間內的燈光，保持黑暗。

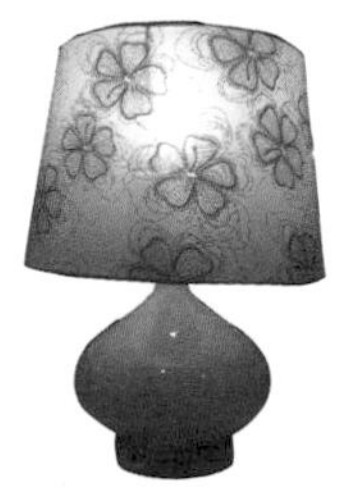

3 身體免疫系統的修補，則是靠百會穴下方的松果體分泌出的黑激素。

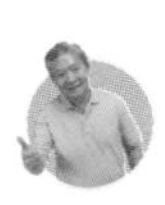



# 你的血型決定你吃什麼最健康

我們已經說過，要有強壯完美的免疫和自癒系統，要供應齊全均衡的碳水化合物、蛋白質、胺基酸、脂肪、基本油酸、酶素、維生素、礦物質、微量元素及植物生化素等。但每種營養素或多或少，也會影響免疫和自癒系統的運作，有些人需要多些蛋白質，有些人卻是需要少點蛋白質，才能讓身體保持健康。

舉例來說，某人的身體需要很多蛋白質和少量的脂肪，但他的觀念卻認為：要擁有健康，就要營養均衡，什麼食物都要吃，所以便可能吃進去了均衡同量的蛋白質和脂肪；而由於身體沒有足夠的蛋白質，就絕不會製造出適量的免疫細胞，且過多的脂肪反而讓免疫細胞的運行變得緩慢。

所以某種營養過多可能對某些人的健康有幫助，但相對的卻影響了另一些人的健康；也就是說，每個人都有他個別的營養需求，不能一概而論！所謂**均衡的營養，是根據每個人身體的需要，而不是每個人都要吃同量的營養**。

我為什麼會如此說呢？這其實跟血型有關，因為要擁有真正的健康，有強壯的免疫和自癒系統，我們就必須吃自己血型所需要的營養，才不會影響免疫和自癒系統的運作和我們的健康。

血型來自食物的遺傳和遺傳因子，與人體的免疫和自癒系統可說息息相關。根據醫學統計證實，血型和疾病間，有著密不可分的關聯。嬰孩在成為受精卵的那一剎間已定下血型，一般是遺傳自父親或母親的血型（如A型、O型和B型），或是父母的合體血型（如AB型）。如果父是A、母是B，孩子可能是A或B或AB，都屬常規，但我的經驗，發覺孩子也有可能是O。

**血型不僅影響我們的性格，也決定我們吃什麼才健康，吃錯了就可能生病；所以要有健康的身體、強壯的免疫以及自癒系統，就要吃對適合自己血型的食物。**

相信上面的說明，已經讓大家對飲食和血型間的關聯性，有了初步的認識；以下我將會根據A型、O型、B型及AB型四種血型的人，他們容易罹患的疾病與癌症做一舉述，也提出一個案例做說明，並且在飲食方面提出適當的建議，提供給大家參考。

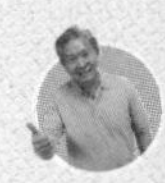



## 有此一說

| | |
|---|---|
| **A 血型** | 根據聖經上說，神創造了人類的第一位亞當（Adam）後，就對他說：「地面上有種子的花、草、蔬菜和樹上有種子的水果都是你的食物。」可以猜想出人類始祖的飲食以素食維生，是屬於吃蔬果的血型。<br><br>**A 型血型**：屬於偏鹼性的身體，性格保守、穩重、懂得節制。 |
| **O 血型** | 而在一次的大水患後（中國也有大禹治水的記載），人類無法吃到蔬果，只能在高山上打獵和採集，肉類使血液過酸，為了適應新的身體環境，人類由 A 型轉變為 O 型，是屬於吃肉的血型。<br><br>**O 型血型**：身體較酸性，性格比較粗暴、豪爽、易怒和好動。 |
| **B 血型** | 大水退後，人類將被馴服的野獸帶下山飼養在草原上，人類也開始耕種五穀，懂得交換貨物，懂得做生意（Business），而有機會吃到各式各樣的食物，因此食物較均衡，人類的血型又轉變為 B 型。<br><br>**B 型血型**：個性較中和，性格隨和，人緣好，外交好。 |
| **AB 血型** | 因為人類貿易往來，A、O、B 血型開始通婚，帶來了 AB 血型。AB 血型很不穩定，隨時會在下一代轉回 A 或 B 或 O。<br><br>**AB 型血型**：性格不穩定，有時穩重有時易怒，有時隨和，但很自我中心。 |

## A型血型：避免食用奶製品和肉類

A型血型的人經醫學統計較容易罹患的疾病，包括葡萄球菌化膿感染、沙門氏菌病、結核病、白喉、痢疾、流行性感冒、動脈粥樣硬化、風濕病、心肌梗塞、癲癇、慢性酒精中毒等疾病。

根據研究證實，A型血型與某些消化道癌症，例如：舌癌、胃癌、食道癌等也有著密切關係，**尤其是胃癌罹患率，A型血型的人明顯居多，且病變多發生在胃竇部。**

### A型血型的飲食建議

| 飲食分配的黃金比例 | 55%蔬菜<br>＋<br>20%五穀、豆類、堅果<br>＋<br>20%水果<br>＋<br>5%蛋、海鮮 |
| --- | --- |

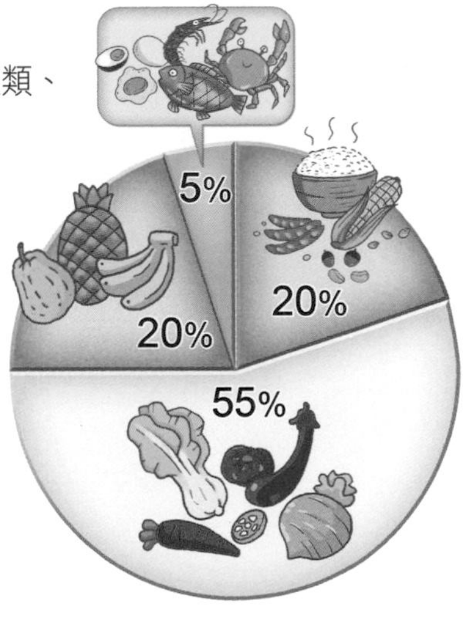

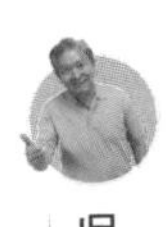



## 飲食注意事項

A型血型的人應該盡量避免食用奶類製品，以及減少透過煎、炸、炒、烤等方式烹煮的食品，如果天天吃大魚大肉，當然會導致消化不良，妨礙器官正常運作，還容易罹患血管栓塞、心臟病、腦瘤、中風、便祕、皮膚病與癌症。

A型血型的人飲食比例，建議採取百分之五十五的各式蔬菜；百分之二十的水果；百分之二十的五穀類、豆類、堅果類（豆類需待其發芽後再食用較好）；百分之五的蛋與海鮮（當日若吃了蛋，就應該避免再吃海鮮，反之亦然）。

## 運動注意事項

除了飲食之外，A型血型的人也不適合做劇烈運動，建議可選擇瑜伽、氣功、太極等運動，常常靜坐、祈禱、冥想，使心靜氣和，藉此來保健身心。

**特別注意：**A型血型的人，如有上腹痛、飽脹不適、消瘦、食慾減退、嘔吐、便血等症狀，建議應即早就醫診治，也要徹底改變飲食食譜。

## A型案例

記得有一年我到歐洲比利時演講，會後有一位講法語的比利時人來找我，他一坐下來就對我抱怨：「你好，吳醫生！我開了一間武術館，教少林拳法、刀法、槍法及太極拳。我平常很注重健康，所以天天都維持吃牛排，喝一杯牛奶還有奶酪，也會將奶油塗在全麥麵包上一塊吃，同時不忘記吃蔬菜水果，每天飲用一小杯紅酒和八杯礦泉水，我不吃煎、炸的食物，也不吃冰淇淋，我一向自認在運動和食物攝取上都很健康，但卻了兩次心臟手術，現在必須天天口服心臟藥物和膽固醇藥。請問為什麼會這樣呢？」

於是我請他脫掉左腳的鞋子和襪子，然後對他說：「這和你的血型有關係！你是不是A型的人呢？」他點了點頭。

我看他非常吃驚又疑惑的樣子，便進一步解釋給他聽：「飲食和血型其實關係重大！首先，A型的人不能吃有肉類和奶類的食物，你卻天天這樣吃；其次，A型的人不能喝含有酒精成分的飲料，你卻天天喝一小杯紅酒；還有A型的人也不能做劇烈運動，你卻天天練少林刀槍，這些都是錯誤的。你的身體之所以會生病，就是身體不需要的東西，你卻天天吃；身體需要的東西，你又不吃或吃不夠，於是便生病了，原因就是這麼簡單！」

聽完了我的解釋，他仍然不太相信，於是我又說：「我知道你是注意健康的人，而且教武術就應該更健康才對。然而每天耍刀弄槍有什麼用呢？如果還是不能避免生重病，練來做什麼？希望你願意照著我的建議，徹底執行三到四個月，相信就會有奇蹟出現，可能到時，你的醫生也會建議你停止服藥。」

我又非常仔細地叮嚀他，要他去買一台三匹馬力強大的蔬果機，並根據下列食譜，天天打蔬果汁來飲用。

❖**蔬果汁材料**：用番茄二個、奇異果適量（或任何自己喜歡的水果）、胡蘿蔔一根、中型甜菜根一個、西洋芹二根、玉米一根、薑數片、朝天椒一根（怕辣的人可以不加）、蒜頭一瓣、香菜四枝、巴西利四枝、亞麻子二大匙、芝麻（黑、白皆可）二大匙、卵磷脂三小匙、蜂花粉二小匙、海鹽二分之一小匙、綠藻二十粒、輔酵素$Q_{10}$三粒、蒸餾水或活性水二杯。

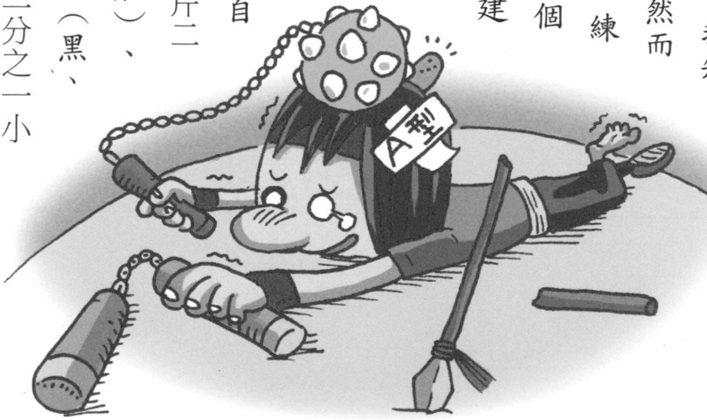

▲A型血型的人不適合做劇烈運動。

然後把所有材料清洗後，分切成塊，將除了卵磷脂外的材料，放進蔬果機內，攪打成濃度如漿糊般的蔬果汁後，再放進卵磷脂，低速打十秒，即可一天三餐飲用。

至於三餐的飲食內容和方式，我也一一告訴他，請他務必記下來，並且照做。

**早餐**：二杯蔬果汁。

**午餐**：把蔬果汁的材料，做成一大盤沙拉，並加入少許的醋和檸檬汁、一大匙橄欖油和一大匙椰子油，也可以加入二條水煮沙丁魚，或一盎司的清蒸鮭魚或一個全熟的水煮蛋。不過魚和蛋不能同時吃，只能選擇一樣，避免過多的動物性蛋白質。

**晚餐**：把蔬果汁的材料減少些，做成一小盤沙拉，不要魚和雞蛋；吃完沙拉後，可以用發芽的豆類，加一手把糙米，加六至七瓣蒜頭和一小塊薑，煮成糙米飯來吃。

過了三到四個月，有一天我接到一通越洋電話，電話那頭傳來異常欣喜的聲音說：「吳醫生，你還記得我嗎？我是比利時的馬可，我半信半疑的照著你的食譜吃了三、四個月，胸部的疼痛竟然不見了，膽固醇也下降到一九五，現在我的醫生真的如你所預料，建議我停藥；而且我現在只教太極拳，放棄那些刀劍武術，不僅身體變健康了，精神也變得非常好！我會繼續吃你教的食譜……。」

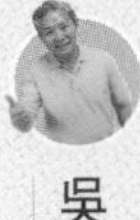

## A型健康飲食參考

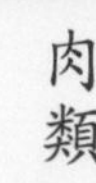
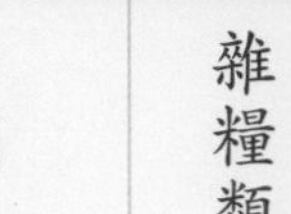
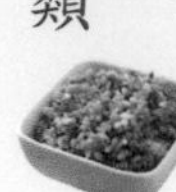
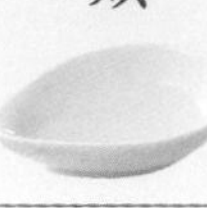
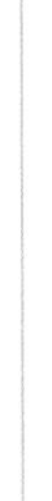
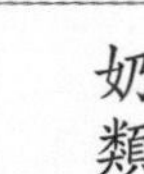
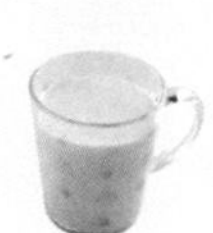

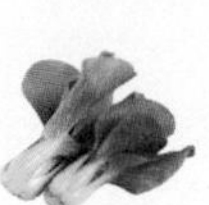
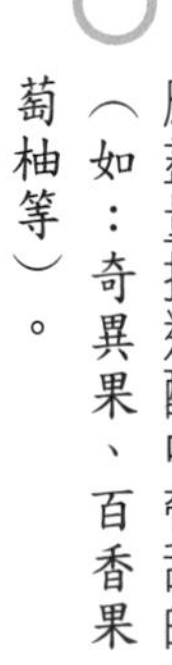
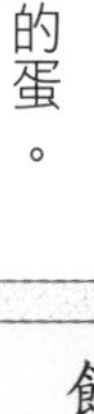
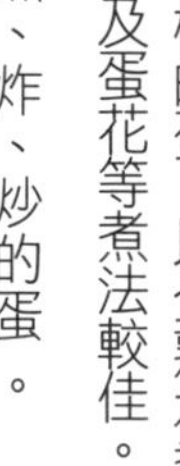
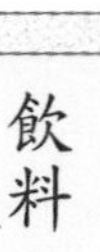
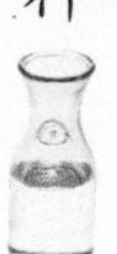
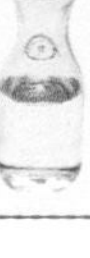
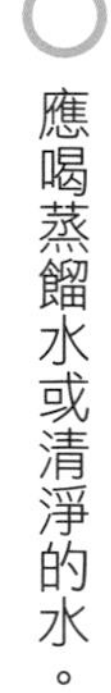

| 類別 | ○ | ✕ |
|---|---|---|
| 油脂類 | 最好選用初榨橄欖油和椰子油，添加在生菜沙拉中。 | |
| 五穀雜糧類 | 要吃天然、整體（未經加工只去殼的）的蕎麥或糙米。 | |
| 肉類 | 每星期只能吃一次少量的肉（肉的種類沒有限制），清蒸或水煮都可以。 | |
| 海鮮類 | 每星期可以吃兩次魚。 | 避免吃蝦子、螃蟹及貝類。 |
| 蛋類 | 最好吃有機的蛋。以全熟水煮蛋、蒸蛋及蛋花等煮法較佳。 | 避免吃煎、炸、炒的蛋。 |

| 類別 | ○ | ✕ |
|---|---|---|
| 奶類 | 可以喝堅果奶或豆漿。 | 避免一切的牛乳製品 |
| 豆類 | 可以吃各種發芽的豆類，也可以吃四季豆之類的豆類。 | |
| 蔬菜 | 要大量的吃各種顏色的蔬菜。 | |
| 堅果類 | 每天宜吃半杯不同種類的生核桃、南瓜子、杏仁、葵花子等。 | |
| 水果類 | 應盡量挑選酸中帶甜的水果（如：奇異果、百香果、葡萄柚等）。 | |
| 飲料 | 應喝蒸餾水或清淨的水。 | |

附註一

◎**五穀**是指「稻（指稻米、糙米）、黍（指黃米或玉米）、稷（指小米）、麥（指小麥、大麥、蕎麥、燕麥等）、菽（指一般的豆類，像是紅豆、綠豆、大豆等豆類）」。雜糧指的是除了水稻、小麥以外的雜食，例如南瓜子、核桃、薏仁等。

◎五穀雜糧的構造可分成四部分：穀皮、胚芽、糊粉層以及內胚芽。**穀皮**的主要成分為纖維質，適度的纖維素可保持腸道蠕動，避免便祕和大腸癌等疾病。**胚芽**所含的營養素種類頗多（如維生素B群、維生素E、蛋白質）。至於所謂**米糠**是穀皮、胚芽及糊粉層的混合物，它所含脂質多為不飽和脂肪酸。

◎李時珍在《本草綱目》說穀有三十三種，豆有十四種，總計四十七種。五穀養病、強身；稻米益氣；小麥養心；大麥回乳；蕎麥降壓；燕麥淨腸；高粱健胃；小米美白；黑米益壽；黑豆烏髮。所以可多食。

附註二

◎各種豆類在煮之前最好先泡水，像孵綠豆芽一般讓其發芽，以免吃了之後引起脹氣、風濕痛或關節炎。

◎豆類泡水後會膨脹，使酵素活性化，蛋白質也會轉變成活胺基酸，澱粉變成單醣，維生素增加數倍，所以豆類發芽後生食，不但營養豐富、容易消化，同時能量也最高。

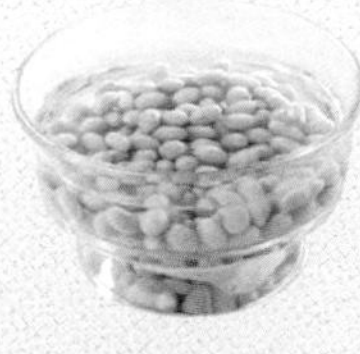

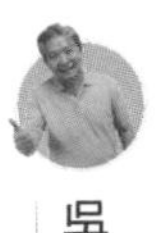



## O型血型：不建議長期吃素

O型血型的人統計較容易罹患的疾病，包括胃潰瘍和十二指腸疾病、肝硬化、膽囊炎、闌尾炎、支氣管哮喘、膿腫等疾病。O型血型的人平常較不易生病，而且平均壽命也明顯較其他血型的人長壽。

**飲食注意事項**

在飲食方面，O型血型的人平常都需吃少量肉類，如果長期吃全素，身體沒有辦法吸收到免疫和自癒系統所需要的完整營養，反而容易生病。

O型血型的人的飲食比例，建議採取百分之七十五的各式蔬菜；百分之十的水果；百分之十的肉類、海鮮以及少量羊奶（非牛奶），還有百分之五的堅果種子和五穀堅果。

**運動注意事項**

至於運動方面，建議選擇適合個人喜好的劇烈運動，以達到有氧效果，像是踢足球、快走、百米短跑等。

## O型血型的飲食建議

<table>
<tr><td>飲食分配的黃金比例</td><td>75%蔬菜<br>＋<br>10%水果<br>＋<br>10%肉類、海鮮、羊奶<br>＋<br>5%五穀堅果<br>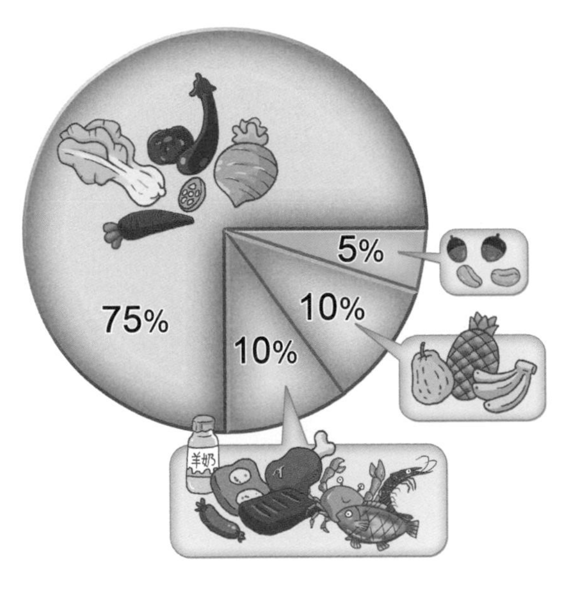</td></tr>
</table>

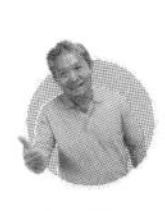



## O型案例

我曾經到法國演講時，遇到一位台灣來的高僧，信眾帶他來找我健康諮詢。這位面容慈祥的師父告訴我，他常感覺心神疲倦。

於是我請他脫下左腳的鞋子和襪子，然後對他說：「你的血壓是不是偏低？」他面露讚嘆地說：「是的，你好厲害！一看就能知道。」

我接著又問他：「師父的血型是O型嗎？」

他更顯驚訝：「怎麼你連血型也看得出來？對，我的血型是O型沒錯。」

然後我告訴他說：「師父之所以經常感覺疲倦，那是因為你身體所需要的食物，你沒有供應給它；而你身體不需要的食物，你卻天天吃，這樣自然就會生病，身體沒有元氣就跟著疲倦起來。」

其實O型的人需要吃肉類，不管是牛、羊、豬、雞或雞蛋都可以，但是因為宗教慈悲為懷的原因，出家人並不吃肉類，恰巧這位吃素的師父是O型的人，加上素食烹調不當而過於油膩，O型的人也不能吃，卻偏偏得天天吃煎、炸、炒的食物。

另外，O型的人也不能喝牛奶或吃乳製品，而這位師父卻天天喝牛奶；還有O型的人，每天要能做些劇烈運動，然而出家人大部分的時間都是坐著不動地誦經或靜坐，造成血液循環不好，身體自然會感覺疲倦不堪！經過我的說明和建議，一星期後我和這位師父又見面，他馬上雙手合掌表達對我的感謝，並說他已感覺好多了。

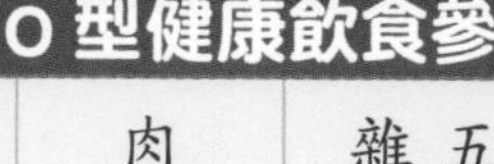

## O型健康飲食參考

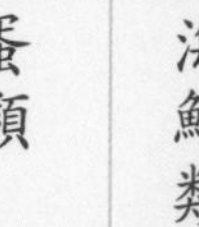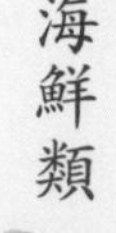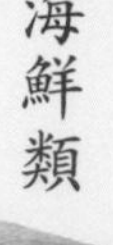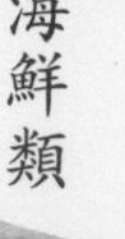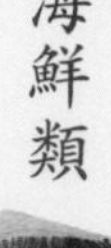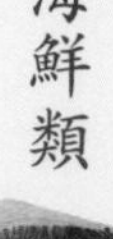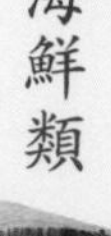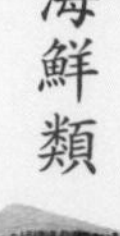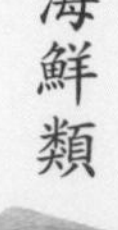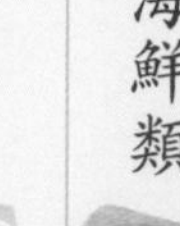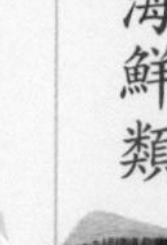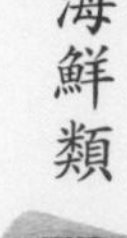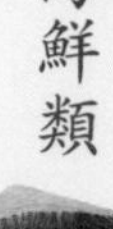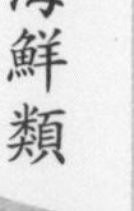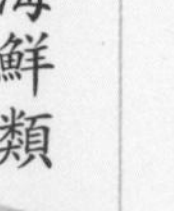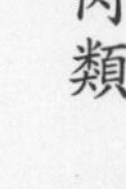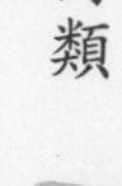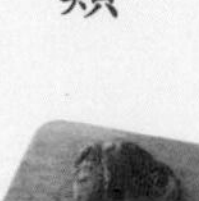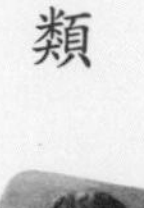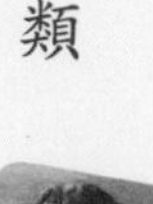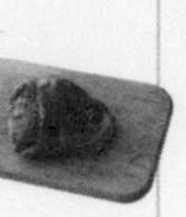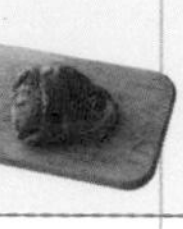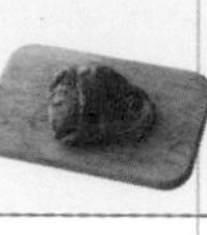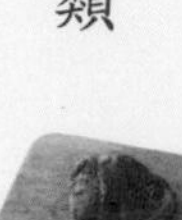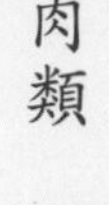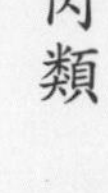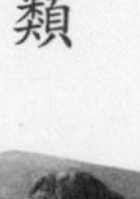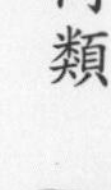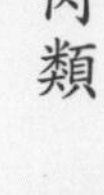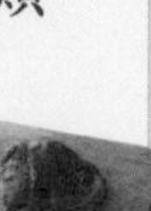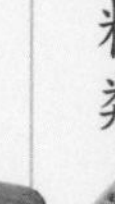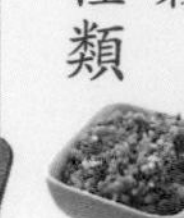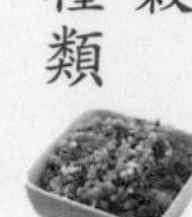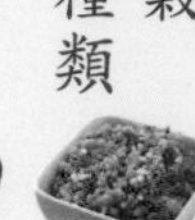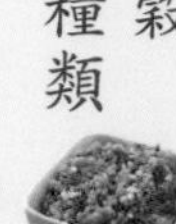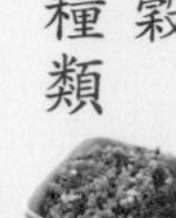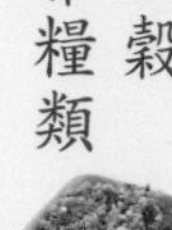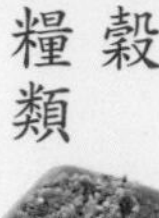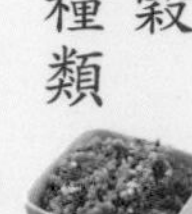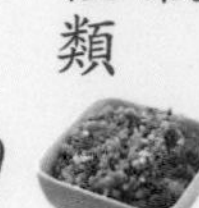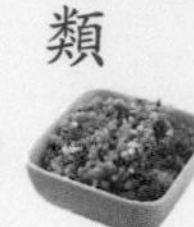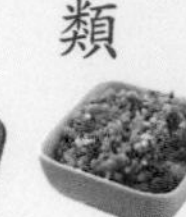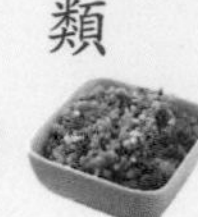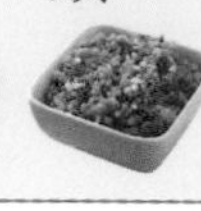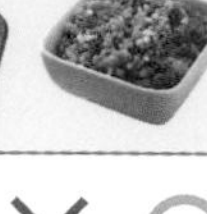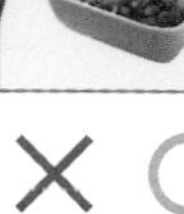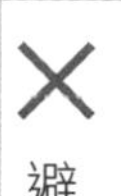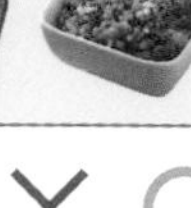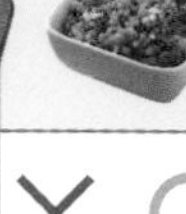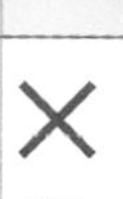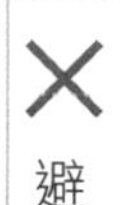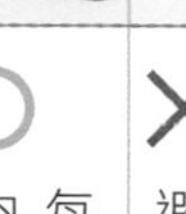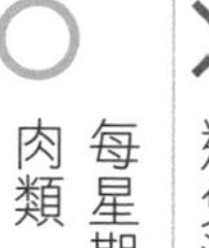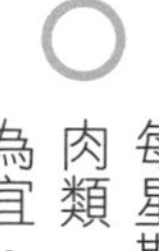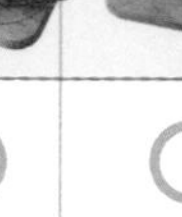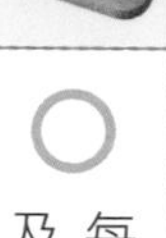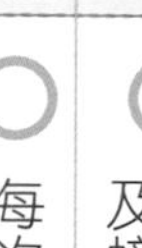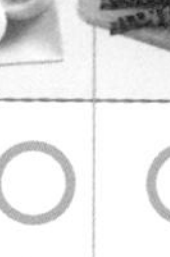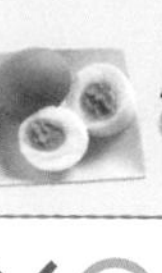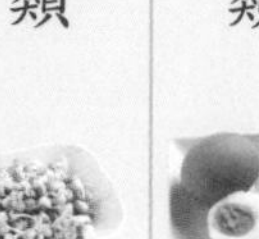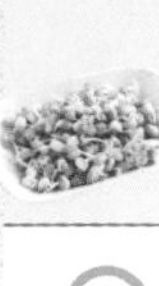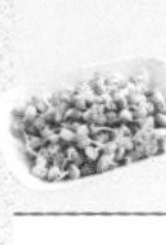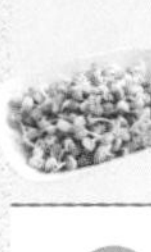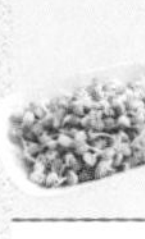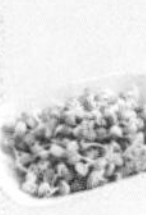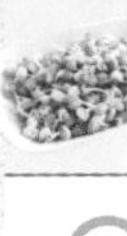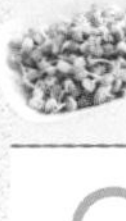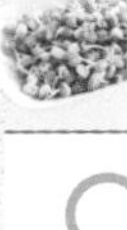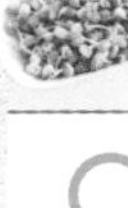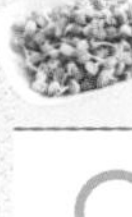

| 油脂類 | 五穀雜糧類 | 肉類 | 海鮮類 | 蛋類 | 豆類 |
|---|---|---|---|---|---|
|  | | | | | |
| ○ 少量。最好挑選有Omega的油，如橄欖油、亞麻仁油、椰子油、南瓜子油。<br>○ 每用掉一罐食用油，請替換不同的好油，幫助攝取人體不能合成的必須脂肪酸。 | ○ 任何種類的五穀雜糧都可以，要用蒸或煮的方式。<br>✕ 避免油炒。 | ○ 每星期可吃三次全瘦的各種肉類，份量以不超過六十克為宜。 | ○ 每星期可吃三次的魚、蝦子及螃蟹。 | ○ 每次限吃一顆有機雞蛋。<br>✕ 每星期不要吃超過兩次蛋。 | ○ 可以吃發芽的各種豆類。 |

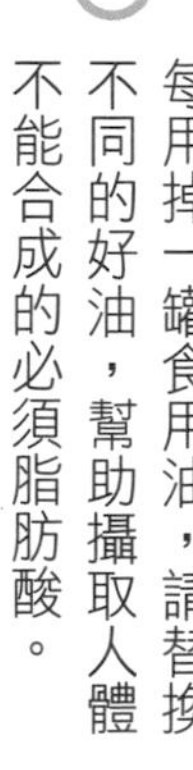

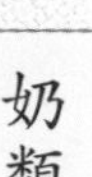

| 奶類 | 蔬菜 | 堅果類 | 水果類 | 飲料 |
|---|---|---|---|---|
| 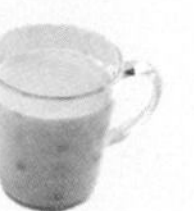 | | | | |
| ✕ 不適合喝牛奶，所以要避免一切牛奶類食物。<br>○ 每星期可喝一次羊奶（一次的份量為一百二十毫升）。<br>○ 建議可以喝堅果奶，如杏仁打的奶、核桃打的奶或各類堅果打的奶，還有豆漿。 | ○ 可以吃各種顏色的蔬菜，並要大量攝食。 | ○ 可以每天吃，吃的種類愈多愈好，每次不宜超過半杯。<br>✕ 不建議吃腰果、花生。<br>○ 可以多吃杏仁、南瓜子、核桃、松子（生的）。 | ○ 應盡量挑選酸中帶甜的水果（如：奇異果、百香果、葡萄柚等）。 | ○ 應喝蒸餾水或清淨的水。 |

附註一

◎最新的科學研究發現，多元不飽和脂肪酸可分成 Omega-3 多元不飽和脂肪酸，和 Omega-6 多元不飽和脂肪酸，以上二者脂肪酸是必須脂肪酸，人體不能合成，必須從食物中攝取；且只有 Omega-3 多元不飽和脂肪酸含量高的食用油，才能改善細胞攜氧能力、軟化血管及降低血液黏滯度。Omega-3 多元不飽和多含於亞麻子、核桃、南瓜子；Omega-6 多元不飽和脂肪酸多含於玉米、葡萄籽及大多數的堅果中。

附註二

◎不肖業者對動物施打荷爾蒙使其快速生長、防止生病，加上每天吃的飼料加了防腐劑，所以如果不選吃有機雞蛋、有機肉類，容易不小心吃進對身體有害的東西。

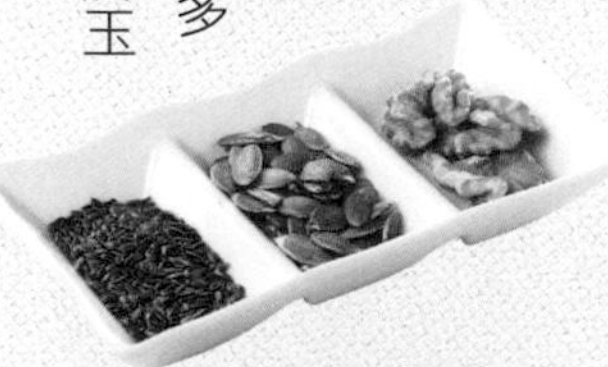

▲ Omega-3 多元不飽和多含於亞麻子、核桃、南瓜子。

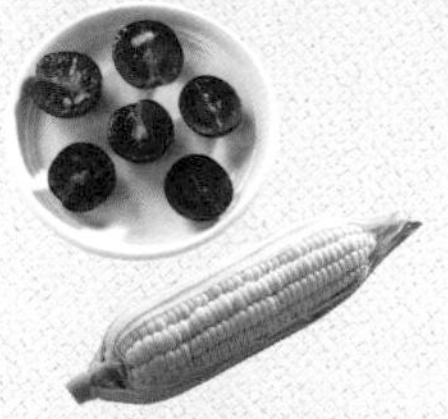

▲ Omega-6 多元不飽和脂肪酸多含於玉米、葡萄籽及大多數的堅果中。

## B型血型：不適合吃雞肉

B型的人統計較容易罹患的疾病，包括痢疾、流行性感冒、多發性硬化症（MS）、紅斑性狼瘡（Lupus）、骨病、泌尿、生殖系統、關節炎、結核病、口腔癌、乳腺癌等疾病。此外，B型的人罹患白血病的比例也普遍高於其他血型的人。

**飲食注意事項**

B型的人飲食比例，建議採取百分之五十五的各式蔬菜；百分之十的水果；百分之十五根莖類蔬菜；百分之十堅果雜糧；百分之十的蛋類和羊奶類及其製品。

**運動注意事項**

在運動方面，建議採取中度運動，例如每天快步走三十分鐘，就很不錯。

### B型血型的飲食建議

| 飲食分配的黃金比例 | 55%蔬果<br>+<br>10%水果<br>+<br>15%根莖類<br>+<br>10%堅果雜糧<br>+<br>10%蛋與羊奶 |
|---|---|

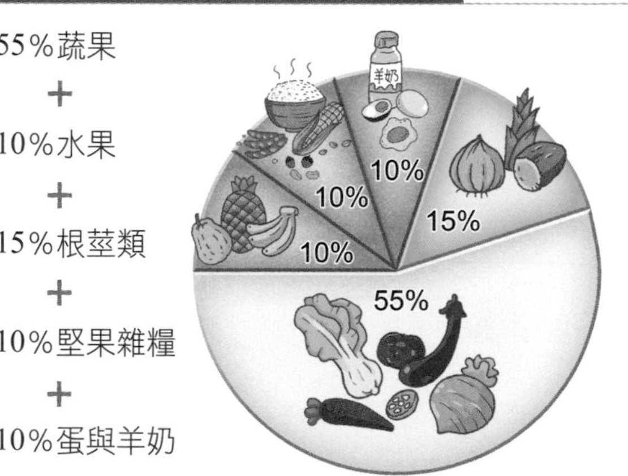

## B型案例

記得我在泰國演講的會後，有位坐輪椅得了多發性硬化症（Multiple Sclerosis，簡稱MS）的女子來找我。據她說：二十歲時走路經常會跌倒，醫生診斷後判定得了多發性硬化症，並說這個病只能用藥物暫時控制，不可能治好，請她要有心理準備，發病到了一定程度，就要靠坐輪椅才能行動。

她痛苦的向我說：「吳醫生，我真的不想坐輪椅，我想要過著正常的生活；希望你能教導我如何從飲食中獲得新生，讓我能重新站起來走路！」

看著她殷切的面容，我請她脫掉左腳的鞋子，一看就對她說：「妳知道妳的血型嗎？」她回答：「知道，是B型。」

我說：「難怪妳會得這種病，B型的人是不能喝或吃任何牛奶類的食物，而妳卻天天喝牛奶、吃奶酪，還有冰淇淋或奶油做的食物，加上妳一定常喜歡吃炸雞、烤牛肉，這些都是妳不應該吃的。」

我建議妳以後要完全避免一切煎、炸、炒方式所烹煮的食物，把牛奶和奶製品停掉，同時也暫時不要吃任何粉類製作的食物，像是麵條、麵包、餅乾、甜點及汽水等；還有

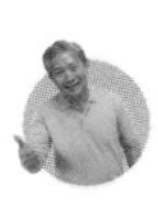



妳一定要去買一台具有三匹馬力以上的蔬果機，來協助妳的飲食。

除此之外，我也告知她一個方便的蔬果汁食譜，希望她能徹底遵行。

❖ **蔬果汁**：材料用番茄二個、鳳梨或奇異果適量（**或任何莓類**）、胡蘿蔔一根、中型甜菜根一個、西洋芹二根、蘆筍四支、二分之一杯老椰子肉或椰奶四大匙、薑一小段、朝天椒一粒（**怕辣的人可以不加**）、蒜頭一瓣、香菜四枝、巴西利四枝、黑胡椒五粒、印度薑母粉（**薑黃粉**）一小匙、迷迭香少許、亞麻子二大匙、芝麻（**黑、白皆可**）二大匙、卵磷脂三小匙、蜂花粉三小匙、海鹽水一小匙、蒸餾水或活性水二杯。

然後把所有材料清洗後，分切成小塊，將除了卵磷脂外的材料，放進蔬果機內，攪打成濃度如漿糊般的蔬果汁後，再放進卵磷脂，低速打十秒，即可作為一天三餐飲用。每次喝一杯，一天可喝六杯。除了天天喝蔬果汁，我還要求她要保持天天有三次排便，如果沒有的話，則可以添加一些纖維粉在蔬果汁裡面，一同飲用。

當然我也不忘鼓勵她：「這是一種必須長期抗戰的疾病，因此妳千萬不能灰心，要持續努力。這一切要看妳的毅力和努力；請妳一定每天要手扶著欄杆練習走路，或者躺在地上做車輪滾運動。」

# B 型健康飲食參考

**油脂類**

○ 少量。最好挑選有 Omega 的油（如橄欖油、亞麻仁油、小麥胚芽油、南瓜子油。）

✕ 每用掉一罐食用油，請替換不同的好油，來幫助攝取人體不能合成的必須脂肪酸。

**五穀雜糧類**

○ 最好吃各式各樣整體（未經加工去殼的）的五穀米。

**肉類**

✕ B 型血的人不適合吃雞肉。

○ 每星期可吃兩次肉，最好的選擇是火雞肉、羊肉。

**海鮮類**

○ 每星期可吃兩到三次的魚。

✕ 應盡量避免吃貝類（除了田螺）、蝦子及螃蟹。

**蛋類**

○ 最好吃有機的蛋。全熟水煮蛋、蒸蛋及蛋花等煮法較佳。

✕ 避免吃煎、炸、炒的蛋。

**豆類**

✕ 不可只偏吃一種。

○ 最好吃各種發過芽豆類。

**奶類**

✕ 避免一切牛奶類。

○ 每星期喝三次羊奶（一次的份量為一百二十毫升）。

○ 可以喝堅果奶（如杏仁打的奶、核桃打的奶或各類堅果打的奶）。

**蔬菜**

✕ 不能只專吃一種蔬菜。

○ 要採取少量，但種類多元的吃法。

**堅果類**

○ 可以每天吃，且要吃各種類混合的堅果。

✕ 每次不宜超過半杯。

**水果類**

○ 所有水果都可食用。

**飲料**

○ 應喝蒸餾水或清淨的水。

## AB型血型：盡量避免吃雞肉、牛肉

AB型血型的人統計較容易罹患的疾病，包括患膿毒性感染、急性呼吸道疾病、病毒性肝炎和糖尿病等疾病，且根據統計，AB型血型的人患有精神分裂症比其他血型的人高出三倍多，但AB型血型的人在罹患結核病、妊娠貧血的比率上則比其他血型的人低很多。

**飲食注意事項**

AB型血型的人的食譜需個別設計，大體上可參照B型的飲食比例，建議採取百分之五十五的各式蔬果；百分之十五根莖類蔬菜；百分之五的水果；百分之十五的堅果雜糧；百分之十的蛋類和羊奶類。

### AB型血型的飲食建議

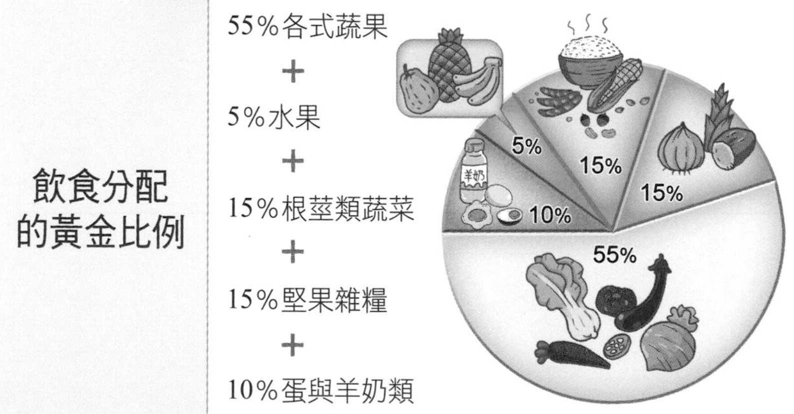

## AB 型健康飲食參考

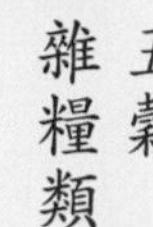
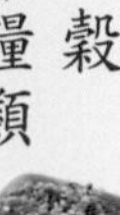
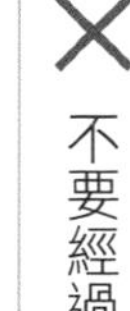
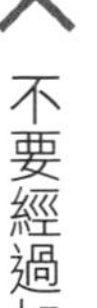
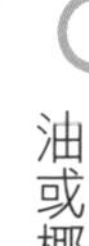
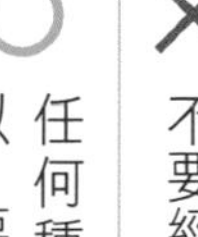
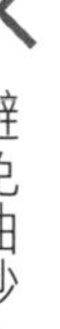
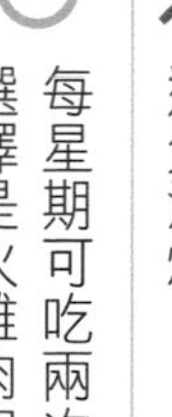

| 類別 | ○ | ✕ |
|---|---|---|
| 油脂類 | 最好選用初榨橄欖油、亞麻油或椰子油。 | 不要經過加熱烹調。 |
| 五穀雜糧類 | 任何種類的五穀雜糧都可以，要用蒸、煮的方式。 | 避免油炒。 |
| 肉類 | 每星期可吃兩次肉，最好的選擇是火雞肉和羊肉。 | 應盡量避免吃雞肉、牛肉、豬肉、鴨肉以及鵝肉。 |
| 海鮮類 | 每個星期可吃兩次各種種類的魚。 | 應盡量避免吃貝類、蝦子及螃蟹。 |
| 蛋類 | 最好吃有機的蛋。全熟水煮蛋、蒸蛋及蛋花等煮法較佳。 | 避免吃煎、炸、炒的蛋。 |

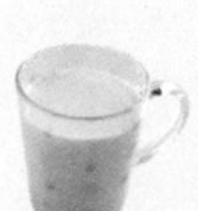
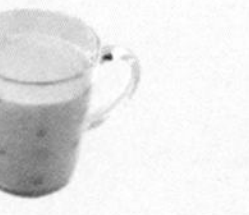
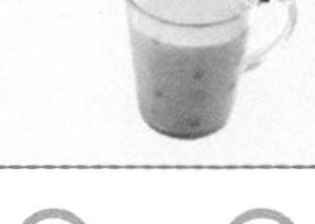
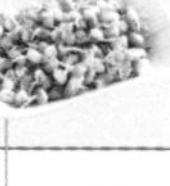
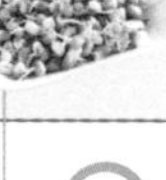
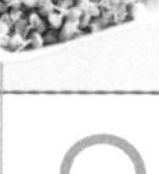
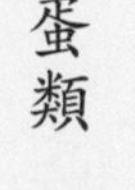
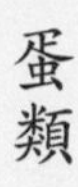
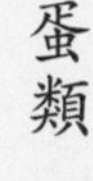
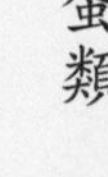
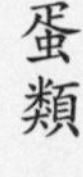
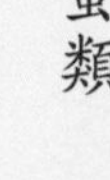
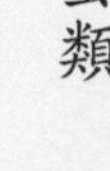
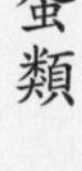
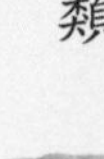
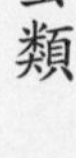
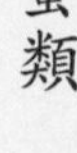
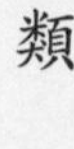

| 類別 | ○ | ✕ |
|---|---|---|
| 豆類 | 可以吃少量發過芽的豆類，種類沒有限制。 | |
| 奶類 | 每星期喝一次羊奶（一次的份量為一百二十毫升）。<br>可以喝堅果奶（如杏仁打的奶、核桃打的奶或各類堅果打的奶）。 | 避免一切牛奶類。 |
| 蔬菜 | 可以吃各種顏色的蔬菜，並最好能大量攝食。 | |
| 堅果類 | 可以每天吃，且要吃各種種類混合的生堅果。 | 但每次不宜超過半杯。 |
| 水果類 | 只適合吃少量水果，並以酸中帶甜的水果為主。 | |
| 飲料 | 應喝蒸餾水或清淨的水。 | |

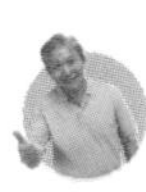

## 適時曬太陽，可增強人體免疫力

冬去春來的季節交替期，氣溫忽冷忽熱，這種變化無常的天氣，常會加重免疫和自癒系統的負擔，使得免疫和自癒系統的工作量比平日增加數倍。此時人體的免疫系統，疲於與各式各樣的病毒、細菌、黴菌、病菌大戰，功效自然大打折扣；而且自癒系統也來不及修補，很多人因此在季節轉換的時候，得到感冒或流行性感冒。

令許多醫學專家不解的是，為何在同樣的環境中，有些人似乎百病不侵，有些人卻病得接二連三、元氣大傷。起初，專家認為和免疫系統的強衰有關，但如果真是如此，那麼容易感冒的人，

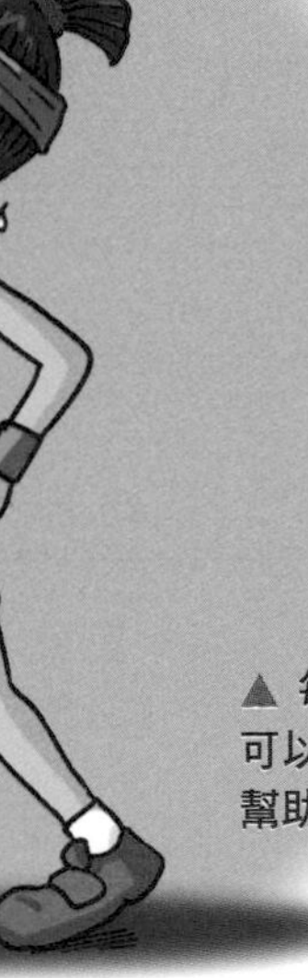

▲ 每天要在強陽光下快走，可以修補身體損壞的細胞，幫助強化免疫力。

又為何不會在春夏間生病呢？病菌並不會因為季節而減少，它們在各個季節裡都存在著。

這樣的疑問，使得醫學專家開始注意到，在許多熱帶國家，**流行性感冒的爆發，最容易發生在雨季**，也就是陽光較少的時候。換句話說，陽光的減少似乎與流行性感冒，有顯著的關係，因為我們的皮膚在陽光下，可以自然產生維生素D，**但在冬天，由於陽光減少，則容易導致流行性感冒的傳染，這時，便應大量補充維生素D**。

## 什麼是維生素D？

首先我們要了解，維生素D其實不是維生素，而是荷爾蒙激素，叫做「鈣化固醇（Cholecalciferol）。」目前我們在市面上可以購買到二種維生素D，分別為「維生素$D_2$」與「維生素$D_3$」。

❖「維生素$D_2$」叫做「**麥角鈣化固醇**（Ergocalciferol）」，多存在於堅果、種子、胚芽、菇類、酵母及綠色蔬菜等植物中。

❖「維生素$D_3$」則稱為「**膽鈣化醇**（Cholecalciferol）」，多存在於蛋黃、動物內臟與高脂肪的深水魚，像是鮭魚、沙丁魚等魚類中。

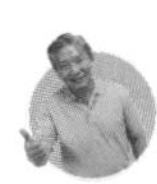



## 冬天容易缺乏維生素D，應適時補充

上述文章中提到冬天容易得流行性感冒的推論，其實在其他科學家所提出的科學研究報告中，也得到了證實。加州精神病專家卡耐爾醫師（Dr. John Cannel）曾提出一個重要理論，認為流行性感冒與人體內維生素D含量的下降有密切關係。卡耐爾醫師認為維生素D對人體免疫系統有極大影響力，健康的人也會缺乏維生素D，尤其是在冬天。

由於卡耐爾醫師的大部分病患是非洲裔美國人，他們的天然膚色，會干擾太陽光產生天然的維生素D，加上無法經常曬太陽（**食物中的維生素D可分為兩種，存在菇類或酵母中的維生素，稱之為麥角鈣化固醇；存在動物性食物中的稱之為膽鈣化醇，經過陽光照射後，前者轉變成維生素$D_2$，後者則轉變成維生素$D_3$**），因而使卡耐爾醫師懷疑，病患血液中的維生素D含量根本不足；正因為維生素D含量過低，才會罹患各種疾病。

這些非洲裔美國人經過進一步的血液化驗，結果證實了卡耐爾醫師的懷疑是正確的，於是他讓一部分患者每天服用二千IU的維生素$D_3$，結果每天服用二千IU維生素$D_3$的患者，果然比沒有服用維生素D的患者較不易在冬天感冒，就算和已經得到感冒的患者接觸，也沒有被傳染的跡象。

這個成功的實驗，也讓卡耐爾醫師和他的家人決定，在寒冷的冬天，一定每天攝取五千IU的維生素$D_3$，他認為**預防疾病最重要的並非服用預防病毒的藥物，而是多接觸陽光**。

陽光是所有動植物的生命來源之一。沒有陽光，植物就不能進行光合作用，提供氧氣給動物呼吸；且太陽的熱能將海洋的水蒸發升空，變成二氫一氧（$H_2O$，水）滋潤大地，提供植物所需的水分而得以生長，進而開花結果，餵養動物。

在一九四五年前，人們整天在陽光下工作，很少聽說有皮膚癌，也很少有高膽固醇的問題；因為陽光中的紫外線能將膽

## 維生素D對人體免疫系統有極大影響力

### 維生素D分為兩種

| | | |
|---|---|---|
| 維生素$D_2$<br>稱為麥角鈣化固醇<br>Ergocalciferol | 食物來源 → | 多存在於堅果、種子、胚芽、菇類、酵母及綠色蔬菜等植物。 |
| 維生素$D_3$<br>稱為膽鈣化醇<br>Cholecalciferol | 食物來源 → | 多存在於蛋黃、動物內臟與高脂肪的深水魚，像是鮭魚、沙丁魚等魚類。 |

固醇轉變成維生素A，維生素A可以潤澤皮膚，預防皮膚癌。此外，紫外線又可以將膽固醇轉變成維生素$D_3$，**維生素$D_3$不僅可以防癌，還對骨質疏鬆症有預防效果**；還有陽光中的紫外線，會激發皮膚上的黑色素（Melanin），讓皮膚變成棕褐色的健康膚色，**陽光的紫外線還可以將皮膚上的黴菌、細菌殺死，防止皮膚癌、皮膚癬等**。

既然陽光的好處如此多，為什麼現代人這麼怕曬太陽，外出前一定要塗上一層防曬乳液才敢出門？那是因為太多的宣傳告訴我們防曬的重要，**但大家卻忽略了，在皮膚上塗抹防曬乳液，雖然能使紫外線不能到達皮膚底層，卻反而帶來更大的風險，那就是罹患皮膚癌的機率升高**。

為什麼會有更多的高膽固醇，更多的骨質疏鬆症，更多的流行性感冒？這都是人們受販賣商品圖利的商人大肆宣傳說服，把紫外線說成是最可怕的敵人，又說大氣層中的臭氧層破了一個大洞，使得過強的紫外線造成皮膚癌。但我卻天天都曬半小時正中午的陽光，感受大自然的溫暖，我衷心地請大家試試看，到戶外去曬太陽吧！

**不同季節各要曬多久太陽，才能得到足夠的維生素 $D_3$，預防感冒並幫助骨骼吸收鈣？**

## 春天

**日曬最佳時間：**
中午十二點到下午二點之間

每天要曬**四十五分鐘**太陽，才能得到二千 IU 的維生素 $D_3$。

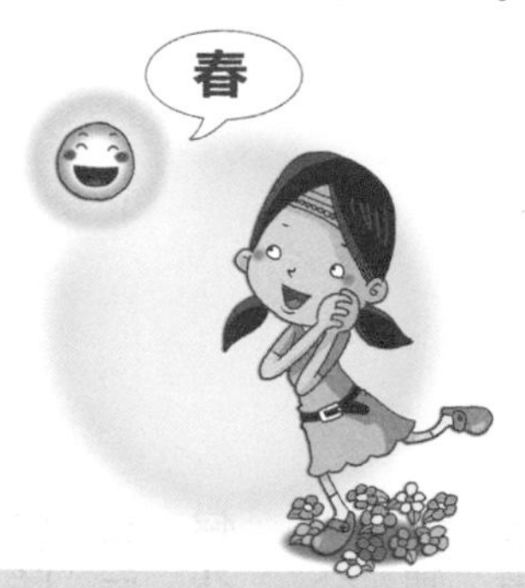


## 夏天

**日曬最佳時間：**
早上十一點到下午四點之間

每天只要在日光下曬**二十分鐘**，就能得到二萬 IU 的維生素 $D_3$。

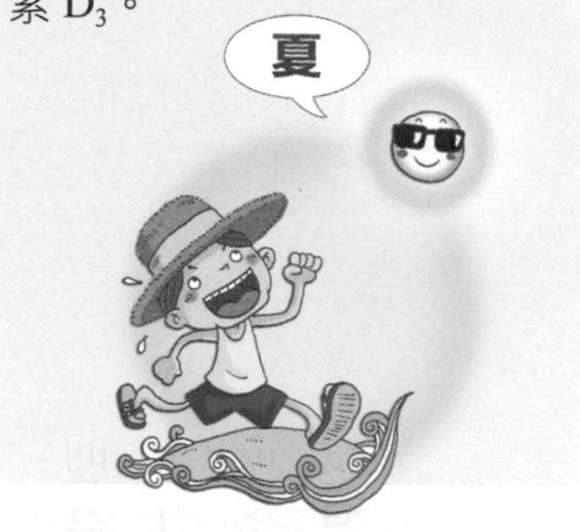


## 秋天

**日曬最佳時間：**
早上十點或中午十二點到下午二點之間

每天要曬**一小時**，才能獲得二千 IU 的維生素 $D_3$。

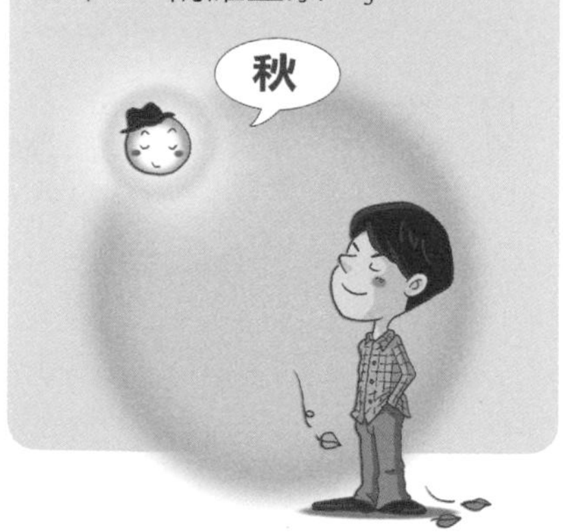


## 冬天

**日曬最佳時間：**
中午十二點

若沒有太陽，則每天需服用五千 IU 到一萬 IU 的維生素 $D_3$。但如有太陽，也要曬**二小時**。

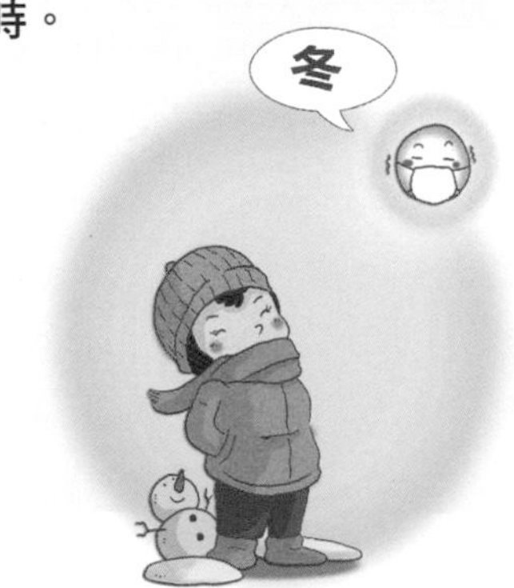

## 因飲食改變及降膽固醇藥物濫用，造成嚴重缺乏維生素$D_3$

由於陽光中的紫外線，能將體內皮膚下的膽固醇轉化成鈣化固醇，來供應身體的需要，但許多人為了健康著想，便大量減少膽固醇的攝取，改選擇低脂、少油的食物，這樣的飲食方式，因為減少攝取動物性蛋白質，使得身體沒有足夠的膽固醇來供應陽光轉變成維生素$D_3$。

再加上降膽固醇藥的大量使用，更增加維生素$D_3$缺乏的嚴重性。雖然降膽固醇藥的確能夠降低膽固醇，但同時降低心臟最需要的營養素——輔酶$Q_{10}$（$CoQ_{10}$）（**註解❼**），少了$Q_{10}$，會導致心臟肌肉無法正常收縮，引發心臟衰竭的危機；很多服用降膽固醇藥的患者，因為沒有補充足夠

**膽固醇測量數值比照表**

| 膽固醇 | 正常值（mg/dl） | 邊緣值（mg/dl） | 不正常值（mg/dl） |
|---|---|---|---|
| 總膽固醇 TC | 低於 200 | 200 ～ 240 | 高於 240 |
| 好的（高密度）膽固醇 HDL-C | 高於 45 | 35 ～ 45 | 高於 35 |
| 壞的（低密度）膽固醇 LDL-C | 低於 130 | 130 ～ 160 | 高於 160 |
| 三酸甘油脂 TG | 低於 200 | 200 ～ 400 | 高於 400 |

註：若是有心血管疾病史者，壞的（低密度）膽固醇 LDL-C，其數值應低於 100 mg/dl。資料來源：中華民國衛福部。

的輔酶$Q_{10}$，而白白送了性命，實在可惜。

## 服用降膽固醇藥物時，須適時補充輔酶$Q_{10}$

我們必須了解，膽固醇高未必會使心臟病發作，但服用膽固醇藥有極高機率導致心臟病發而死亡；如果血液中的壞膽固醇數值高過二百六十，好膽固醇數值低於六十，在服用膽固醇藥的同時，必須適時補充足夠的輔酶$Q_{10}$來保護心臟，並尋求有經驗的營養師，透過飲食來調整過高的膽固醇，才是根本的解決之道。

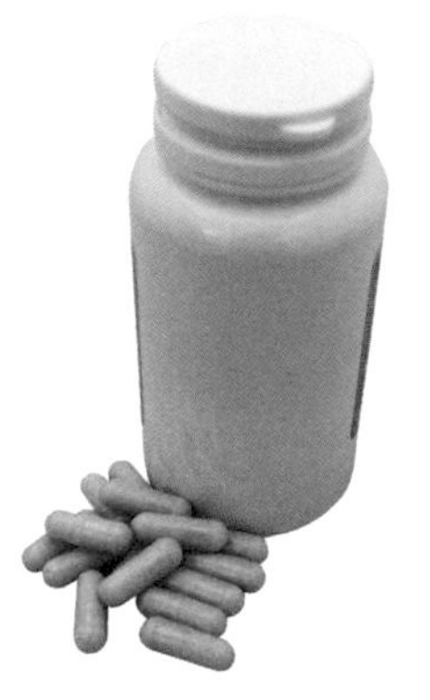
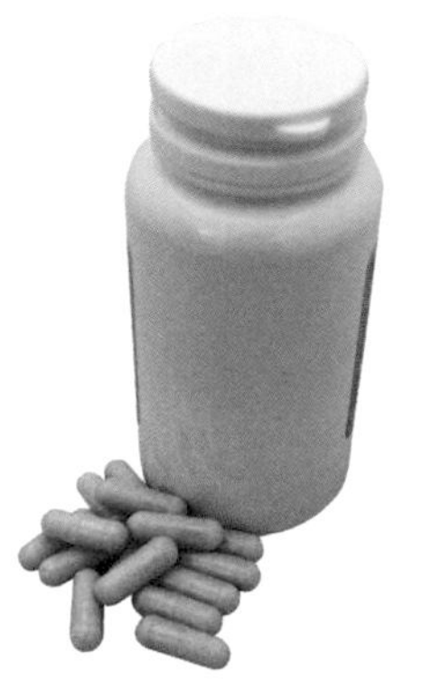

▲ **每天補充適量營養品能加強保養體能。**

註解 7

### CoQ10

$CoQ_{10}$ 中文翻譯成輔酶 $Q_{10}$ 或輔酵素 $Q_{10}$，全名為 Coenzyme-$Q_{10}$ 又稱為 ubiquinone，屬於脂溶性維生素。是在一九五七年由美國醫師 Frederick Crane 在牛的心臟細胞的粒腺體中所發現，在日本和歐洲被廣泛的用來輔助心臟疾病的治療。

由於 $Q_{10}$ 與膽固醇有類似的代謝合成途徑，因此 Statins 類的降血脂劑（例如 Atorvastatin、lovastatin），會顯著降低人體內 $Q_{10}$ 的含量，所以必須補充 $Q_{10}$，否則會有嚴重副作用產生。

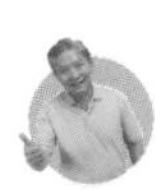



## 全球已處於維生素$D_3$缺乏的危機中

目前全球可說已處於維生素$D_3$缺乏的問題之中，為什麼呢？從上面的論述中，我們已知降膽固醇藥物會使得體內無法合成鈣化固醇，來供應身體的需要，這也因而加劇維生素$D_3$缺乏的嚴重性。

還有很重要的一點，陽光中的紫外線，並不是即時就能將皮膚中的膽固醇轉化為維生素$D_3$的。必須透過紫外線照進皮膚下的血管，使血中膽固醇產生活化，轉變成維生素D原，再經體溫轉化膽鈣化醇，透過肝、腎氫氧化作用，成為可用的維生素$D_3$。所以如果肝臟和腎臟不夠健康，就算常曬太陽，還是會欠缺維生素$D_3$。

最新的科學研究報告指出，維生素$D_3$會在細胞中增加抗菌（Cathelicidin），也就是增加天然殺手細胞，嗜中性白血球細胞和單細胞，這些都是免疫系統的軍隊成員。這些成員會打穿有害細菌的細胞膜，造成害菌死亡，同時增加維生素$D_3$的產生，增加免疫系統的功能，以抗拒呼吸器官的發炎，降低傷風感冒的機率。

除此之外，美國加州UCLA大學的研究也發現，維生素$D_3$還可以殺死肺結核病菌。

早在西元一世紀初，治療肺結核病人的方式，除了隔絕病人與其他人接觸外，還要肺結核病人勤做日光浴，因為陽光能殺死肺結核病菌。但因為藥物療效比日光療法快，加上媒體與化妝品廠商、藥商等，不停鼓吹太陽中的紫外線對皮膚的傷害，日光療法遂漸漸被世人所遺忘。

如果大家開始明白太陽與維生素$D_3$對人體的重要性，那麼癌症、多發性硬化症（MS）、心臟病、憂鬱症等病症，都可以被預防。

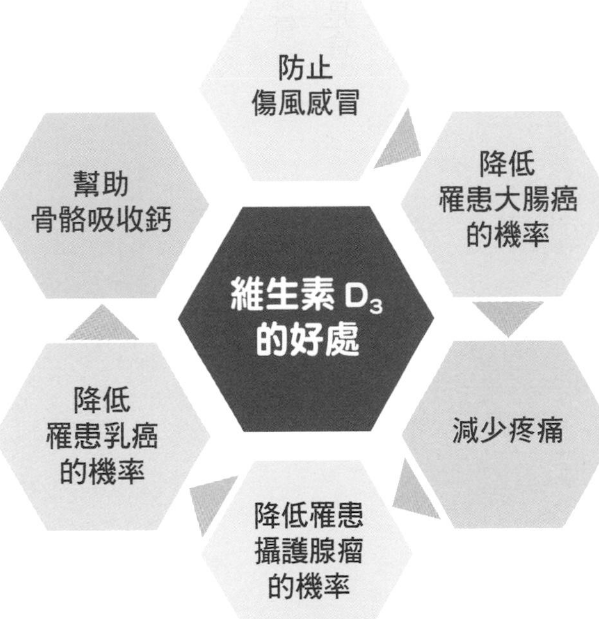

## 冷熱浴可提升免疫力和改善血液循環

冷熱浴是一種禦寒抗冷的方法，也能加速血液循環，提升免疫力，加速自癒力，防止感冒，加強新陳代謝和緩慢老化。

開始時就像平常你習慣的洗澡方式。洗完澡後就用愈熱愈好的熱水（**以不燙皮膚為準**）淋浴三分鐘，之後立刻用最冰冷的冷水淋三十秒（**淋前先深呼吸一口氣再慢慢噴出**）；再重覆用熱水淋三分鐘，之後立刻用最冰冷的冷水淋三十秒，這樣來回三次，最後一次用三十秒的冷水結束，擦乾身體就可著衣。

但如果是老人家或冬天太寒冷時，淋完三分鐘的熱水要轉冷時，可先改由熱水轉溫水，多日練習習慣後，才由熱水轉冷水對身體的負荷較安全。有心臟病和重症病者不可嘗試，需等病情好轉後，視身體狀況再實行。

剛開始的二、三天，穿上平常的衣量就可能會流汗。天天實行冷熱浴，以後天氣再怎麼冷也不怕了。**冷熱浴法第一次實行時，最好先於夏天練習，才不會造成身體不適而感冒**。之後天天進行冷熱浴，到了冬天時，實行冷熱浴時也會感覺很舒服。

## 冷熱浴（健康的人）進行方法

**步驟 1**

洗完澡後就用愈熱愈好的**熱水**淋浴 3 分鐘。（以不燙皮膚為基準）

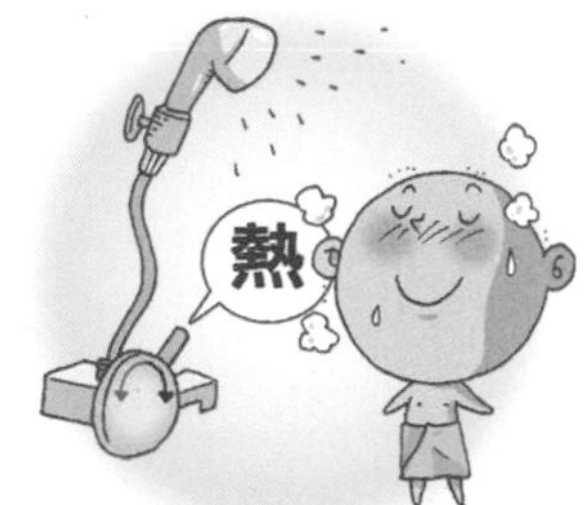


**步驟 2**

再立刻用最冰冷的**冷水**淋 30 秒。（淋前先深呼吸一口氣再慢慢噴出）

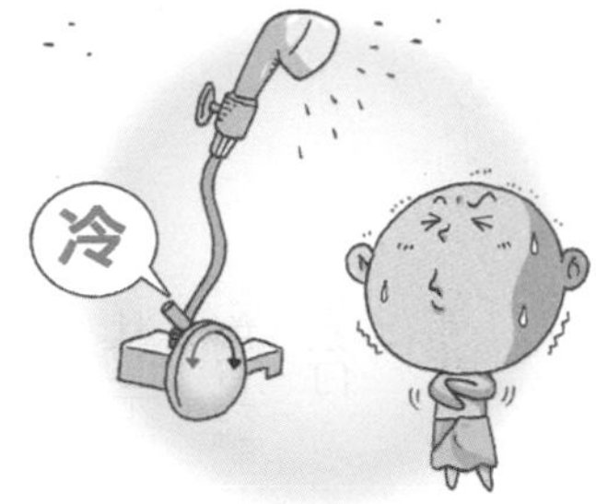


**步驟 3**

再重覆用**熱水**淋 3 分鐘，再用最冰冷的**冷水**淋 30 秒，**這樣來回三次**。

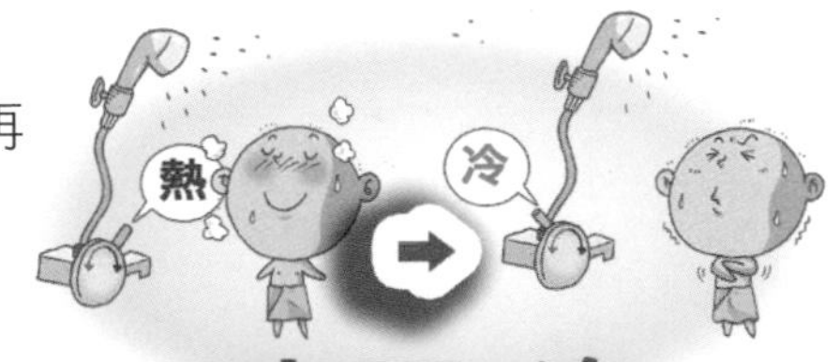


**步驟 4**

最後一次用**冷水**沖30秒，完成。

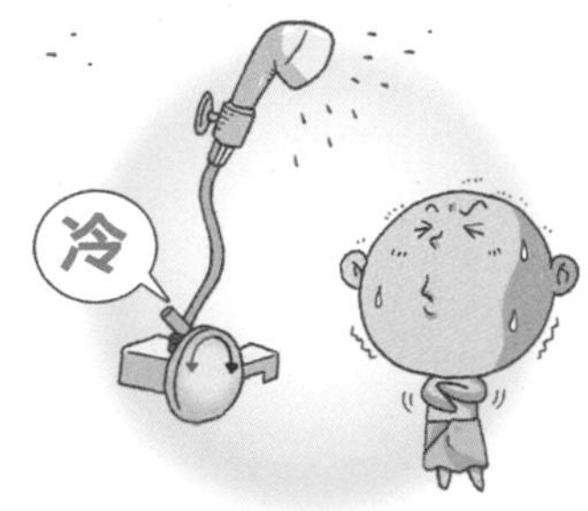

## 冷熱浴（體弱、生病及老年人）進行方法

**步驟 1**

洗完澡後就用愈熱愈好的**熱水**淋浴 3 分鐘。（以不燙皮膚為基準）

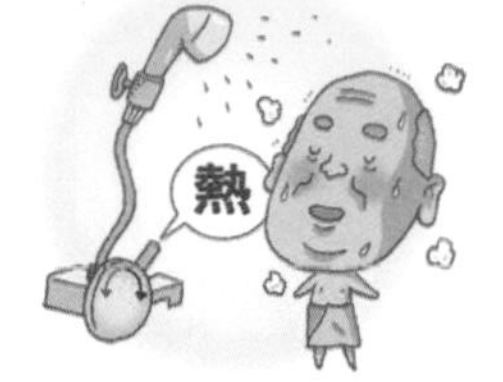


**步驟 2**

再立刻**溫水**淋 30 秒。

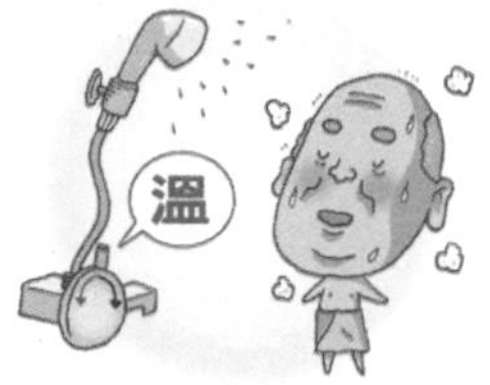


**步驟 3**

再立刻用最冰冷的**冷水**淋 30 秒。（淋前先深呼吸一口氣再慢慢噴出）

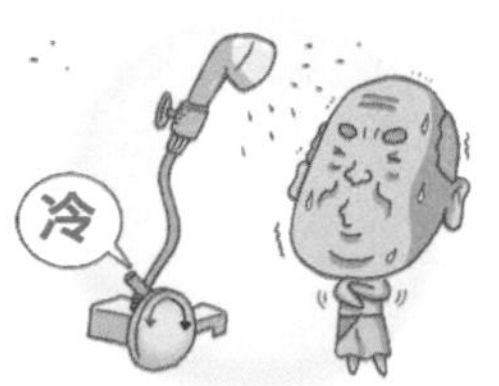


**步驟 4**

再重覆用**熱水**淋 3 分鐘，再用最冰冷的**冷水**淋 30 秒，**這樣來回三次**。

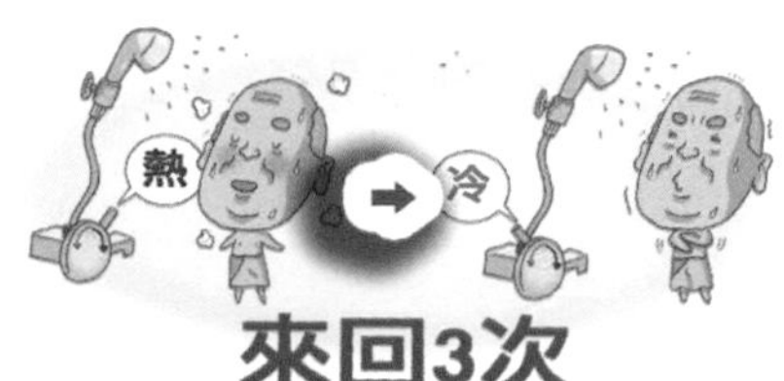


**步驟 5**

最後一次用**冷水**沖30秒，完成。

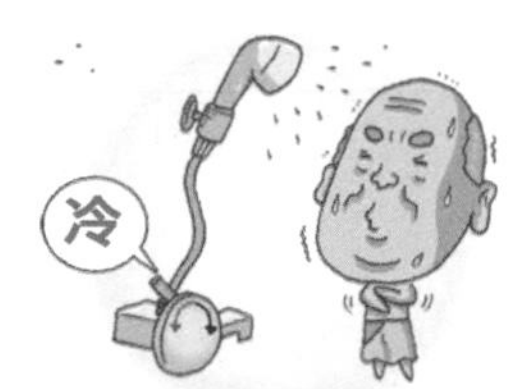


PS. 建議老年人，在夏天開始嘗試不要在冬天。

## 改善甲狀腺疾病，可強化免疫系統

現代飲食中，精製加工的食品比例愈占愈多，就愈容易導致各種慢性病產生。因為精製除了剝奪食物原有的風味和營養，且在加工過程中，額外添加了糖、鹽及飽和性和多元不飽和油脂，來提升食品的風味；再加上精製食品往往去除了食物中的纖維，而長期纖維攝取不足，就會導致便祕、痔瘡、食慾不振、頭痛、煩躁等問題。

最重要的是，精製食品普遍熱量高，高熱量的飲食，再加上菸酒刺激，以及缺乏足夠的運動量，便會使糖尿病、高血壓、冠心病、血管硬化、腫瘤等現代文明病的發病率急速攀升。

### 加工食品造成甲狀腺問題嚴重侵蝕現代人

突然地心跳加快、感覺焦慮、容易緊張、手會抖、體重下降等，這些都是甲狀腺亢進的典型症狀。不過，也有些人並沒有感覺任何不對勁；正確地說，甲狀腺的問題，並不一定有明顯的症狀，壓力可能是誘發的因素之一，身體長期累積過量的加工食品，也是兇手之一。

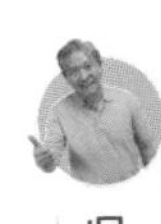


甲狀腺是一種內分泌腺體，它可以促進體內各種組織的新陳代謝。碘是合成甲狀腺激素最重要的元素之一，如果所吃的食物中長期缺碘，會導致心智障礙、甲狀腺機能不足、甲狀腺腫大、矮呆症（Cretinism）（**註解8**）、生長發育異常等疾病。

此外，美國甲狀腺基金會也指出，研究顯示當我們面臨壓力時，血中的類固醇和腎上腺素都會上升，免疫系統製造抗體也會增加，如此過度刺激甲狀腺分泌甲狀腺素，就會造成亢進現象。

## 飲食上少吃精製食品，有效預防甲狀腺疾病

為預防甲狀腺疾病，在飲食方面最好少吃白米和小麥磨成粉做的精製食品。這是因為**只要是白米和小麥的粉製成的食品，都含有溴化物**（Bromide）；溴化物和碘化物（Iodide）含有極相似的分子結構，如果我們每天不停吃精製粉類製造的食品，過多的溴化物很容易讓甲狀腺的碘收容體混淆，誤認溴化物為碘元素。而「溴」正是導致腫瘤的元兇，**如果溴長期占據碘收容體，將使收容體發炎、腫大，甚至造成癌細胞病變**。

進一步解釋，身體的甲狀腺就如同一座武器工廠，一旦身體發現癌細胞，就會立刻製造含碘的甲狀腺素將敵人殺死，因此**甲狀腺需要更多含碘食物以供給身體防衛需求**；所

以如果我們天天都吃精製粉類做成的麵條、麵包、饅頭、蔥油餅、油條、餅乾等食物，久而久之，過多的溴化物就會讓甲狀腺碘收容體，誤認溴化物為碘元素而將其吸收，因而造成甲狀腺腫大、甲狀腺腫瘤、乳房腫瘤等問題。

**除了溴化物外，氟和氯也會占據碘收容體，妨礙碘的吸收**。在我們的日常生活裡處處可見，例如：茶葉、牙膏含氟；自來水、游泳池水含氯。如果吸收過多的氯，將會導致腎腫瘤、膀胱癌。

而**咖啡、紅茶、奶茶等含咖啡因的飲品，也是使身體**

註解 8

**矮呆症**

又叫做呆小症、矮小症、癡呆病，顧名思義是一種四肢發育不全與智能障礙的疾病，與甲狀腺分泌不足與功能不齊全有關。

## 影響甲狀腺健康的食物

精製粉類做成的麵條、麵包、饅頭、蔥油餅、油條、餅乾等食物，都含有溴化物，會造成甲狀腺或乳房腫瘤等疾病，應避免食用。

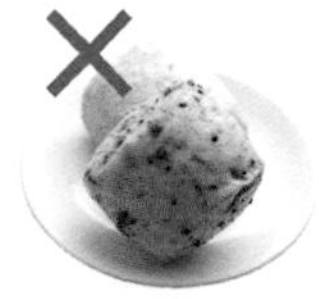

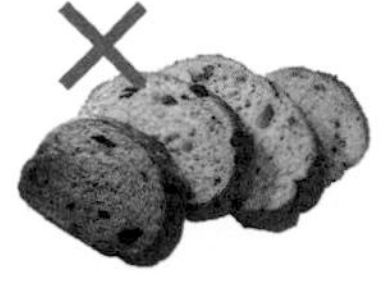

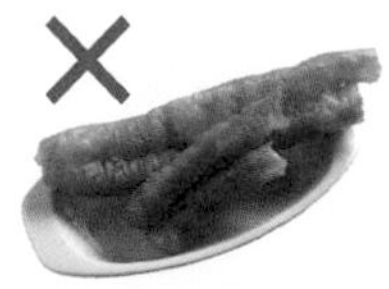

## 甲狀腺病變的元凶

✕ 煎、炸、炒、烤等方式所烹煮的食物。

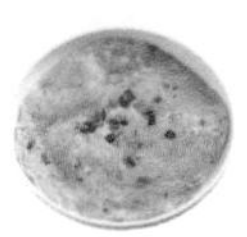 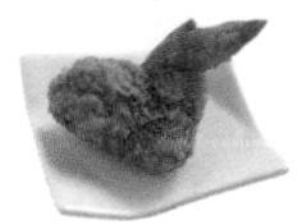 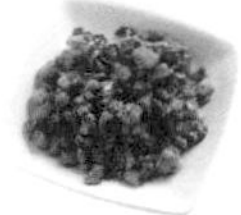 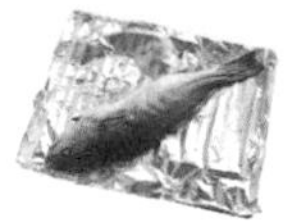

✕ 茶葉、牙膏含氟；自來水、游泳池水含氯。

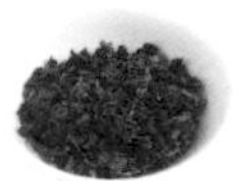 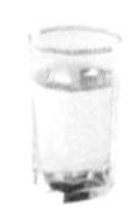

✕ 咖啡、紅茶、奶茶。

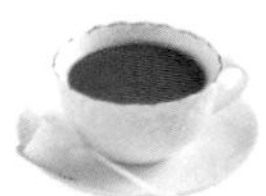 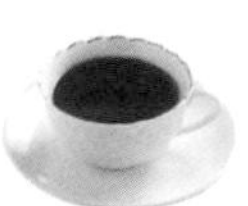 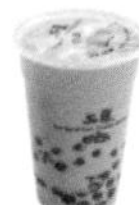

## 甲狀腺患者小心食用

已經出現甲狀腺問題的患者，小心食用白色和綠色的花椰菜、甘藍菜、十字花科蔬菜（例如：高麗菜、包心白菜、甘藍菜、青江菜、白蘿蔔、芥蘭菜、大頭菜、萵苣、油菜等）、豆腐、豆漿等食物。

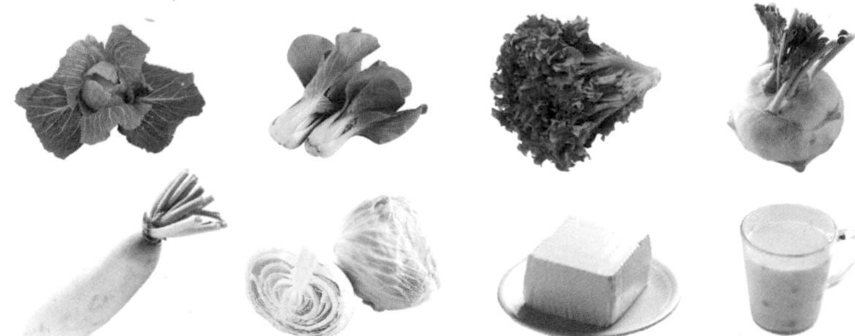

**無法有效吸收碘的元兇之一**。此外煎、炒、烤、炸等方式所烹煮的食物，更會加劇甲狀腺功能的惡化與癌化。特別一提的是，白色和綠色的花椰菜、甘藍菜、十字花科蔬菜、豆腐、豆漿等食物，都會抑制甲狀腺功能；所以已經出現**甲狀腺低功能的患者，則建議最好暫時不要吃**，等治好甲狀腺症狀後，再來吃這些可以幫助防癌的十字花科蔬菜。

其實若能夠早期發現甲狀腺問題，同時早期修正不當的飲食，**杜絕一切精製粉類食品，並提供身體足夠的碘，就能消除腫瘤**，使甲狀腺恢復正常。**可多選用紫菜、海帶、海藻等富含碘質的食物**；而洋香菜（Parsley，**台灣俗稱巴西利**）中含有植物生化素叫木犀草素（Luteolin），已發現可以抑制甲狀腺癌。

所以，如果想保持健康體魄，應該多吃新鮮、自然的有機食物，少吃精製過的加工食品，有時間多在家中烹調食物；如果要**上餐廳吃大餐，則以一個星期一次為限**，不得超過兩次以上，並建議可利用**多喝幫助強健身心的蔬果汁**，來讓自癒系統清除腸胃積聚的毒素，達到排毒效果，**同時每天要多喝乾淨的蒸餾水**，保持身體免疫和自癒系統的運作正常。（若要瞭解關於甲狀腺亢進的飲食／生活／運動／營養計畫，可詳閱《不一樣的對症調理飲食&養生調息運動》第二七〇頁）

▲ 洋香菜（巴西利）含有木犀草素，可以抑制甲狀腺癌。

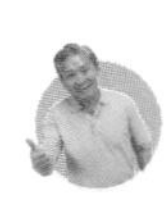



## 遠離加工食品，才能真正提升免疫力

早期我們所生活的環境中，並沒有過多的加工食品；但隨著工業革命的變動，食品製造公司開始在食物上動腦筋，於是大量的精製加工食品接二連三出現，更多的添加物，更多的防腐劑和色素等化學物質，被隱藏在我們所購買的各式各樣的食物裡頭。

要知道，天然食物經過精製、磨碾加工後，不但營養成分流失，還會產生一些不好的化學物質，引發許多健康問題。

為什麼現在糙米的價格比白米貴？這是**因為糙米只把最外層的稻殼磨掉，完整保留米糠和胚芽**，雖然吃起來粗粗的，不像白米那麼細軟，可是它卻**含有大量的維生素、礦物質及纖維素**，有別於只有澱粉質和少量蛋白質的白米。

糙米的營養包括糠或麩層（Bran）、胚芽（Germ）和胚乳（Endosperm），白米則只有胚乳（Endosperm）。糙米的胚芽蘊育著米的生命，不僅含有大量胺基酸、有機碳水化合物及油酸；麩層還含有維生素、礦物質、酶素、微量金屬以及植物生化素。

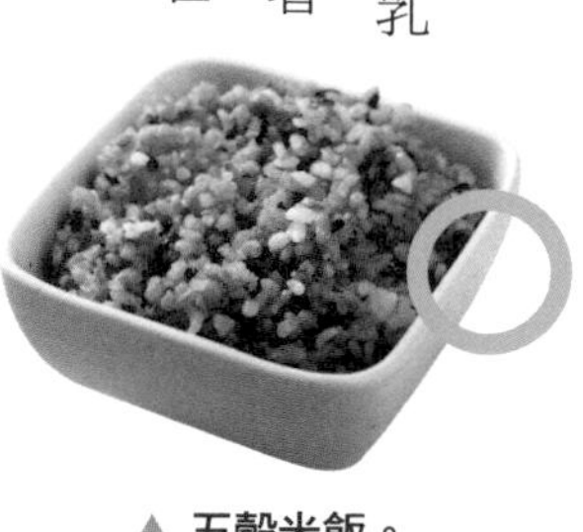

▲ 五穀米飯。

所以多吃新鮮自然的食物或食品，並盡量以蔬果、五穀豆類取代白米飯、白麵包，同時減少精製糖、油、砂糖、鹽、玉米粉及麵粉類等的精製食品，將會使我們遠離加工食品的毒害。（請續參考下頁「小心，致命加工食物」）

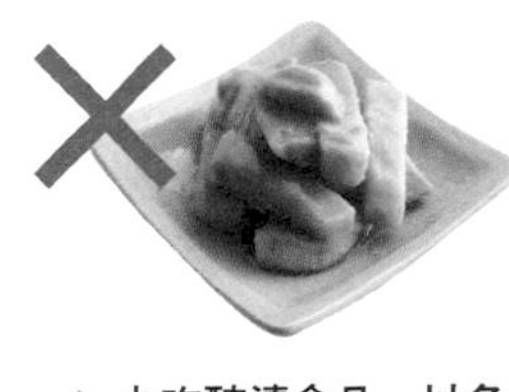

▲ 少吃醃漬食品，以免增加心臟及腎臟的負擔。

## 避免吃精製食物

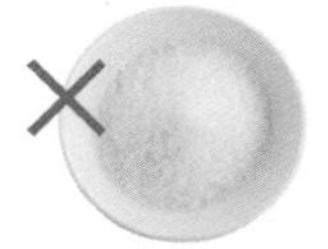

白糖

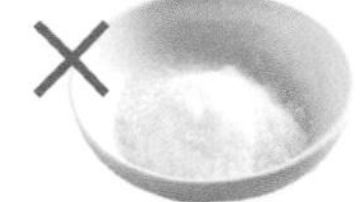

精鹽

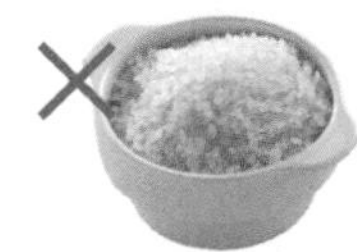

白米

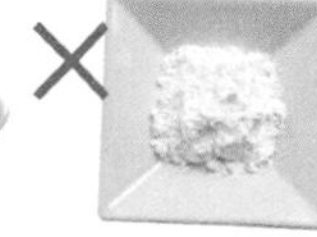

白麵粉

## 安全食物的四要件

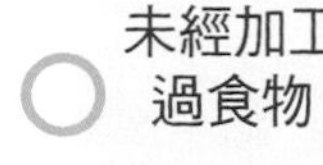

未經加工過食物

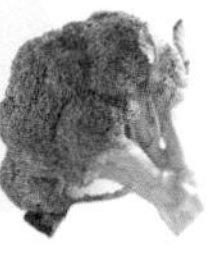

新鮮、自然，無毒害

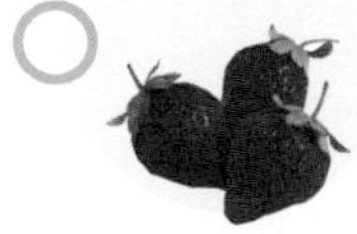

有生產認證

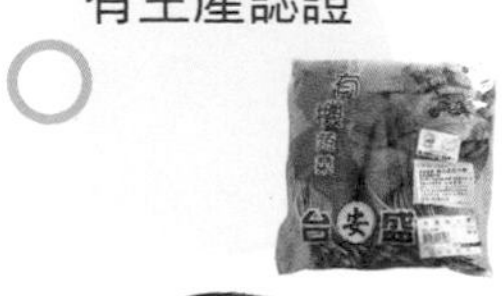


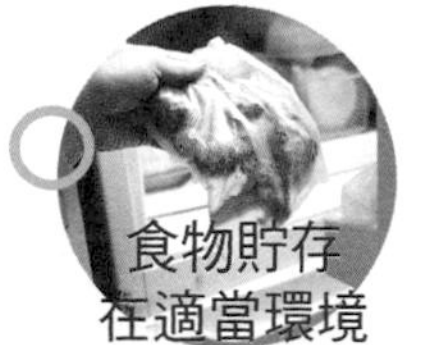

食物貯存在適當環境

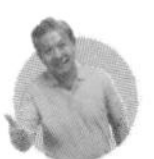



# 小心，致命的加工食物！

## 氫化植物油的可怕

瑪琪琳又稱乳瑪琳，是植物油加氫氣加奶油香味所製成的人造奶油；表示氫氣已被注入天然的油裡。如此一來，油才能由液體狀凝結成固體狀，不易腐臭，能保存較久不變質。

幾乎所有餅乾、蛋糕等甜食，都含有人造奶油。人造奶油其實對身體有致命的傷害。**因為人造的飽和脂肪容易加速血管阻塞，是心臟病、中風的禍首**。

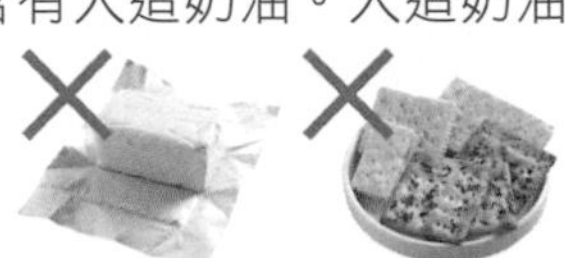

如果真要選擇，建議不妨選擇**酪梨**（Avocado，國外習慣稱為牛油果）**和椰子，這兩種果實的飽和脂肪最天然**，很適合提供人體運作；但因為酪梨除了含有相當高的不飽和脂肪外，也含有相當高的飽和脂肪，所以不可食用過多；唯有**椰子油**（請選擇質量優良的品牌）**則可天天食用，一天仍以不超過三大匙為限**。我特別提起椰子油，是因為它不但不會阻塞血管，還會將**脂肪轉變為能量，減少油細胞數量，使體重下降**。

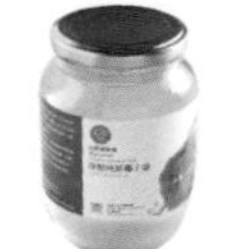

▲ 一天不超過三大匙為限。

## 醃漬食品潛藏的危機

許多醃漬食品，像是醬瓜、鹹鳳梨、梅乾菜、甘樹子、豆腐乳等，雖然美味可口，保存期限長，然而**醃漬食品往往添加大量食鹽，含鈉成分很高**；當鈉元素攝取過量時，即會**影響我們的血壓**，也會**增加心臟與腎臟的負荷**。

醃漬食品還常添加大量的亞硝酸鹽，亞硝酸鹽在胃中會轉換成亞硝酸氨等致癌物質，**增加罹癌的風險**；另外，醃漬食品中的維生素 B 群和維生素 C，也常常隨著醃漬與儲存的過程逐漸流失，減低食物的營養價值，所以**與其吃醃漬食品不如品嚐新鮮蔬果**，來得營養價值更高。

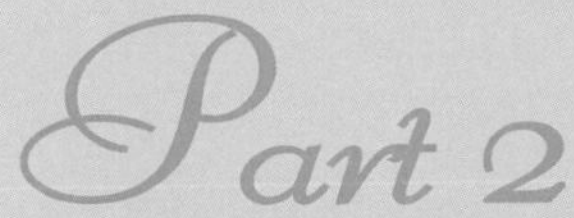


# 救命的飲食

## 植物生化素是抗癌抗病養生專家

植物生化素不是營養學家所定義的營養素，
既不是礦物質，也不是維生素，因為缺乏它們，
並不會產生特定疾病，也不影響身體機能的運作。
但近年來科學家發現，這些五顏六色的植物生化素，
不僅可以抗氧化，消除自由基，
還能輔助其它維生素發揮有效的生理機能；
也讓這些原本不被重視的植物生化素家族，
成為當今炙手可熱的營養來源，
成為健康養生抗癌不可缺少的一員。

## 為了健康，一定要認識植物生化素

我本身是一位虔誠的信仰者，在我每日時時閱讀的《聖經》裡，〈創世紀第一章二十九節〉裡提到，神說：「看哪，我將遍地上一切結種子的菜蔬和一切樹上所結有核的果子全賜給你們作食物。」」還有一段記載是：「神就叫人類的始祖亞當和夏娃，要生吃蔬果，活了九百三十六歲……」，根據這幾段經文，我領悟到大地所生長出來的各種植物蔬果，其實是我們最豐富的食物。

當然，除了西方的經典，在東方世界裡，被譽為中國古代「養生學始祖」的彭祖，靠著有時幾百天或者幾十天不進飲食，或是單只吃生食的一套個人養生食譜，因而活了八百歲；漢武帝時的臣子東方朔，據說也是大隱不吃人間煙火（生食），更活了一千四百歲。

這些記載我們雖然無法證實其真假，但不可否

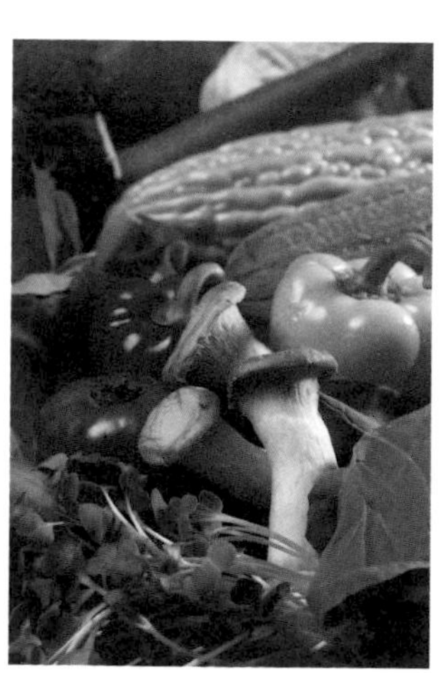

▲ 蔬果中的植物生化素，是21世紀的維生素。

認——吃生的食物，營養沒有被破壞，再加上古人飲食可以放鬆地享受食物，慢慢地把蔬果嚼碎嚥下，不但能得到完全的營養，來提供身體的需要，還有機會將生鮮蔬果的硬皮、纖維及水果堅硬的外皮，咬得爛碎再吃下，因而釋放出能防病、治病、防老、保青春的天然物質，就是我們現在所說的——植物生化素。

由於工作的關係，我從以前就認識許多非常注重健康的人們，他們不僅慎選食物種類、食物的烹調方式，也懂得利用運動來強健身心；更重要的是，他們的家中都備有一台蔬果榨汁機能做到將蔬果中百分之七十的全營養液汁萃取出來，但那時卻是將所有的纖維丟掉，讓他們能喝到新

**五顏六色的蔬果含有各種不同活化細胞的植物生化素**

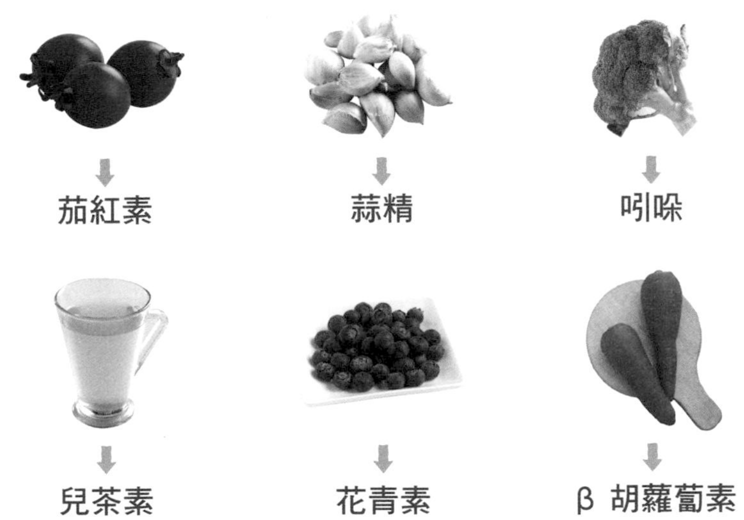

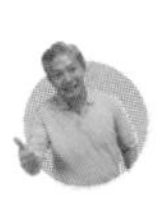



鮮美味的蔬果汁。當然，他們的確增加了活力和健康，但還是一樣面臨到身體老化、滿臉皺紋、體力衰退、生病等狀況。

直到一九九五年左右，許多醫學研究陸續出爐，人們才發現蔬果真正防病、防老、治病、抗老的寶藏是藏在纖維和種子裡面，這珍貴的物質就叫做「植物生化素」，是真正能幫助我們長壽健康的大自然恩物，原來是以前的蔬果榨汁機將纖維全部丟掉，進步到二匹馬力的蔬果機時，還是無法將蔬果的纖維及植物生化素完全打碎。

後來科技的發達，三匹馬力以上的蔬果機已經上市，能將纖維和種子打細碎到如棉花的樣子，萃



▲ 植化素蘊含各種不同的營養素，具有預防疾病及促進健康的功效。

取百分之八十到九十的全營養，真正吸收到防病抗病的寶藏——植物生化素，讓我們喝到幾乎感覺不到纖維渣的蔬果汁，對健康有很大的幫助。

## 什麼是植物生化素？

既然植物生化素如此神奇，它究竟是什麼？又存在於哪裡？我們如何獲得呢？植物生化素的英文名稱是Phytochemicals，也簡稱植化素；是目前才被發現的一種天然化合物質，屬於天然食物的色素，人體本身無法製造它們，必須從食物中獲取；像大豆中的大豆異黃酮素（註解❾）、番茄裡的茄紅素（註解❿）、大蒜中的蒜精（註解⓫）、甘藍

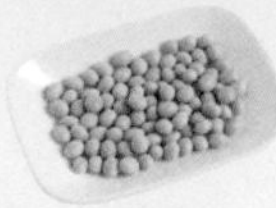

註解9

**大豆異黃酮素**（Isoflavones）

又被叫做植物性雌激素，具有類似於女性荷爾蒙的植物性成分，它會模擬雌激素好的部分，又能排除雌激素所造成的副作用。多重的健康益處，包括改善更年期症狀、改善骨質疏鬆、降低乳癌及子宮癌罹患率、降低心血管疾病以及抗氧化等功能。

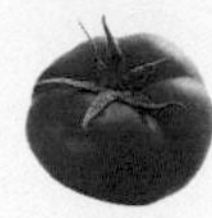

註解10

**茄紅素**（Lycopene）

是天然的色素，也是抗氧化劑，用來預防細胞受損，同時可以修補受損的細胞。根據醫學研究報導指出，它還能夠在實驗中殺死口腔癌細胞，對於其它的癌細胞，具有抑制的效果。

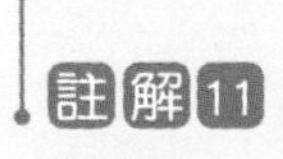

註解11

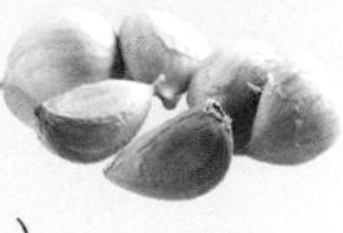

**蒜精**（Allicin）

蒜精是大蒜中的天然抗氧化劑，能夠殺死細菌、病毒，防治心血管疾病，使血液中的三酸甘油脂濃度下降，促進胃腸功能正常化。

## 含氰的化合物對癌細胞具有抑制能力

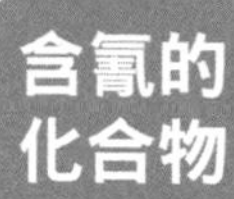


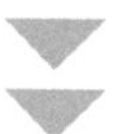

提升人體的免疫力

能抵抗癌細胞增生

有植物性類激素的拮抗作用

誘導細胞良性分化

有良好的抗氧化功能

豐富的膳食纖維能降低致癌物的影響

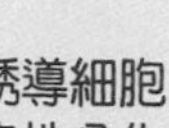

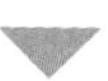

能抑制血管增生（註解⓬）

可促進細胞代謝

菜和綠花椰菜裡的吲哚（註解⑬），以及綠茶中的兒茶素（註解⑭）、藍莓中的花青素、胡蘿蔔中的$\beta$胡蘿蔔素、玉米黃素、蝦紅素、蒜素、多酚類等，都是屬於植物生化素的一種。

在過去，它們不是營養學家所定義的營養素，既不是礦物質，也不是維生素，因為缺乏它們，並不會產生特定疾病，也不至於影響身體機能的運作。然而，近年來科學家發現，這些**五顏六色的植物生化素，不僅可以抗氧化，消除自由基**（註解⑮），**還能輔助其它維生素發揮有效的生理機能**；也讓這些原本不被重視的植物生化素家族，成為當今炙手

**註解12**

### 血管增生

指的就是癌細胞的血管增生，而且是不正常的快速增長；癌細胞可從血管得到養分，甚至分泌血管增生素，使動脈長出新的血管，專門供給癌細胞養分，因而造成血管快速增生，有時不出數月就形成惡性腫瘤。

**註解13**

### 吲哚（Indoles）

是美國加州柏克萊大學的研究人員，對於綠花椰菜進行研究發現，綠花椰菜中的對於乳癌細胞具有明顯的抑制功能，可以抑制癌細胞的分裂與生長，並促進其它可以殺死癌症細胞的蛋白質分泌。

**註解14**

### 兒茶素（Catechins）

富含於綠茶中，是有效的抗氧化劑，可以幫助身體消滅細菌和病毒，降低血液中的脂質，防止動脈粥樣硬化，還可預防蛀牙。

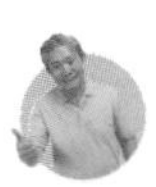



可熱的營養來源，身價可說不同凡響。

目前已知在天然蔬果中，含有各類的化學成分都屬於植物生化素，例如曾經紅極一時，標榜富含葉綠素的綠藻；富含$\beta$胡蘿蔔素的深綠、紅、黃色蔬果；含兒茶素的茶葉等，這些都是存在於各種植物中的植物生化素，只是到目前為止，我們能知道的僅有四千多種，他們的功效尚在不斷被發掘與證實之中。

進一步解釋，水果、蔬菜、穀類等食物中所含的植物生化素裡面，同時包含了一種含氰的化合物，這些成分對細胞從正常狀態轉變成癌細胞，具有明顯抑制能力，它們有以下的幾大功用。

此外，植物生化素一般還可以**按結構**

▲ **植化素是天然的抗生素，只會消滅壞菌，供應營養保護好菌。反之，其他的抗生素就會盲目把好壞菌都消滅掉。**

分為類黃酮、類胡蘿蔔素、硫化物、植物固醇、皂甙（註解⑯）等；也可以**按生物活性**分為抗氧化物、植物雌激素、蛋白酶抑製劑等。

由於多數慢性退化性疾病與氧化都有關係，因此抗氧化物顯得尤其重要。雖然體內可以合成一些內源性抗氧化物，如尿酸、榖胱甘肽、硫辛酸、黑激素等，但主要還是必須從食物中獲得天然抗氧化物，其中包括一些：

- **抗氧化維生素**—例如：維生素E、維生素C、$\beta$胡蘿蔔素。
- 組成**抗氧化酶的微量元素**—例如：鋅、銅、錳、硒、鐵。
- 而其中**植物生化素就是天然抗氧化物的重要組成部分**。由此可知，植物生化素可說是我們維持身體健康，不可或缺的一把關鍵鑰匙。

註解15

## 自由基

是指一個或多個不成對電子的原子或分子或離子，因必須拉取附近電子加入其中，以保持安定，所以顯得特別的活躍，故名「自由基」；而這些被拉取的往往是蛋白質、碳水化合物、醣類、脂肪等有益物質，進而破壞體內的細胞膜、蛋白質、核酸等，造成過氧化脂堆積，使人體有用的功能逐漸消失，加速老化、引發疾病。

註解16

## 皂甙

就是指植物皂素（Saponins），是一種抗氧化物質，可以抑制癌細胞生成。

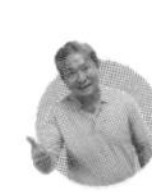



# 植物生化素的驚人抗癌功效

雖然植物生化素還未列入正式的營養素，但其抗癌的效果已讓科學家雀躍不已。因為現代人飽受癌症、心臟病以及各種文明病的折磨；如果能在原有已知的醫療技術和營養素之外，發現不同的抗氧化劑與其用途，那將是人類最大的福音，而植物生化素正是此福音的號角。

因此，國內外許多營養、醫學等專家，都已大膽預測，**植物生化素應是「二十一世紀新的維生素」。因為它將在防癌、抗癌以及預防慢性病上，扮演著重要角色**。

在我多年的臨床經驗，發現大多數的病人都很聽話的服用醫生開的藥，和營養師建議的維生素，但他們只是將病情控制住，和緩慢病情的惡化，並沒有真正的治好病，只是治標不治本，當然，在還沒有找到真正懂得處理這種病根的醫生時，建議病人還是繼續服用醫生開

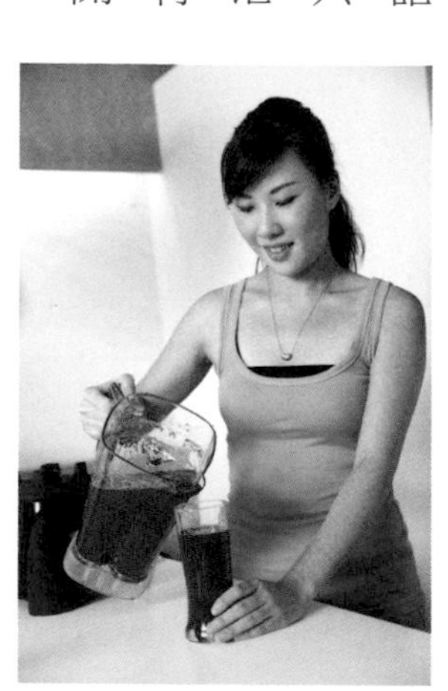

▲ 建議每天飲用細如冰淇淋的營養蔬果汁。

的藥方，繼續控制病情，以免延誤治療。

當他們和我面談後，明白了原由，徹底注重食物的改變，攝取大量各種不同的蔬果，同時使用三匹馬力以上的蔬果機打出細如冰淇淋的蔬果汁，每日飲用四至六杯，都能在四到八個月內讓病痛獲得極大改善，過著健康的生活。原因為何呢？因為蔬果含有各種不同的防病治病植物生化素，而三匹馬力以上的蔬果機能將蔬果的皮下，和種子內的植物生化素釋放出來，直接飲用營養。

飲用蔬果汁時雖然不用咀嚼，但可讓自己慢慢細嚼汁液，強化兩頰肌肉及刺激唾腺，並多吃大自然賜給的蔬果。

除了了解植物生化素與健康的緊密關係，我們更應知道，造物者創造了數千種蔬菜、水果及各種植物，我們不能只單吃一種蔬果，因為每種蔬果都有不同的植物生化素來防止心臟病、高血壓、糖尿病或癌症。

**不同的蔬菜水果有不同的植物生化素，唯有均衡補充，才能吸收足夠的營養，幫助免疫和自癒系統保衛我們的身體。**

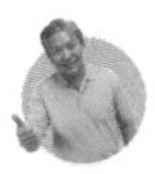



## 植物生化素的效用

| 植物性食物中的化學成分 | 主要蔬果來源 | 功效 |
|---|---|---|
| 硫化丙烯 Allyl Sulfides | 洋蔥、大蒜、韭菜。 | ★可降低膽固醇量。<br>★避免動脈增厚或硬化。<br>★預防心臟病。 |
| 硫吲 Indoles | 十字花科蔬菜，（例如：綠花菜、包心菜、花椰菜、甘藍等。） | ★對乳癌細胞具明顯抑制功能。<br>★可抑制癌細胞的分裂與生長。<br>★並促進其它可以殺死癌症細胞的蛋白質分泌。 |
| 類黃鹼素 Isoflavones | 大豆類（例如：黃豆，紅豆，扁豆）、十字花科蔬菜。 | ★具有抗氧化作用。<br>★可防止膽固醇在動脈沉積。<br>★減少動脈硬化的機率。<br>★抑制微血管增生。 |
| 異硫氰酸鹽 Isothiocyanates | 十字花科蔬菜、水果核心、發芽豆類和種子。 | ★可預防血液凝固栓塞。<br>★抑制氣喘。<br>★防止蛀牙。 |
| 酚酸 Phenolic Acids | 番茄、胡蘿蔔、柑橘類水果、莓類。 | ★是天然的強力抗氧化劑。<br>★能對抗破壞細胞的自由基。 |
| 多酚類 Polyphenols | 綠茶、葡萄、莓類、紅色石榴。 | ★具有抗氧化功能。<br>★能阻斷游離基因增生。<br>★有效延緩衰老。 |
| 植物皂素 Saponins | 豆類和有莢的豆類。 | ★具可抑制癌細胞生成。 |
| 松稀油 Terpenes | 柑橘類的果皮、櫻桃、人蔘。 | ★能延緩衰老。<br>★防治心血管病和癌症。 |
| 多元醣 Polysaccharides | 枇杷果肉及其內含的種子、菇類、五穀、枸杞子。 | ★可防止老化，消除自由基。<br>★對癌症有抑制及預防的效果。 |

# 植物生化素就存在於表皮、果核、種子

一般來說，植物生化素多半存在於植物的表皮纖維下、果核、菜莖皮下以及種子裡面等處，這些可能是被我們丟棄不吃的部分。

拿花椰菜來說，我們都以為花椰菜的營養在花椰上，因此做菜的時候，就把最粗的菜莖切除掉，但真正具有抗癌成分，能提升免疫力和自癒力的植物生化素，卻多在最粗的菜莖表皮裡面。了解食物的真相，就知道多年來我們其實丟棄了不少食物營養的精華，真是可惜！

還有像蘋果的植物生化素存在於果皮下、蘋果心和種子內，這些部位通常在吃蘋果時習慣會將其切除，所以就算我們吃再多

用花椰菜做菜時，把最粗的菜莖切除掉，是不正確的烹煮方式。

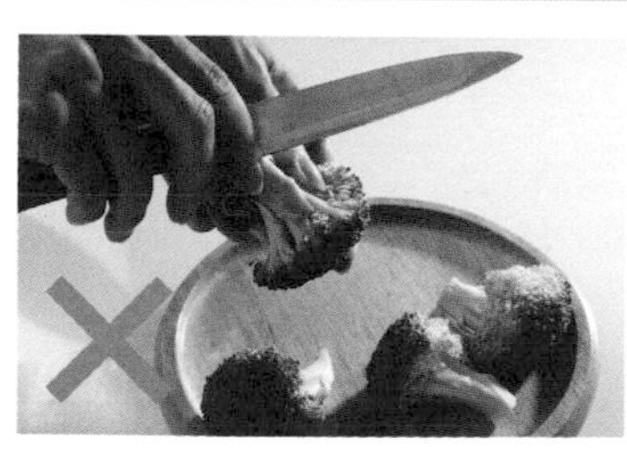

切除蘋果果皮、蘋果心和種子，等於丟棄最營養的植物生化素。

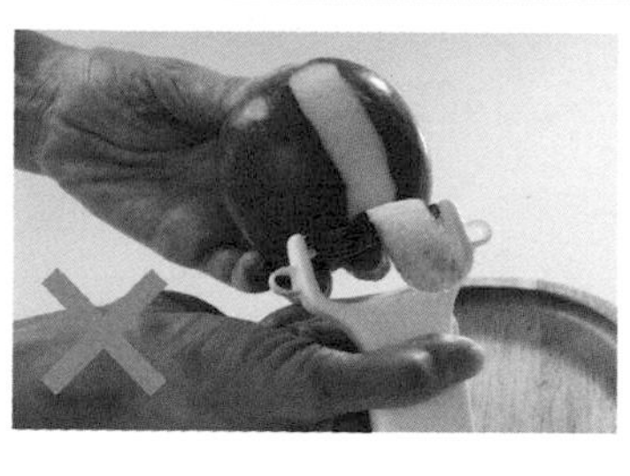

的蘋果果肉，也吃不到蘋果的植物生化素。

有人一定會提出抗議說：「蘋果中含植物生化素的部位太難咀嚼了，就算每一口細細咀嚼四十次，仍然咬不碎蘋果皮，更別提不知從何吃起的蘋果心和種子了。」

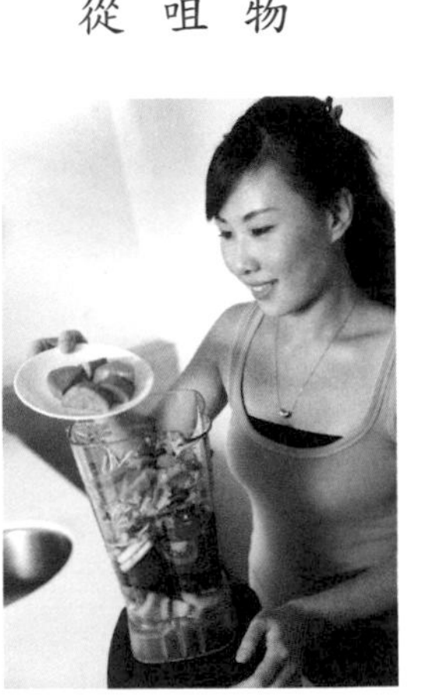

▲ 每種蔬果都含有不同的植物生化素。

這樣的質疑與困擾，其實是可以理解，不過藉由科技的發達，家電業者已經研發出具有三匹馬力以上的果汁機，不僅有足夠的超強馬力，還有瞬間擊破細胞膜的技術，足以幫助我們打出一杯營養完整，口感又細緻綿密的蔬果汁。所以，擔心蘋果皮、蘋果心及種子難以咀嚼消化的讀者，不妨試試看，改利用這種蔬果機，打出各式生鮮蔬果汁飲用，讓自己和家人獲得更完整的健康。

## 微量氰化結合物是強力有效的植物生化素

目前已知，幾乎所有的水果種子內都含有微量的氰化物（Cyanide），氰化物是劇毒，因為恐懼、無知，加上不好吃、不好咀嚼等因素，使得我們長久以來的飲食，都缺乏了水果種子內的植物生化素；要知道植物生化素其實都藏在蔬菜水果表皮下的纖維、果核、種子之中，丟棄它們等於丟棄了可以救命的微量氰化物。

大家一定覺得疑惑，氰化物不是含有劇毒嗎？沒錯！我們都知道氰化物本身是劇毒化學物質，只要少量進入人的身體內，就有致命的危險；但如果是結合的氰化物就不同了，它能將毒性降到最低，並且將細菌、黴菌、病毒分化掉，又不損害我們的細胞。**例如：水果果肉中的纖維和種子就有結合的氰化物叫做花青素；而花青素就是植物生化素的其中一種。**

我們雖然深切體認到：天然的新鮮蔬果，本身就有強大的醫治力量！但可惜的是維生素、酶素、營養素、植物生化素等這些營養，在食物經過烹煮的過程中會逐漸流失。

因此建議，唯有每天將各式各樣的蔬菜水果，洗淨後，連皮、不去心、不去籽的切成塊狀，將其打成蔬果汁，一天至少四到六杯（**有疾病的人需喝到八杯**），這樣努力不懈的成果，不但可增強我們的免疫力和自癒力，預防癌症及各種慢性病，還能延年益壽、返老還童，可說真正解決了現代人的健康難題。

## 三匹馬力以上的蔬果機，能有效萃取植物生化素

在一九九五年以前，我都是使用二匹馬力的蔬果機，一天會喝四到六杯的蔬果汁，也因為這樣的習慣，讓我很少生病。後來科技的研發，我在二〇〇〇年左右就開始使用三匹馬力的蔬果打汁機，可以釋放出更多的植物生化素。

我每天的蔬果汁內容，都是以三分之二蔬菜、三分之一水果為主，早上二杯（**一杯約二百五十西西**）當早餐；午餐前一小時左右再喝一杯；晚餐前一小時再喝一杯，有時候工作較累時，我下午就會再喝二杯，補充精力。所以，每次看診時，病人總是說我愈來愈年輕，皺紋都少了不少。現在市面上已經有三匹馬力以上的蔬果機，能釋放出更多的植物生化素。

### 激活細胞（增強免疫力及自癒力）的飲食方法

取各式各樣的蔬菜水果，連皮、不去心、不去籽的塊狀，打成蔬果汁。

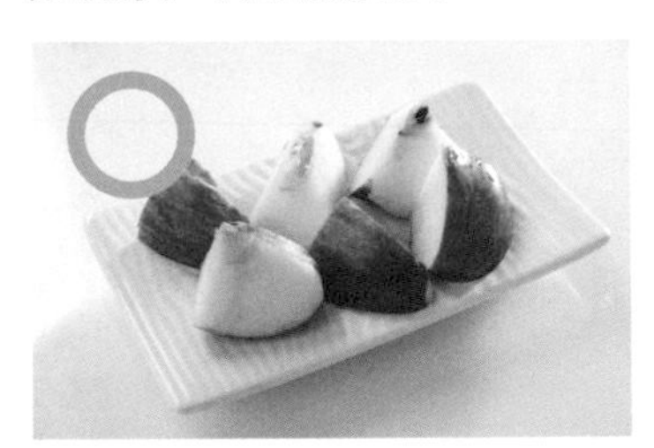

食物經過烹煮的過程中會逐漸流失植物生化素。

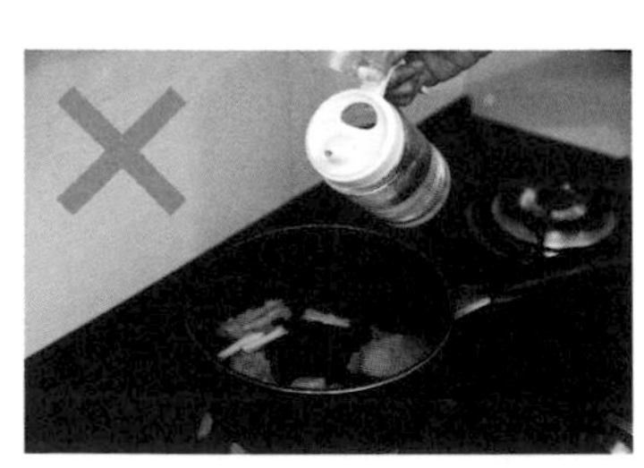

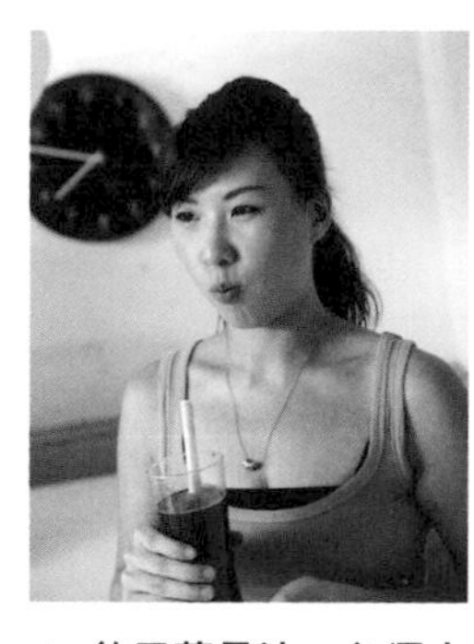

▲ 飲用蔬果汁，必須小口小口啜飲，千萬不能像乾杯般一口氣飲盡。

許多人常常為了喝一杯營養十足的蔬果汁，便將五、六條胡蘿蔔放入榨汁機中，榨出一杯香甜的胡蘿蔔汁，卻將最精華的蔬菜纖維當成廢物般丟棄。雖然有些人將胡蘿蔔渣混合麵粉做成蛋糕、餅乾，但胡蘿蔔渣已經被擠壓去水，又經高溫煮熟，依舊無法讓我們吃進植物生化素。

一般蔬果機只有一或二個馬達，並無法將水果皮、水果心和蔬菜根莖打成糊狀；因此建議盡量挑選三匹馬力以上的蔬果機，才可以把蔬果打到綿細狀，將百分之八十到九十的植物生化素取出。當然，要**喝進含有植物生化素的蔬果汁也是一門學問，記得要小口小口啜飲，千萬不能像乾杯般一口氣飲盡**。

不要忽略蔬果機的重要，也不要輕忽蔬果的價值，三匹馬力以上的蔬果機能夠幫助我們吃進植物生化素。而植物生化素比價值上萬元的保養品、補品、藥品等都更好；**餐前一小時只需喝一到二杯蔬果汁，一天四到六杯，就能常保青春和健康**。

▲ 除了蔬果汁，每天的飲食內容決定健康的關鍵。

## 蒜頭

**每公斤體重一天吃〇・一二五克，遠離直腸癌**

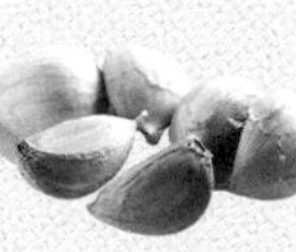

大蒜（Garlic）俗稱蒜頭，為蔥科植物，大蒜與蔥、薑、韭、薤合稱五辛，是烹調料理時不可或缺的香辛佐料，也是全世界公認最接近藥品的健康蔬菜。根據美國北加里福尼亞大學研究小組的研究結果證實，常吃蒜頭確實可以遠離直腸癌。

那麼一天應該吃多少蒜頭，可以預防大腸直腸癌？根據台灣三軍總醫院所發表的研究結果，算出按照每公斤體重一天吃〇・一二五克蒜頭的比例，能有效預防大腸直腸癌，以體重八十公斤的人來說，**一天需吃三至四瓣蒜頭**（約十克）。

不過，蒜頭若食用過量也會造成貧血、抑制精子生成、損害肝臟功能、體重減輕及生長萎縮等狀況，所以計算最恰當的食用量相當重要。這個超級大明星還含有類胡蘿蔔素成分，能預防癌細胞的生成。美國愛荷華女性研究中心便發現，經常吃大蒜的人得到腸癌的機率比一般人少了百分之三十。

還有蒜頭的硫化醣胺（Glutathione），能夠刺激巨噬細胞、輔助性T細胞、調節性T細胞和細胞間素（Interleukine）的活動，從而降低罹患腸、胃、乳房、攝護腺癌的危機。蒜頭的稀血功效（註解⑰），也不亞於阿斯匹靈、可邁丁（Coumadin），且不會帶來藥物的副作用；蒜頭所含多種植物生化素像是硫丙烯（Allyl sulfide）、二烯丙基硫化物（Diallyl sulfide,DAS），還可以抑制致癌毒素HCA與PAH的形成，**這些致癌毒素多存在於炒蛋、高溫燒烤的肉類中，但若與蒜蓉、蒜片一同食用，可有效降低致癌機率**。

許多的研究資料也顯示，大蒜中特殊的蒜素（Allicin）成分，不僅有殺菌、保健效果，還能降低膽固醇的合成，也能降低血小板的黏度，防止血小板貼到血管壁上，造成動脈硬化，是保護心臟的好食物。

別忘了，大蒜中含有很高的硫磺和多種活性成分，古代民間即有將蒜汁塗抹在傷口消毒的治療方法，**從古以來人類就懂得用大蒜對抗黴菌、細菌、驅趕寄生蟲**。

註解17

### 稀血功效

指的便是清除血毒，保持血液的清潔與暢通。所謂的血液污染指的就是血毒，醫學上把血液中積存了過多的有毒垃圾，例如：高膽固醇、菸毒、高脂肪、藥物殘留等，統稱為血毒。

## 食用小祕訣

對大蒜辛辣味始終不能接受的人，可先把蒜頭拍碎，在烹調蔬菜或肉類時再加入，這樣便能減輕濃濃的蒜頭味。但長時間加熱也會分解蒜素的藥效成分，所以烹煮時最好不要超過十五分鐘，這樣既能享受蒜頭的好處，又能避免辛辣的氣味。

如果擔心蒜味殘存口中，吃完大蒜後，不妨試試嚼根香菜或巴西利，就能將濃濃的蒜頭味去除。

▲巴西利

# 薑母與薑

**每日吃一小杯薑蓉，健康防癌**

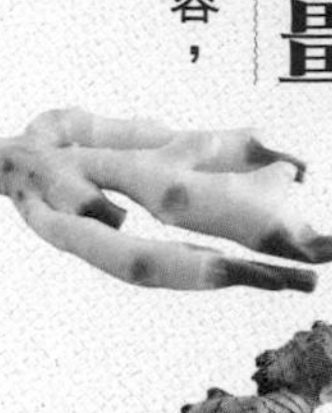

薑母（Turmeric）含有一種很強的植物生化素叫薑黃素（Curcumin），能抑制環氧酶2（COX2），環氧酶2會帶來關節炎、細胞發炎以及癌症。薑母（**又稱為薑黃**）還可以讓出軌細胞（**註解⑱**）「自我滅亡」（Apoptosis）、防止血管增生，抑制癌細胞藉由血管增生而擴散；另外，薑母也有抑制血小板積聚，防止中風的危險。

至於為什麼特別強調是薑母，是因為醫學的研究報告都是以薑母為對象；當然，一般的薑也應有同樣的效果，只是薑的薑黃素比不上薑母那樣多而已。

而薑屬於薑科植物，根莖部分，除了是日常做菜用的辛香佐料外，薑還可以入藥。薑的主要成分有生薑醇和薑烯酚（**是止吐的重要成分**）、薑辣素（**辣味成分來源**）、揮發油類（**薑的香氣來源**）、以及黃樟素、澱粉等。

薑所具備的辛辣成分薑油醇（Gingerol），也是一種植物生化素成分，它能適度刺激身體，促進血液循環，讓腸胃和內臟器官活絡，進而達到出汗與增加食慾的目的。許多醫學研究顯示，薑油醇還具有降低血壓，舒緩心血管疾病的功效。薑還能舒緩許多症狀，從暈車、暈船到暈機、消化不良到偏頭痛，都能發揮療

註解18

出軌細胞

指的便是不依照正常細胞的新陳代謝規則，只是不斷的增多，也可以說是癌細胞的前身。

效。古代羅馬人行軍，身旁甚至都會帶一塊薑，作為保健之用。

最重要的是，如果能養成每日服用一小杯薑蓉**（即把薑洗淨後，連皮一起磨成碎末）**的習慣，不管是將它加入蔬果汁、湯或飯之中，不僅能防止身體發炎、消除胃氣、降低膽固醇，還能幫助血液循環，進而降低罹患癌症的機率。

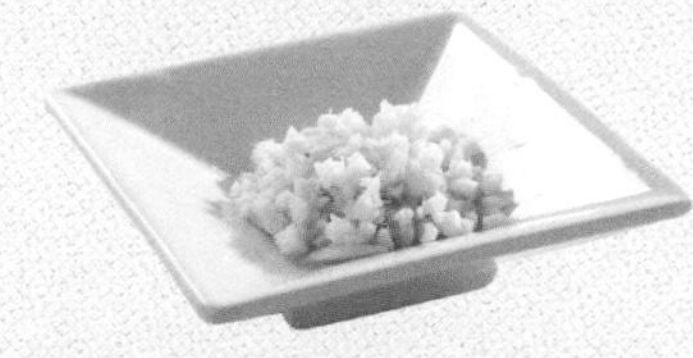

▲ **每日食用一小杯薑蓉，不僅能防止身體發炎、消除胃氣、降低膽固醇，還能幫助血液循環，進而降低罹患癌症的機率。**

## 食用小祕訣

可別認為日本壽司店裏的醋漬生薑片，只是盤子上的裝飾，它們可是具有殺菌與幫助消化的雙重效果。

只要把薑削皮後切成薄片，再用熱水稍稍燙過，趁熱時泡在有機蘋果醋、少許甘草粉和海鹽所混合成的甘醋汁裏，就成了醋漬生薑片，非常開胃爽口。

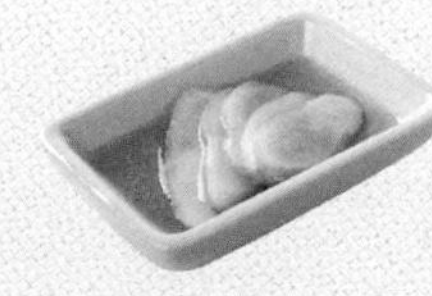

此外泡過生薑的甘醋汁還可以拿來加開水飲用，因為醋能恢復精力、消除疲勞，增進食慾，也可以防止高血壓，延緩皮膚老化。

# 杏桃

## 最佳的天然防癌水果

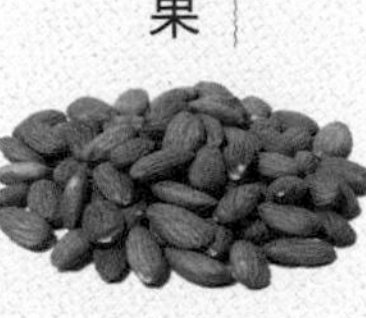

杏桃（Apricot）屬於薔薇科植物，杏或山杏的果實，隨著杏桃防癌、抗癌作用的被發現，也使得其身價一翻百倍。

杏桃中含有豐富的維生素A，在水果中僅次於芒果，位居第二。維生素A有修復上皮細胞和防癌作用。另外，杏桃中含有的大量維生素$B_{17}$，被認為是最有前途的天然抗癌新藥之一。

杏桃中含有的扁桃也有抗癌活性，南北朝《齊民要術》中就有「杏酥粥」食療記載；清代《養身隨筆》中也有「杏仁去皮尖，水研濾汁，煮粥，微加冰糖」的記錄，能治腸癌瀉血，無論是日常保健或腫瘤患者，如果能多吃新鮮杏桃、杏仁、曬乾的杏桃（註解⑲）及杏仁粥等，對健康大有幫助。

美國研究學者也發現杏仁（中國南北杏）或杏桃的種子，含有植物生化素叫阿米達靈（Amygdalin）或維生素$B_{17}$，證實能防治癌症；其他像是蘋果、櫻桃、桃子及李子的種子，也都含有同樣可抗癌、防癌的植物生化素$B_{17}$；此外，小米、蕎麥、扁豆及埃及豆，也都有少量維生素$B_{17}$的成分。

此外，杏仁（Bitter Apricot Seed）所含維生素E，是堅果類食物中的翹楚。杏仁其實就是指杏桃的核仁，是屬於核果類的家族之一。中國人將杏仁當成藥材來使用已有數千年的歷史，在明朝李時珍的《本草綱目》中就記載著：「杏仁性味辛苦甘溫、有小毒，入肺與大腸經。有止咳平喘、潤腸通便之功效。」

一般來說，**杏仁可依產地不同，分為「南杏」和「北杏」**。南杏仁味甘，又稱甜杏仁，在中醫上的用途不大；北杏仁味苦，又稱苦杏仁，中醫所說的杏仁多是指此，具有許多療效。

而從營養素的觀點來看杏仁，它含有維生素E、單元不飽和脂肪酸、鈣、鎂、鋅、鉀等。最重要的成分便是維生素E，其主要功效便是抗氧化、抗癌及抗老化；而杏仁所含的維生素E，是其他堅果類的十倍以上，只要三十至五十克的杏仁（**大約三十五顆**）就可提供人體一天所需要的百分之一百維生素E。

當然，杏仁除了含有特別豐富的維生素E之外，杏仁所含的脂肪幾乎都是不飽

註解19

### 杏桃

新鮮的杏桃固然富含銅、鐵、鉀、纖維素和β胡蘿蔔素，但曬乾以後，營養價值卻更高。

不過，營養成分更多的是在杏仁，這是長壽的真正祕密所在；杏仁是維生素 $B_{17}$，也就是苦杏仁植物生化素的最好來源，這種物質具有很強的抗癌能力。

### 杏仁分為二種

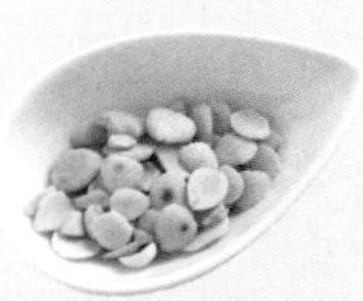

**▲ 南杏仁味甘，又稱甜杏仁，在中醫上的用途不大。**

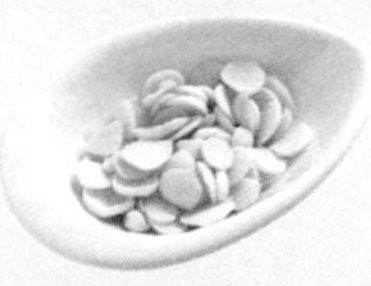

**▲ 北杏仁味苦，即是中醫所指的種類，具有許多療效。**

和脂肪酸，所以不但不會造成身體的負擔，反而能去除膽固醇，預防動脈硬化。而杏仁中豐富的鈣與鎂，則能建造好骨骼。此外，杏仁不只味道香甜，還是個開心果，因為它豐富的維生素$B_2$與菸鹼酸，能適時地舒緩我們緊繃的情緒。

## 食用小祕訣

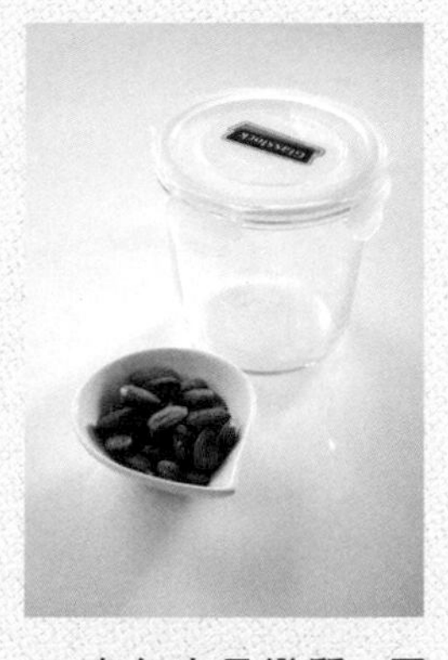
▲ 杏仁容易變質，因此建議應存放在密封瓶罐，以保持其新鮮度。

杏仁富含的維生素E是脂溶性維生素，能與脂肪共存，但杏仁一旦不新鮮，脂肪就容易氧化，無法發揮維生素E原本的功效。所以，好好保存杏仁非常重要。

一般來說，帶殼杏仁較能減緩氧化速度，但市面上所販賣的多是無殼杏仁，建議可將其放入密封瓶罐內，來減緩氧化速度，以保持新鮮。

烘烤的杏仁已破壞了內含的油酸及卵磷脂後，才會發出香味（此味道為多環芳香烴），為致癌劇毒物質，食用過量不宜，建議只能每週食用一次極小量，身體會自然代謝，但杏仁最好還是生食為佳，可攝取到含有強效抗癌的植物生化素$B_{17}$。

# 番茄

所含茄紅素，是最出名的抗氧化成分

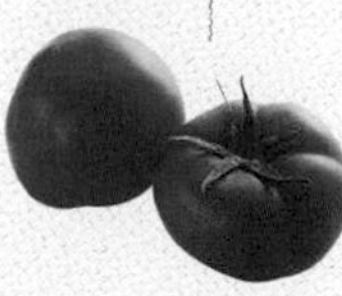

番茄（Tomato）在中國的歷史可追溯自明朝，屬於茄科的它們，由於來自西方，因此被叫作「番茄」，而其樣子又酷似柿子，因此也有人稱之為「西紅柿」。

番茄最出名的抗氧化成分就是茄紅素，它能保護細胞不受到傷害，也能修補已經受損的細胞，具有防癌與抗癌的功效。

哈佛大學在一九九五年一項大規模的研究發現，一星期吃十份以上番茄製品的男性，得到攝護腺癌的機率能降低百分之三十五；以色列的研究也發現，番茄紅素能抑制乳癌、肺癌及子宮內癌細胞的成長。

新鮮番茄含有高達三百八十多種的植物生化素，像是番茄中的谷胱甘肽（註解20）（Glutathione）可以開啟第二期排毒酶素，防止細胞被破壞；類胡蘿蔔素中的茄紅素（Licopene），可以提升免疫系統天然殺手細胞（Natural Killer Cell）的執行能力，防止心臟病和乳癌、卵巢癌、子宮頸癌、

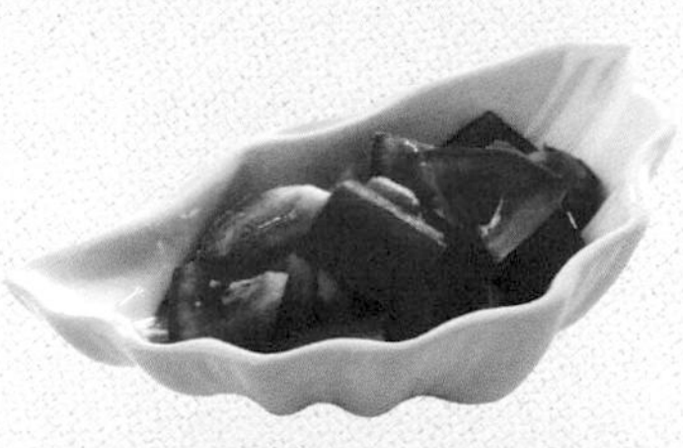

▲ 番茄含有高達三百八十多種的植物生化素，是抗癌防癌最佳的食材之一。

註解20

**谷胱甘肽**

為一種抗氧化物質，存在於身體的細胞中，藉由自身氧化以中和自由基對脂肪酸或遺傳物質的傷害；此物質不但在美容方面有舉足輕重的角色，在紅血球的抗氧化也占有一席之地。

攝護腺癌、肺癌、膀胱癌的罹患機率。

番茄中的$\beta$胡蘿蔔素和$\gamma$胡蘿蔔素，還能提升免疫力，防止視力退化與視網膜氧化；其維生素C和E，則可以防止自由基破壞細胞，預防心臟病，並幫助減緩老化。

## 食用小祕訣

新鮮的番茄含有豐富的維生素，但稍微烹煮一下，效果會更好。烹煮時記得加一點脂肪，如**橄欖油或椰子油**（標籤註明中鏈三酸甘油脂 MCT OIL）最好，就能讓更多的番茄紅素釋放出來，也更容易被人體所吸收。

生食番茄應該要選擇全紅不帶綠的熟成番茄，才會安全又具有豐富的營養價值。

番茄若要加熱，溫度不可以超過攝氏三十九度，才能釋放出最多的植物生化素。

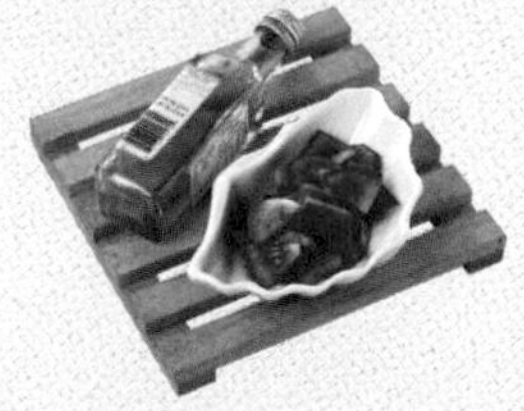

▲ 新鮮的番茄烹煮時，記得加一點橄欖油或椰子油，可以釋放更多的茄紅素。

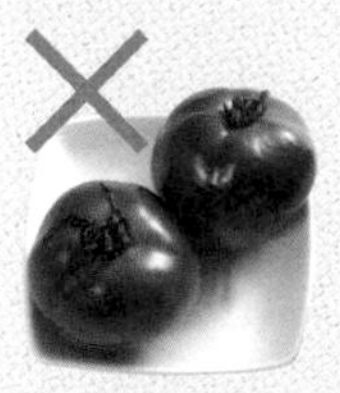

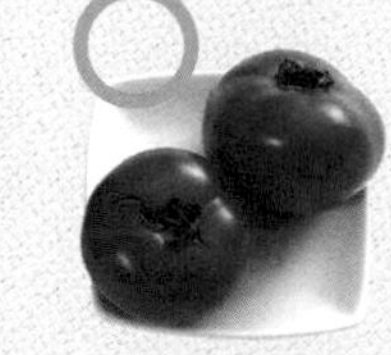

▲ 生食番茄應選擇全紅不帶綠的熟成番茄。

# 胡蘿蔔

## 含有高達四百九十多種的植物生化素

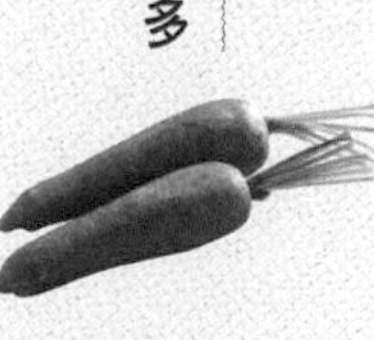

胡蘿蔔（Carrot）原產地在歐洲溫帶地區、北非及西亞。與原生於中國大陸的白蘿蔔並沒有任何的親戚關係，其名稱大概是元代從西域傳進中國時，大家對這種紅色植物都很陌生，又不知道它叫什麼名字，但仔細看起來很像白蘿蔔，又從「胡地」傳進來，因此就稱為「胡蘿蔔」。

有人稱胡蘿蔔是「窮人的人蔘」，因為它含有高達四百九十多種的植物生化素；尤其是β胡蘿蔔素，可以支持免疫系統功能，幫助健康細胞成長，打擊自由基的破壞細胞膜，防止DNA異變，減少罹患癌症機率，同時防止脂肪氧化，降低壞膽固醇。

另外，胡蘿蔔中的硫化醣胺（Glutathione又叫谷胱甘肽）可以將氧化的、使用過的抗氧維生素E回復，使抗氧維生素E能繼續消滅自由基，防止細胞被自由基破壞；硫化醣胺還可以開啟第二期排毒酶素，加速細胞內在排毒與防癌，並能降低肝臟指數，使肝臟恢復正常功能。

胡蘿蔔還含有鈣、鉀、維生素B和C。鈣可以幫助

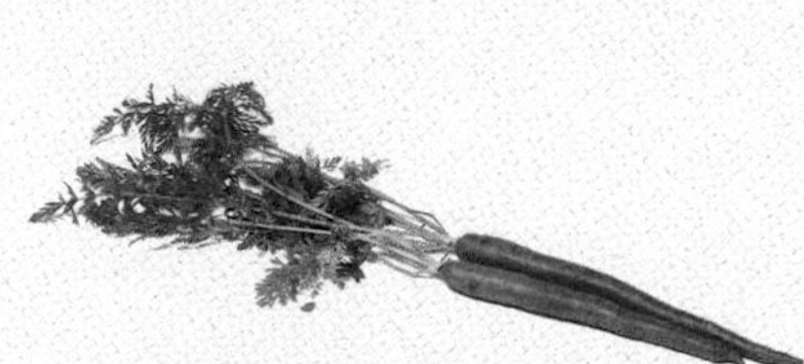

▲ 紅蘿蔔富含四百九十多種的植物生化素，因而被稱為「窮人的人蔘」。

血管收縮；鉀可以幫助心跳率；維生素B可以幫助新陳代謝；抗氧維生素C則可以防止自由基破壞細胞，並能強化血管。還有，胡蘿蔔所含有的維生素A，對治夜盲症、去痰、咳嗽及高血壓都很有效。此外明朝李時珍的《本草綱目》中也指出，吃胡蘿蔔對於腸胃五臟都很好，經常食用可說是有益無損。

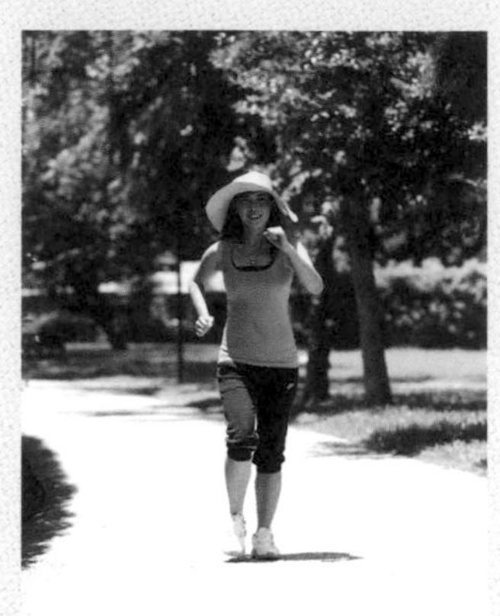

▲ **曬太陽時間最好是在早上十一點至下午二點**（在走動下曬20分鐘時間並不長，所以並不會構成皮膚癌），**因為強烈的紫外線才能穿過皮膚層，到達含有膽固醇和脂肪的內層，來幫助將鈣及其他礦物質成功送達骨骼。**

## 食用小祕訣

雖然 $\beta$ 胡蘿蔔素會在體內分解轉變為維生素A，如果每天能在陽光下曬二十分鐘，就能顯現出它的效果。

# 甜菜根

## 生機飲食界的超級明星

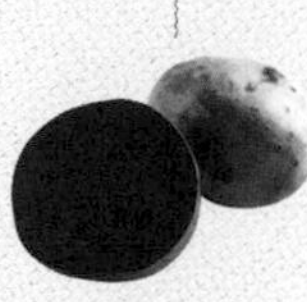

甜菜根（Beet root）目前是生機飲食界裡的明星，但相信許多人都沒看過甜菜根，更別提吃過甜菜根。甜菜根屬於根莖類，長得很像台灣的大頭菜，切開來果肉是紅紫色，吃起來汁多味甜，咬起來口感脆脆的。

長久以來，在歐洲民間與藥草療理師的心目中，甜菜根的地位就好比是中國的靈芝一般崇高，而且在歐洲，還將甜菜根製成糖來用。現在中國北方也有大量培種甜菜根，作成甜菜糖。

甜菜根含有豐富的鉀、磷、鈉、鐵、鎂、糖分和維生素A、B、C以及葉酸$B_8$（Biotin）可以激發胰島素分泌，強化葡萄糖分配，並能幫助消化；甜菜鹼（Betaine）可以加速膽汁分泌，幫助疏通肝血管梗塞；鋅酶素（Zinc enzyme）則可治癒脂肪肝。二甲化醋酸（Dimethylglycine，或稱DMG），可防止血管梗塞，阻止心臟病，還可治療憂鬱症。

此外，甜菜根中還具有天然紅色維生素$B_{12}$和優質的鐵質，是婦女與素食者補血的最佳天然營養品。一般人除了把甜菜根當成天然的綜

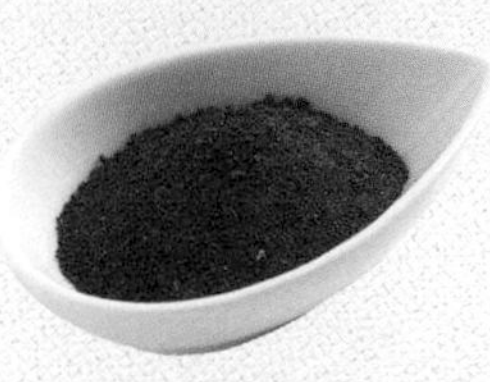

▲ 因為新鮮的甜菜根是季節性食材，因此在非盛產季節可以使用低溫製成的甜菜根粉替代。

合維生素來使用之外，當遇上感冒發燒、身體虛弱時，甜菜根也能促進消化、補給營養。

甜菜根如果發芽會如同馬鈴薯含有龍葵鹼（Solanine），最好不要食用，以免造成身體不適。

## 食用小祕訣

甜菜根具有換血、造血及清血的功效；如果有膽結石問題，建議可在每餐前先飲用半杯生甜菜根汁，可防止飯後不適。如果有腹瀉者不宜過量。

打蔬果汁時，甜菜根只要去掉有泥土的部分，然後留部分外皮一同攪打。此外打蔬果汁時，也可以將甜菜根葉片洗淨一起攪打，攝取不同的植物生化素。

生的甜菜根經煮熟後會轉變成草酸鹽，容易造成腎結石，所以建議一周可食用一次煮熟的甜菜根。

▲ 煮熟的甜菜根，最好一周吃一次就好。

蔬菜類

# 蘆筍

**強而有力的天然防癌食物**

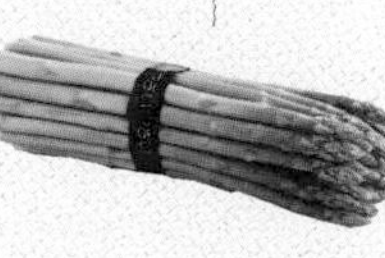

蘆筍原產於南歐到西亞一帶，兩千多年前就是希臘人生活中寶貴的藥材，十七世紀時，蘆筍更成為法國皇宮宴客必備的佳餚。

蘆筍鮮嫩翠綠的莖幹含有豐富的葉酸，五根蘆筍大概就有一一〇微克的葉酸，是人體每天需求量的百分之20%。婦女在預備懷孕前三個月，應多吃含高葉酸的蔬菜，像是蘆筍、番茄、胡蘿蔔等，因為葉酸可以預防流產、胎兒骨椎分歧（註解21）、先天性神經管缺損等妊娠問題。

此外，蘆筍因含高量維生素A、C、E，不僅可以預防孩童近視、成人以及兒童的心臟問題，更有抗癌的效果，如肺癌、皮膚癌、攝護腺癌、淋巴癌。蘆筍中的高鉀含量，還可以加速血液循環以及腎臟排尿。蘆筍中的硫化醣胺，更是開啟細胞內的第二期排毒酶素，保持細胞的完整與清潔，可說是強而有力的天然防癌食物。

**註解21**

**胎兒骨椎分歧**

即是小孩子的骨骼發育不正常，骨骼分叉就會使小孩出生後的形體不正常。

## 食用小祕訣

夏天容易中暑，當身體感覺疲憊時，吃蘆筍是最好的選擇！建議可將切碎的蒜片與清燙過的蘆筍和熟雞胸肉一同食用。

蘆筍的葉酸，搭配雞肉豐富的維生素B，以及滋養補身的蒜頭，這樣的組合對疲累虛弱的上班族，最能有效恢復元氣。

# 芹菜

**最天然的高血壓降壓劑**

芹菜是生長在濕地地區的一種可食用植物，北從瑞典，南到阿爾及利亞和奈及利亞，都可以在菜市場裡面看到芹菜的蹤影。

芹菜（西洋芹或中國芹菜皆可）是使人保持健康的最佳食物之一，它能中和體內的鈣質和酸性的物質，同時還具有清血的作用。此外，芹菜還可以防止心律不整，減少坐骨神經、風濕痛、痛風的疼痛，並抑制組織胺帶來的敏感。

當然芹菜對於腦部和神經也具有保護作用；芹菜所含高葉酸，可以防止胎兒骨椎分歧，並能降低血管梗塞的機率；抗氧維生素C則可以不讓自由基破壞細胞。

芹菜所含類胡蘿蔔素，屬於乙型胡蘿蔔素，能加強免疫系統功能，預防肺癌、乳癌、胰臟癌及攝護腺癌；陽光下乙型胡蘿蔔素能轉化成維生素A，可以幫助視力，防止DNA異變。

最重要的是，芹菜內的硫化醯胺可以開啟第二期排毒酶素，加速細胞內在排毒與防癌；芹菜內的植物生化素芹原因素可以擴張血管、降低血壓，是最佳的天然高血壓降壓劑。

## 食用小祕訣

每天吃八根西洋芹能有助轉化高血壓指數為正常血壓！

此外，芹菜搭配酌量的薑和黑胡椒五粒涼拌食用，除了可以預防貧血，也可預防骨質疏鬆，改善低血壓。

# 藍莓

十大現代人最佳營養食品之一

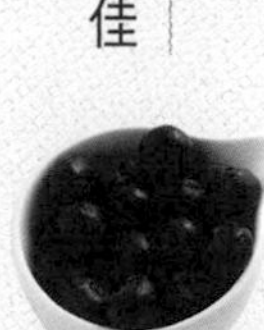

藍莓（Blueberry）原產地是北美大陸，即現今之美國北部與加拿大，後來才發展到歐洲，目前在中國東北省也有種植。

藍莓含有豐富能吸收氧化自由基的能力。抗氧化指數（Oxygen radical absorbance capacity，簡稱 ORAC）愈高，防止自由基的破壞愈強。藍莓的抗氧化指數很高，能防止自由基破壞細胞；又有回夏醇（Resveratrol，又名白藜蘆醇），可以保護心血管和心臟健康；回夏醇和維生素C，同是對抗老人癡呆（失智症）的有效成分。

此外藍莓中豐富的莓酸（Ellagic acid），更是抗癌勇士；其所含的植物花青素還可以防止心臟病、血管氧化；類黃素（Flavonoid）可以防止腦細胞被自由基破壞；藍莓中的鞣酸又名單寧酸，則可以防止尿道發炎。

美國農業部（United

## 食用小祕訣

在盛產藍莓的季節（從每年五月到十月），建議每天食用半杯新鮮藍莓，還可有增強腦力和視力的作用。

藍莓為至陽之果，盛產季時可以當零嘴天天享用一大盤。若是買不到新鮮的藍莓，可以用低溫烘焙的有機藍莓乾，或者是蔓越莓乾代替，以挑選無添加糖分為佳，或者可用枸杞子替代。藍莓經高熱乾燥過程，則會溫性轉變為涼性，如果食用過量的藍莓果乾，或是飲用過多加工過的藍莓汁，有可能會導致乾咳不止。

States Department of Agriculture，簡稱 USDA）的研究也指出，吃藍莓可以預防癌症和減緩衰老，尤其是對於記憶力衰退和運動神經減弱，更有預防的效果。

吃藍莓能有這麼好的功效，難怪它被二〇〇二年一月二十一日所出刊的〈Time〉雜誌報導，並引用科學家的話，推薦藍莓為十大現代人最佳營養食品之一。

### 藍莓的飲食宜忌

盛產期可吃半杯新鮮藍莓，提升腦力及視力。

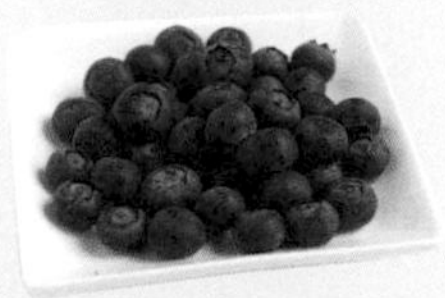

製作蔬果汁時，如果沒有新鮮的藍莓，可用低溫烘焙的有機藍莓乾、蔓越莓乾、枸杞替代。

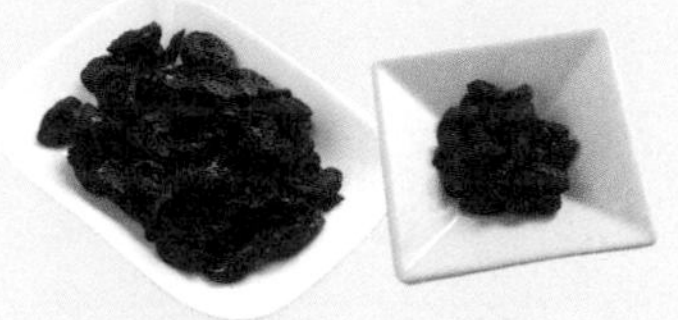

用過量的藍莓果乾，或加工過的藍莓汁，有可能會導致乾咳不止。

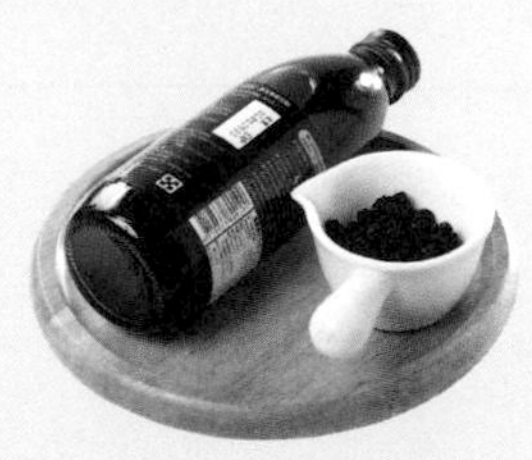

# 櫻桃

## 鐵含量居各水果之冠

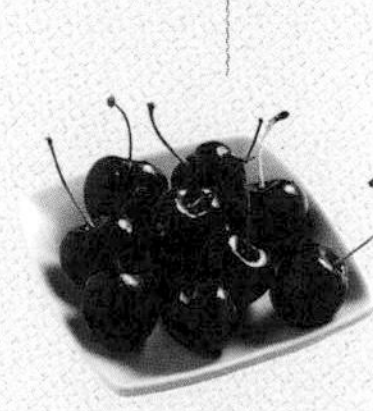

櫻桃（Cherry）是薔薇科的有核水果，真正的栽種地無處可考，只知部分品種起源於北美洲，部分起源於黑海地區；另一些則起源於中國大陸，已有三千多年的栽培歷史。

櫻桃所含的營養素非常豐富，其中有一種重要的活性物質鞣花酸，可消除人工和天然致癌物的作用，達到預防癌症的功效；除了櫻桃，草莓和葡萄中也含有量較多的鞣花酸。此外，櫻桃的鐵含量可說是水果之冠，每一百公克高達六毫克，比蘋果、橘子、梨子等高出二十倍，是補充鐵質的最佳食物之一。

櫻桃還含有豐富的維生素C、E，能防止自由基破壞細胞，可預防心臟病、帕金森氏症、癌症；櫻桃中的回夏醇，還可以活化長壽酶（Sirtuenzyme），延長生命；紫蘇素（Perrilyl alcohols）可以溶解腫瘤；花青素能抑制環氧2（COX2）和5—脂氧合酶（5-lipoxygenase，簡稱5-LOX）運作，預防發炎、抗老化；櫻桃中還含有黑激素，可改善眼睛疲勞、修補細胞、幫助睡眠。

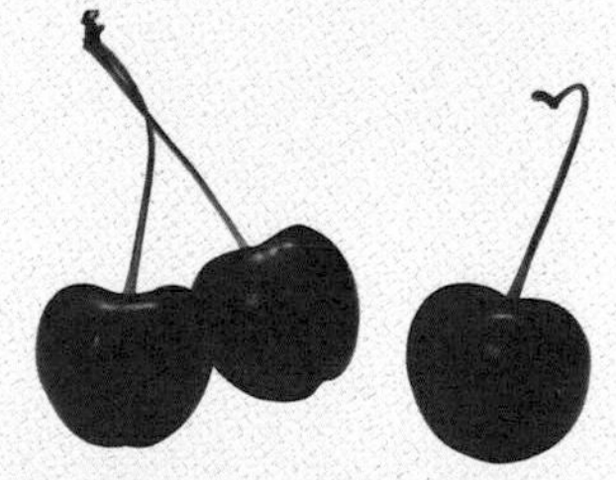

▲ **櫻桃不但有高含量的鐵質，還能修補細胞、改善眼睛疲勞、提升睡眠品質。**

除了櫻桃果肉，櫻桃核仁中也含有氰化物和花青素等抗癌成分。雖然核仁中還有氫氰酸（Prussic acid），是一種含劇毒的植物生化素，但少量氫氰酸可以緩解胸痛、胃痙攣，並殺死腸中的寄生蟲。

## 食用小祕訣

櫻桃有幫助改善痛風的功用，可每天吃一大碗去籽的櫻桃（約六十粒），和喝八杯活性水，並斷絕一切肉類及豆腐，約一週至十天後視個人狀況，有助改善痛風病況（如要改善痛風症狀也可用四顆檸檬擠汁，加入二公升的水中，一天中飲用完畢）。

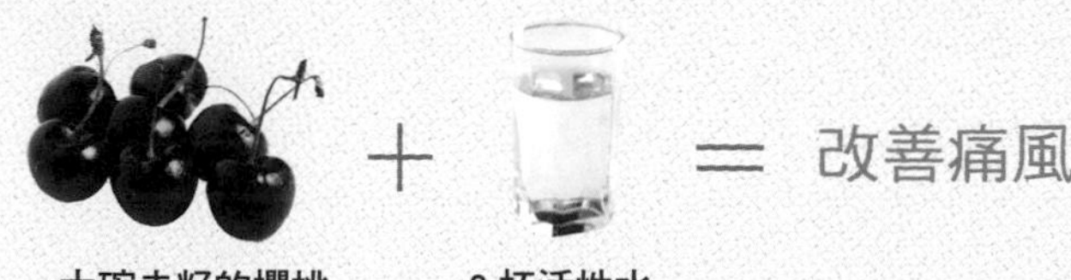


一大碗去籽的櫻桃（約六十粒）　　8 杯活性水

櫻桃籽有著堅硬的外殼，會使得蔬果汁味道變苦，不易入口，所以無法食用，因此在製作蔬果汁前必須取出籽。

# 草莓

## 打擊癌細胞的植物生化素高手

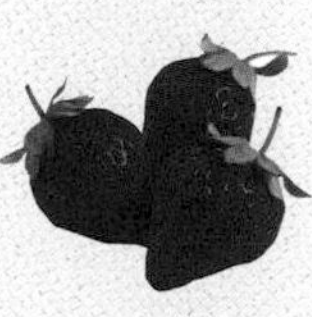

草莓（Strawberry）原產於南美洲，全世界各地都有栽培。台灣則主產於苗栗大湖鄉。草莓含天然蛋白質、維生素B、C、蘋果酸、枸櫞酸；新鮮時享用，有清涼止渴的感受，在藥用上有防止骨質疏鬆症的作用，所含維生素C有抗自由基的功能，對人體的清血、利尿也有所幫助。

草莓含極高的維生素C，可以保護眼睛免受烈日、紫外線的傷害；草莓中的葉酸（Folic acid）和維生素K，還可以溶化阻塞血管的同半胱胺（Homocysteine）硬塊，防止中風、心臟病發作。

此外，草莓中還含有可觀的維生素K、鈣、鎂，如果能天天食用，可以防止骨骼疏鬆、增強骨骼強壯度；草莓含有的莓酸又名鞣花酸，為打擊癌細胞的植物生化素高手，可以溶解毒素，防止細胞異變，可用來治療食道癌。

除了果肉，別忘了還有草莓的種子，它含有催眠素，可幫助睡眠，並能治療失眠。

### 食用小祕訣

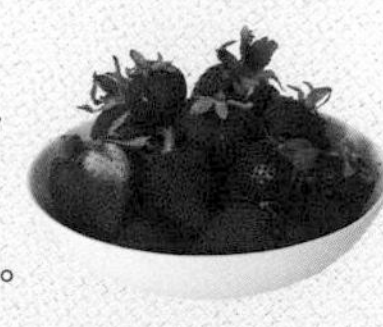

草莓果實水分多、皮薄，因此不耐搬運，偶有碰撞擠壓，很容易就腐爛，所以在選購時，建議以果蒂鮮綠、表皮圓滑、無受損，色澤鮮紅為佳。

# 枸杞

## 常食可延年益壽、青春永駐

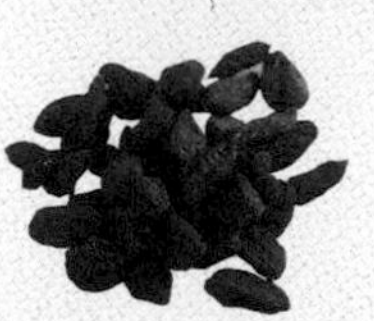

枸杞（Lycium barbarum）又名枸杞果，是枸杞的果實，屬莓類；外表紅潤甘美，滋味如同葡萄般甜美；目前以中國大陸寧夏、甘肅兩地所生產的為優。

枸杞含有維生素A，可以保護眼睛，使肌膚保持年輕；另有多種維生素B，可以幫助新陳代謝；以等重的柳丁來說，枸杞的維生素C含量高過柳丁五百倍，能增強體力；維生素E能使血壓與心臟功能正常。

枸杞所含的多醣體，有增強非特異性免疫的作用，促進吞噬細胞的吞噬功能，加強血清溶菌酵素的活力和抗體的提高，並增加抗體細胞的數量。

還含有十八種胺基酸和二十一種微量金屬，可以幫助美容和減肥；還有類酚（Flavonoid）、多元酚（Polyphenol）、植物生化素、胡蘿蔔素及黃鐵醇（Pyrsoles），這些元素都可以強化我們的免疫和自癒系統，並能抗炎、抗黴菌、淨化器官，尤其是腎臟和肝臟。所以經常食用枸杞，不但明目強身、延年益壽，還能青春永駐。

### 食用小祕訣

建議可把枸杞當零食生嚼食用，滋味非常甘甜。也可浸泡在溫水中，讓其釋放出甜味後，當作保健養生茶飲享用，也很不錯！

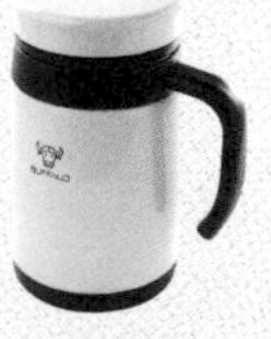

## 吳醫生的保健養生茶

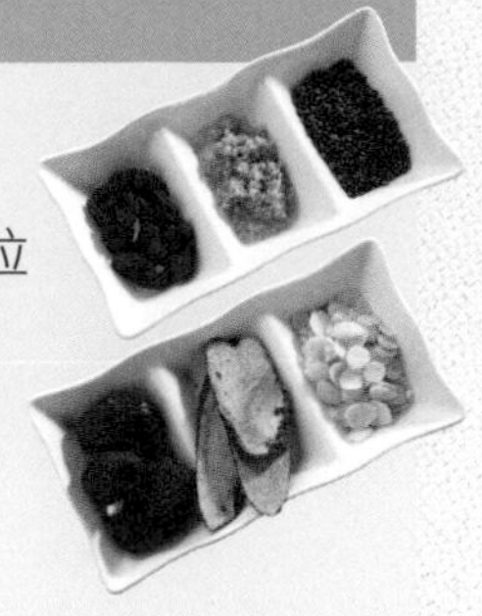

**材料**

枸杞子..............1 大匙　紅棗（或蜜棗）2～3 粒
甘草..............5～6 片　大豆卵磷脂......1 小匙
北杏..................1 小匙　蜂花粉...........1/3 小匙

**做法**

1. 將甘草、北杏和紅棗放進湯鍋中，加入水 3 杯，以中火煮約 15～20 分鐘（約剩 2 杯的水量）。

2. 加入枸杞子，以中小火續煮 1 分鐘，即可熄火。

3. 最後加上卵磷脂、蜂花粉（可隨個人喜好添加份量或不加都可以）調勻，即可飲用。

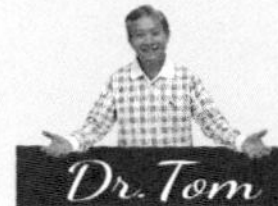


### 吳醫師的小叮嚀

如果平時忙碌沒時間，也可以在睡覺前，取甘草、北杏、紅棗，加上五百西西的水，全部放入大碗中，放進電鍋中蒸熱；第二天早上加入枸杞子燜約一分鐘，再放入卵磷脂、蜂花粉拌勻，當早茶飲用。

長期飲用此茶飲，可提高免疫系統，補氣、補腎、提神醒腦以及強化眼睛功能，美化肌膚，不僅經濟實惠，且老幼皆適宜，建議您不妨一試。

不過需注意，糖尿病患者不能添加甘草和紅棗，建議可改用黃耆（北耆）或黨蔘或花旗蔘。

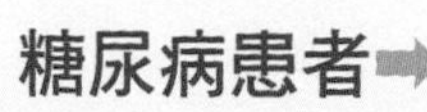


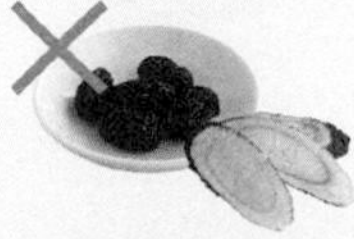

紅棗、甘草

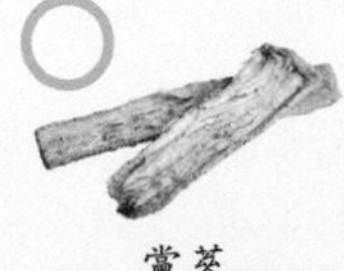

黨蔘

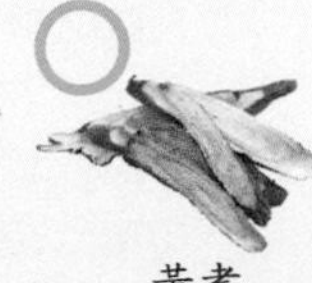

黃耆

# 蔓越莓（或稱小紅莓）

可預防尿道、陰道細菌感染

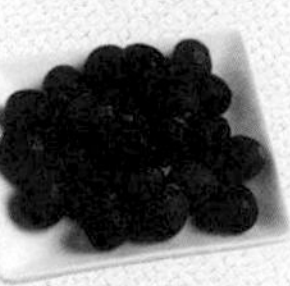

蔓越莓（Cranberry）屬蔓越橘科，是一種特產於北美少數地區，生長在矮藤上，小小、圓圓、表皮富彈性的鮮紅小果子，所以也有人叫它做小紅莓。

由於蔓越莓需要在特殊的環境和氣候條件下，才能栽培出來，所以全球的蔓越莓產區不到四萬英畝，產量有限，因而有「北美的紅寶石」的美稱。

相關研究顯示，蔓越莓被廣範地用來預防或治療尿道、陰道方面的細菌感染。

由於它是大自然所提供，對膀胱炎和尿道感染的最佳武器之一，因此在美國，每年平均就要吃掉約一億一千七百萬磅的蔓越莓，數量非常驚人。

蔓越莓抗菌黏附機制，在臨床治療及流行病學的研究上，也都有相當突出的表現，像是蔓越莓所含高量草酸（Oxalic acid），可幫助排除體內宿便，然而經過**加熱煮過的蔓越莓汁，則會形成草酸鹽（Oxalate），恐**

▲ 乾燥過的蔓越莓，大多含有高量的糖分，一般人不宜食用過量。

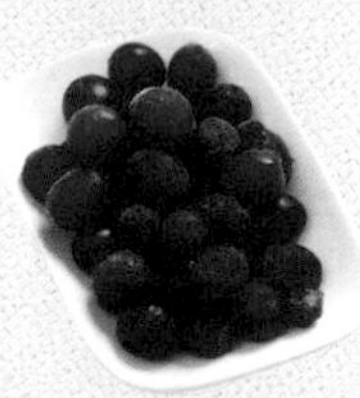

▲ 新鮮的蔓越莓含有高量的草酸，可幫助排除宿便。

**造成腎結石之慮**，需特別注意。

此外，蔓越莓還含有很高的鞣酸又名單寧酸，可以防止尿道發炎；蔓越莓種子內也含有很高的脂肪酸（Omega）、莓酸，**可以防止血管梗塞**、**降低膽固醇**、**殺菌**、**防癌**，尤其能殺死胃中的幽門菌（Helicobacter Pylori, HP又名幽門螺桿菌）。

## 食用小祕訣

新鮮蔓越莓的酸度可媲美檸檬，因此建議可將蔓越莓去核後，加上木醣醇（Xylitol）以及活性水，放進蔬果機內打成汁來喝，不僅可調和口感，還能增加鈣質及預防骨質疏鬆症。

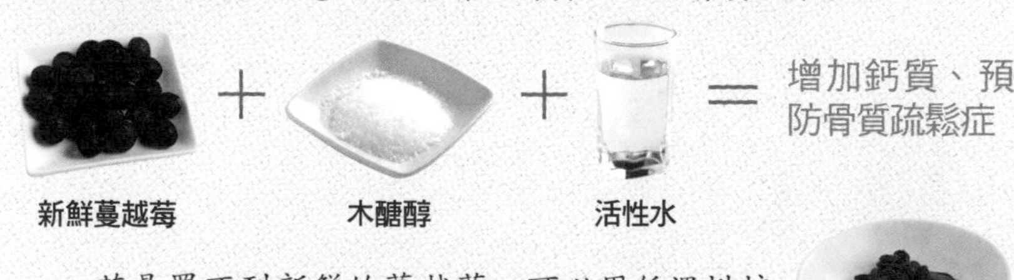


若是買不到新鮮的蔓越莓，可以用低溫烘焙的有機蔓越莓代替，但是要挑選無添加糖分為佳，或者是用枸杞子替代。

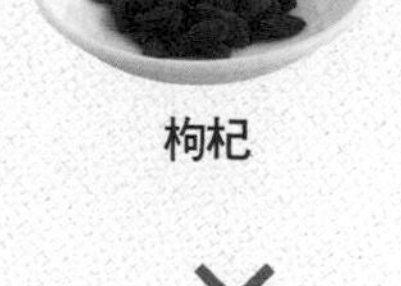
枸杞

市售蔓越莓果乾或果汁，都會額外再添加糖分，所以肥胖及糖尿病患者應適量食用。

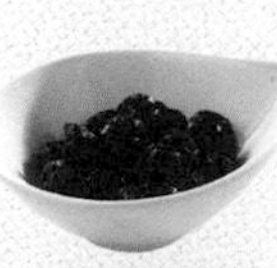
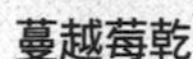


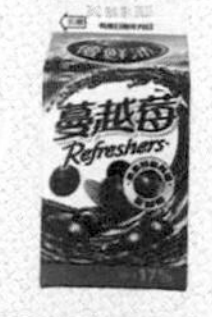

蔓越莓果汁

→

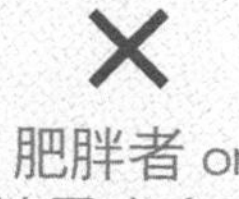

肥胖者 or 糖尿病患者不宜過量

# 亞麻子

## 身體細胞所需的重要原料

亞麻子（Linseed or flax seed）為亞麻科植物亞麻的種子，主要產於中國大陸內蒙古、黑龍江、吉林等地。

亞麻子含有各種基本油酸 Omega-3、Omega-6 及 Omega-9，其中 Omega-3 為魚肝油的兩倍。

基本油酸是身體中每個細胞所需的重要原料，如果生病或器官功能有衰退的傾向時，亞麻子是一定要每日補充的食物。建議每天每個人需要六湯匙的亞麻子。

此外，亞麻子還可以防止心臟病、癌症，降低膽固醇、血脂、血糖、防止腦部退化；其中所含的維生素E，還能預防掉髮、眼睛退化及皮膚乾涸。另外，亞麻子中含最高的木質素（Lignan），可以防止腸癌、乳癌及攝護腺癌。

### 食用小祕訣

建議每天每次可食用兩大匙亞麻子和兩大匙芝麻（建議亞麻子及芝麻現磨現食用，可攝取到健康的油脂含量），一天三次，可確保身體健康。

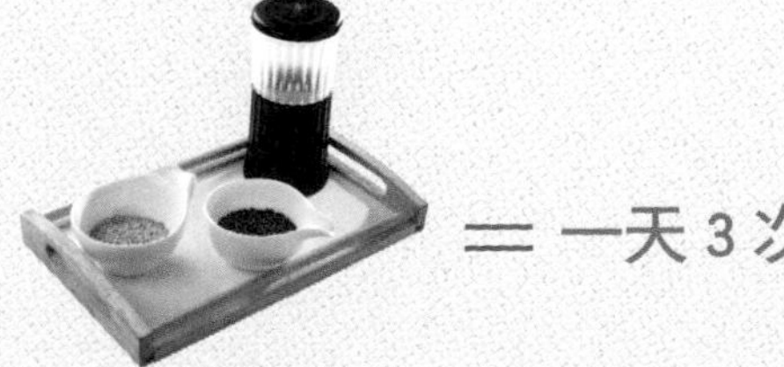

＝ 一天 3 次

# 芝麻

**含珍貴的芝麻木質素，可防止維生素E、C被氧化**

芝麻（Sesame）是胡麻科植物胡麻的種子，芝麻原產於中國大陸，早在《詩經》中就有芝麻的記載，當時叫「麻」或「苣」。目前芝麻在許多國家都有栽種，對於環境的適應力十分強，印度和中國大陸的產量約占全世界的一半左右。至於台灣的主要產地，則在南部雲林、嘉義、台南、高雄、屏東等地，都有小面積栽種。

芝麻含有許多基本油酸，如植物生化素芝麻醇（Sesamol），其可提升維生素E（註解22）的功效，尤其是維生素E中的γ類（註解23），不僅能防止自由基破壞，並能減少自由基數量。

芝麻最珍貴的營養素是芝麻木質素（Sesame lignan），也是一種植物性化學成分，可以防止維生素E、C被氧化，並能抑制膽

**註解22**

### 維生素E

所謂的維生素E，是指八種天然成分的生育醇（Tocopherols）的總稱，依活性可分為α、β、γ、δ四項，其中以α類的生育醇所具有的活性最高，最具抗不孕作用，δ型的抗氧化作用最大。所以真正對身體有保養好處，就要採買有包含八種活性的維生素E。α的維生素E不能消滅已經存在體內的自由基，只能保護正常細胞不被自由基破壞，而且保護完一個正常的細胞不被自由基破壞後，就已經氧化，喪失了原有的保護功能。

**註解23**

### 維生素的γ類

γ的維生素E能消滅掉已經存在體內的自由基，還能將已經氧化過的α維生素E功能恢復過來，同時也將體內自由基數量減下。

固醇和脂肪，防止動脈硬化，減少罹患癌症、心臟病的機率，同時具有抗癌效果。

芝麻還可以減少肝臟製造還原抑制劑（HMG-COA），從而降低膽固醇的產量，並提升好的膽固醇。此外，芝麻因含有豐富的蛋白質與不飽和脂肪酸，所以能保持血糖穩定；加上所含豐富的礦物質，如鈣與鎂有助於骨頭，其他營養素則能美化肌膚，幫助潤滑大腸，利於排便，延緩老化，因此芝麻可說是極佳的美容聖品。

## 食用小祕訣

芝麻連皮薄膜一起吃不容易消化，最好能壓碎磨碎後再吃，不僅能聞到迷人的香氣，更有助於人體吸收。

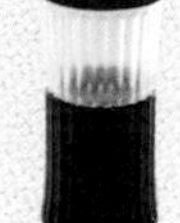

▲ 研磨器

把磨碎的芝麻粉和蜂蜜一起攪拌，當成果醬塗料或沙拉醬使用，保證能得到芝麻百分之百的好處。

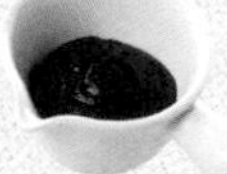

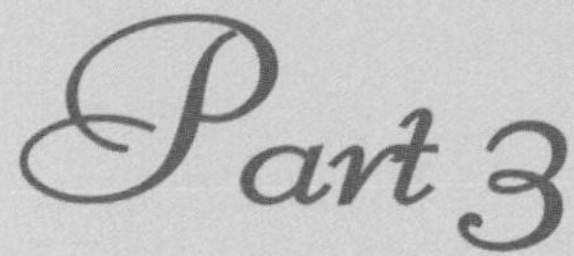

# 吳醫師的健康生活處方

## 改善體質，就從健康飲食開始！

如今受到內外污染的環境、複製荷爾蒙、
基因改造、食物營養不良，再加上情緒緊張等因素，
使得我們體內的酸性廢物累積太多，
而長期的飲食不當，造成身體內在感染發炎，
加上外來毒物的侵蝕，免疫系統軍隊筋疲力竭，
無法有效抗戰，而自癒系統也沒有辦法及時修補，
久而久之，只會改變體質及免疫自癒力的下降，
因此，唯有調整飲食、改掉壞習慣，才能重拾健康。

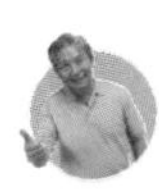



# 四階段調整飲食，遠離疾病

想要改善體質，在時間上可分為四個階段來進行，不必硬要從每天習慣吃大魚大肉一下子修正到無魚無肉，不妨循序漸進按照四個階段慢慢改變，如此我們的身體也會跟著變得愈來愈健康。通常開始進行飲食調整，建議以六天為一週期，星期天可以稍微休息一下，和家人、朋友們歡聚一堂，讓心情放鬆，享受一下美食。

以我自己本身的飲食作息來說，星期一到星期六的每天早上，我一定會飲用兩杯（**五百西西**），用三點五匹馬力的強力蔬果機所打成的蔬果汁當早餐；上午十一點左右我會再飲用一杯蔬果汁，一小時後吃一大盤生菜沙拉當午餐；接著下午一到四點之間我會再陸續飲用兩杯蔬果汁；而晚餐一小時前我也是先喝一杯蔬果汁，之後再吃一小盤生菜沙拉和由各種不同的發芽豆類，和糙米所煮成的豆米飯。如果晚餐不吃豆米飯，則改吃些生堅果，像是胡桃、核桃、杏仁等種子類也很不錯。**此外，我每天一定會喝一定量的蒸餾水和活性礦物質水，讓身體獲得充足的水分補給**。

至於星期天，我通常在禮拜結束後，直接在教會享用教會預備的午餐，晚上時則和家人或朋友在外面聚餐。換句話說，第七天我會簡單且隨意地吃，而星期一到星期六我則以喝蔬果汁、吃生菜沙拉等為主，這樣做不僅吃到食物真正的營養，還可增強身體的抵抗力；但這套做法只適用於一般人平時保健強身，對於癌症患者及罹患嚴重疾病者，除了落實醫院的療程，仍應根據個人所需食譜進行飲食調整，不能胡亂進食。

## 吳醫師的一星期飲食參考

### 星期一至六

**早上** 飲用兩杯蔬果汁

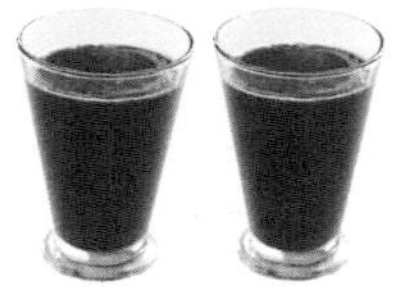

**上午 11 點** 喝一杯蔬果汁

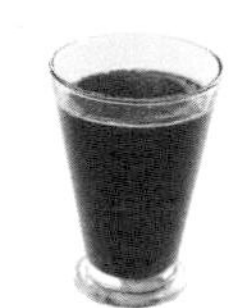

**中午 12 點** 吃一大盤生菜沙拉

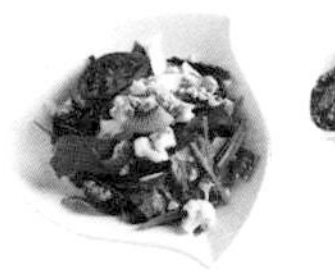

**下午 1 ～ 4 點之間** 喝一杯蔬果汁

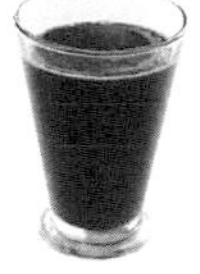

**晚餐 1 小時前** 喝一杯蔬果汁

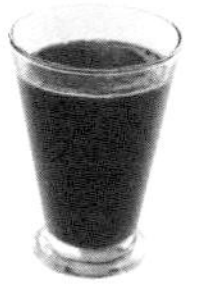

**晚餐吃一小盤** 生菜沙拉＋豆米飯（或生堅果）

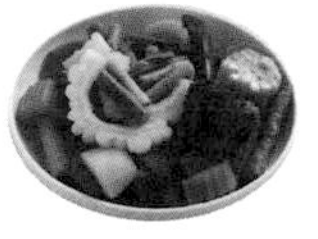

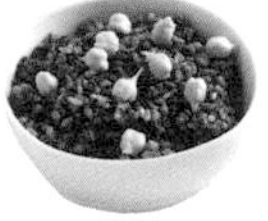

### 星期天

**簡單、隨意吃！**

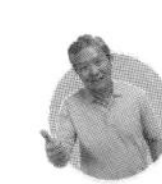



## 飲食調整的四個階段

**第一階段：**將以往每天不可或缺的大魚大肉，稍稍減少份量，另外添加一些生鮮蔬果的食用量。

**第二階段：**將大魚大肉的份量再降低，同時避免煎、炒、烤、炸的烹調方式；新鮮蔬果的份量則應加多，記得多吃燙蔬菜（**燙一分鐘即可**）。

**第三階段：**將大魚大肉的份量降得更少，並食用大量蔬果；記得蔬菜要一半生食（**可打成蔬果原汁飲用**）、一半熟食（**青菜燙一分鐘即可**）。

**第四階段：**完全不吃魚和肉或一星期只限吃兩次少量的魚或肉，開始全面大量生食蔬菜和飲用蔬果原汁。

但是罹患癌症的人，在飲食上必須一下子進入第四階段才行，雖然西醫強調癌症治療期間，為了維持體力必須多補充肉類，但從我個人的專業及曾經罹癌復原的經歷來看，蔬果汁和生菜沙拉，才是最理想的食物。

西醫所以認為要吃肉類，乃是因為肉類是主要的蛋白質來源，可以製造抗體打敗外來細菌和癌細胞；但罹患癌症的人，本身能量已經很低，如果一直吃肉類，就會用掉身體很多的酶素和能量來消化蛋白質，將使得癌症病友更加沒有體力和精神。

**其實生鮮的蔬菜，尤其是已經稍微發芽的豆類，就有很高且立刻可用的胺基酸來製造抗體**，而且生鮮的蔬菜本身就會有足夠的酶素來幫助消化食物，不用消耗到身體絲毫的能量和酶素，能讓身體有機會獲得休息，進

### 飲食調整的四個階段

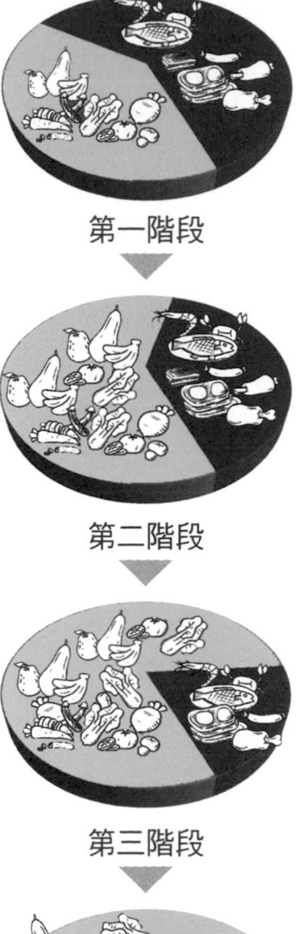


■新鮮蔬果　■大魚大肉

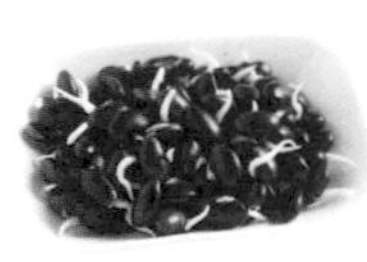
▲ 發芽黑豆

▲ 發芽扁豆

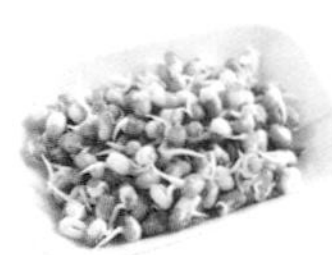
▲ 發芽綠豆

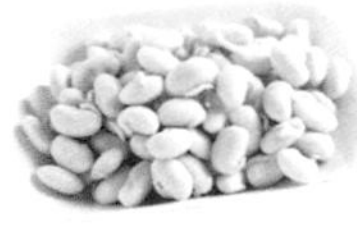
▲ 發芽黃豆

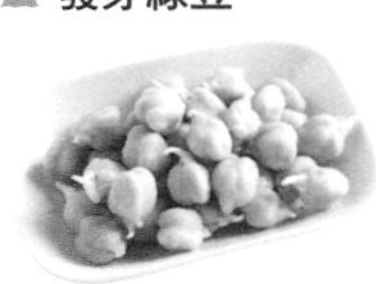
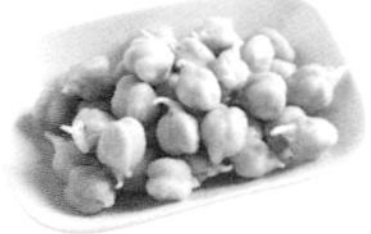
▲ 發芽雪蓮豆

而恢復體能，並且還能**利用身體多餘的酶素來消化掉外來細菌和癌細胞膜**。

除了多吃生鮮蔬菜，直接喝蔬果原汁當然更加容易消化，更能快速有效地提供一切營養給身體的每一個細胞單位。所以對體弱的病患者可說是一種「優惠存款」而非「提款、借貸」。至於在揀選蔬果時，建議應以新鮮、無農藥，且外觀鮮艷完好的蔬果為主，蔬果的顏色也要記得**五顏六色盡量多元選擇，如此能讓營養更完整**；若再加上適量的運動，保持心靈平和的積極尋求健康，多做反射區按摩等，這些都有助於改善癌症病情。

### 「縮短病程」四大健康要訣

1. 五顏六色均衡飲食

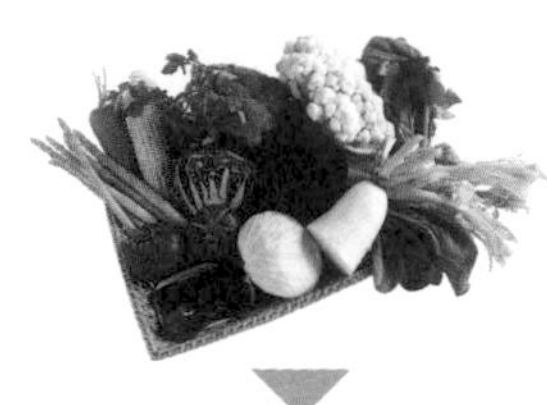

2. 適量的運動

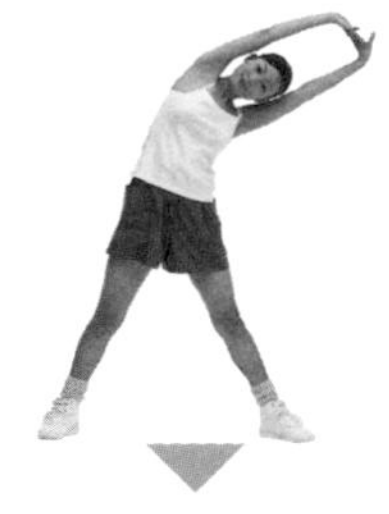

3. 保持心靈平和

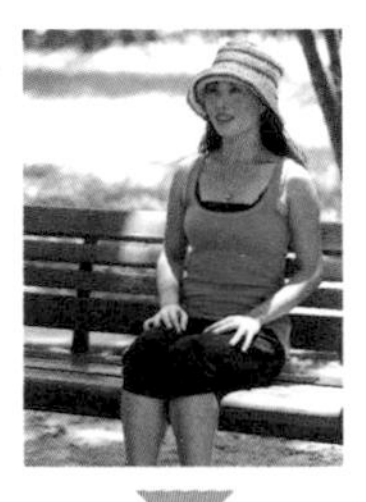

4. 多做反射區按摩

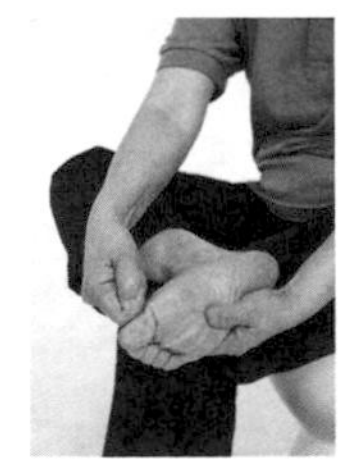

## 酸鹼平衡也是決定健康的重要因素

除了利用上述四階段飲食方式來達到改善體質的目的，酸鹼平衡也是促使人體健康重要的因素之一；當**人體處於正常的弱鹼性時，身體免疫力強，生病機會自然少。**

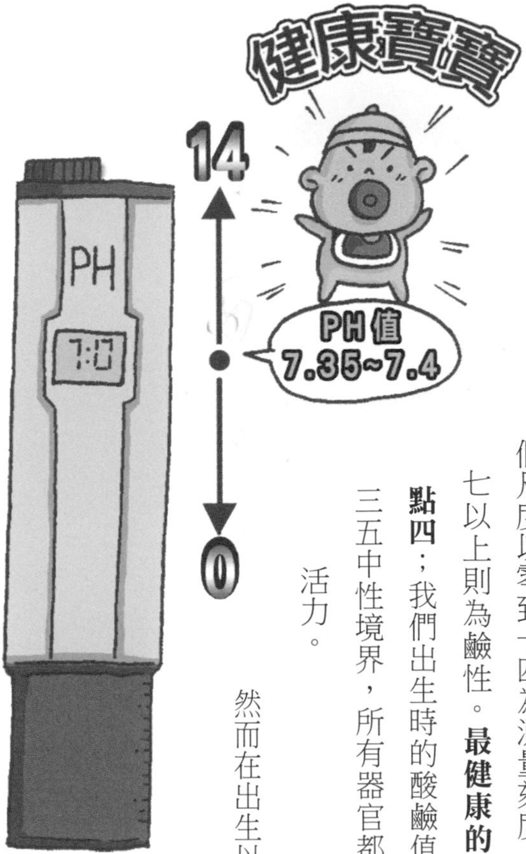

酸鹼值是測量身體血液呈酸性或鹼性的計算尺度，這個尺度以零到十四為測量刻度，七為中性，七以下為酸性，七以上則為鹼性。**最健康的血液酸鹼值為七點三五至七點四**；我們出生時的酸鹼值就是微鹼，近乎完美的七點三五中性境界，所有器官都很清潔、純淨，充滿生命的活力。



然而在出生以後，歷經幾十年不斷地累積酸性廢物，加上垃圾食品、藥物、化學飲料、空氣污染等充斥，這些屬於酸性的毒素，將原本我們體內

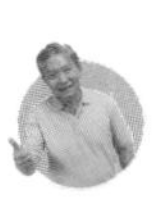



平衡的酸鹼性，慢慢轉向偏酸性；**於是酸性廢物、毒素漸漸腐蝕、毒化我們的五臟六腑，甚至腦部、關節、血管等的健康細胞**，這些遭受侵蝕破壞的細胞就會產生感染、發炎、腫大、堵塞血液的流通等，各種病變因而接踵出現，使我們的身體健康亮起紅燈。

要知道身體的幾兆細胞，無時無刻忙碌著新陳代謝的工作，製造新細胞來替代老舊將死的舊細胞，要完成新陳代謝的工作，**每個細胞都要有充足的食物營養當做燃料，來生產生命所依賴的熱能和能量**；在這過程當中，身體也同時會生產酸性自由基和排泄出少量酸性廢物，以保持體內的酸鹼平衡。

如果我們的身體是保持在一個內在清潔的環境中，那麼新陳代謝運作時所生產的酸性自由基和酸性廢物都能即時被分解掉，但如今受到內外污染的環境、複製荷爾蒙、基因改造、食物營養不良，再加上情緒緊張等因素，使得我們體內的酸性廢物累積太多，因而不能全部被排除。

我們都很清楚，星星之火可以燎原，長期的飲食不當，當然會使身體內在感染發炎，加上外來毒物的侵蝕，我們的免疫系統軍隊就容易筋疲力竭，無法有效攻擊入侵細菌、黴菌、病毒，而自癒系統也沒有辦法及時做好修補，久而久之，外來的菌毒有了立足之地，於是產生了以下的後果：

❖ **外來菌毒將大量破壞其他細胞**：這是癌症的開始；有時需要十至二十五年的潛伏期，才會被發現。

❖ **血管壁受損發炎的細胞**：將阻塞血液循環，帶來高血壓、心臟病等心血管疾病。

❖ **關節受損發炎的細胞**：阻斷了營養供給和廢物的排泄，形成疼痛、關節炎。

❖ **肝臟受損發炎的細胞**：阻塞血管將氧化的膽固醇帶回肝臟，形成高膽固醇、中風。

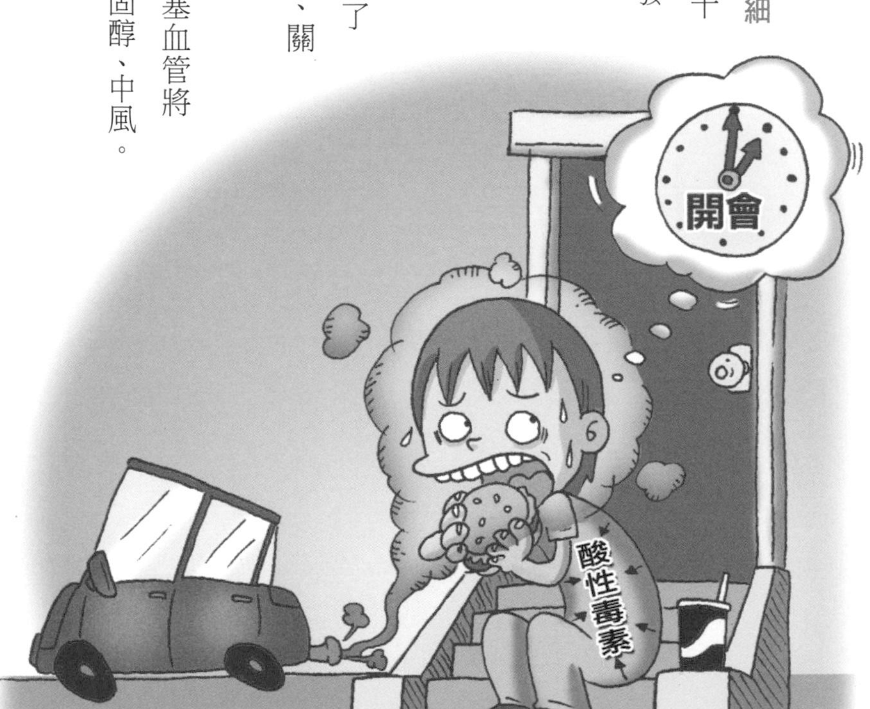

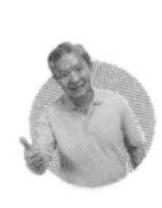


糖、糖尿病。

**❖胰臟受損的細胞：**不能有效分泌胰島素，將葡萄糖送去身體所有細胞，形成高血糖、糖尿病。

由上述可知，酸性廢物累積帶來的疾病不勝枚舉，幾乎所有慢性病都由內在污染造成，內在污染實為影響我們身體健康的頭號大敵。

當然，除了身體內在的污染，外在環境帶來的酸性毒素，許多我們所吃進去的不當飲食、藥物，再加上情緒緊張、工作和課業壓力等，也是使我們身體酸鹼值失去平衡的原因。

這些酸性食物包括一切精製粉類所製作出來的食品，如麵條、麵包、包子、饅頭、蛋糕、餅乾等，還有像是糖果、蜜餞、汽水、咖啡、牛奶、乳酪、牛油（**奶油**）、植物性奶油、冰淇淋、優酪乳等；另外，一切含有荷爾蒙的肉類，包括火腿、熱狗、臘肉、香腸，以及透過煎、炒、烤、炸、燒等烹煮方式所煮出來的食物，都是屬於酸性食物。

人體內的酸鹼平衡，其實可由日常飲食著手改善，只要多留意吃進去的食物的酸鹼性，便可適時調整體內的酸鹼性。

## 如何將酸性體質變為鹼性體質？

- 多吃鹼性蔬果。（可參考左方及下頁「食物酸鹼性參考圖」）
- 盡量不喝自來水。因為自來水屬於酸性，在家中可喝淨化過的中性蒸餾水。
- 保持一天三到四次排便。晉代葛洪《抱朴子》一書中說：「若要長生，腸中常清；若要不死，腸中無屎。」就是要我們不要吃太飽，並保持大便通暢。
- 藉由適度的輕鬆運動讓身體放鬆，減少情緒緊張。
- 放慢生活的步調。偶爾可藉祈禱、靜坐、冥想或宗教力量，達到心靈的平靜。

### 酸性食品

#### 強酸性食品

蛋黃、乳酪、甜點、白糖、金槍魚、比目魚。

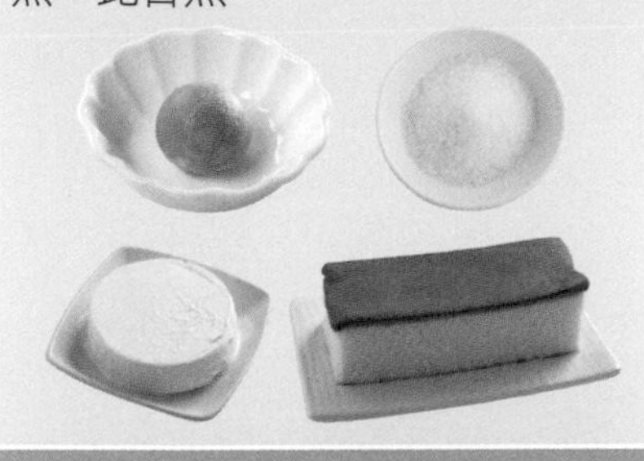

#### 中酸性食品

火腿、培根、雞肉、豬肉、鰻魚、牛肉、麵包、小麥。

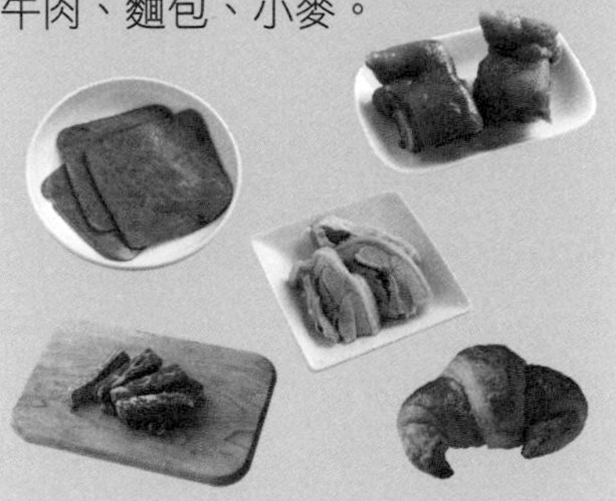

#### 弱酸性食品

白米、花生、啤酒、章魚、通心粉、蔥、巧克力。

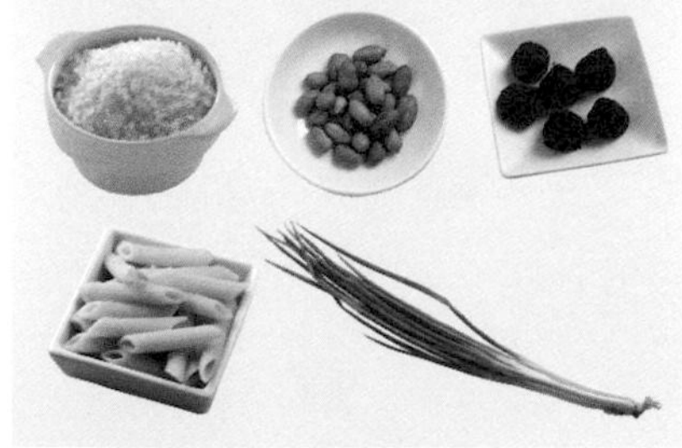

## 鹼性食品

### 弱鹼性食品

紅豆、蘋果、甘藍菜、豆腐、包心菜、油菜、梨子、馬鈴薯。

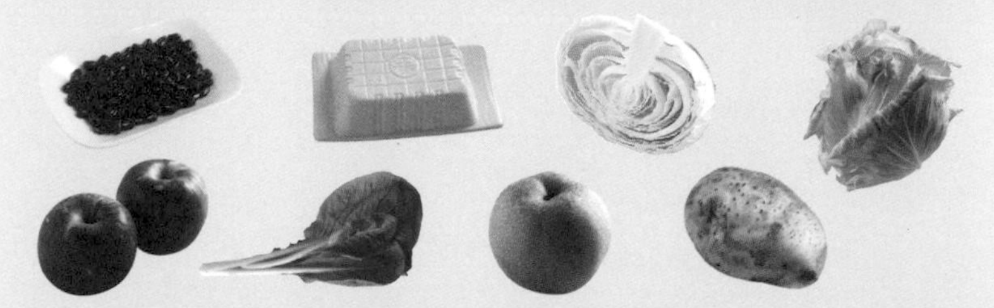

### 中鹼性食品

大豆、番茄、香蕉、草莓、蛋白、梅子乾（由梅子所釀造成的各式蜜餞）、檸檬、菠菜、海苔、紫菜。

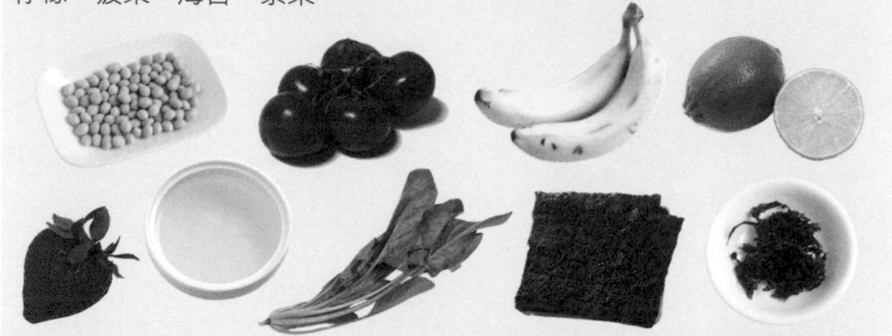

### 強鹼性食品

葡萄、茶葉、海帶、柑橘類、黃瓜、胡蘿蔔、甜菜根。

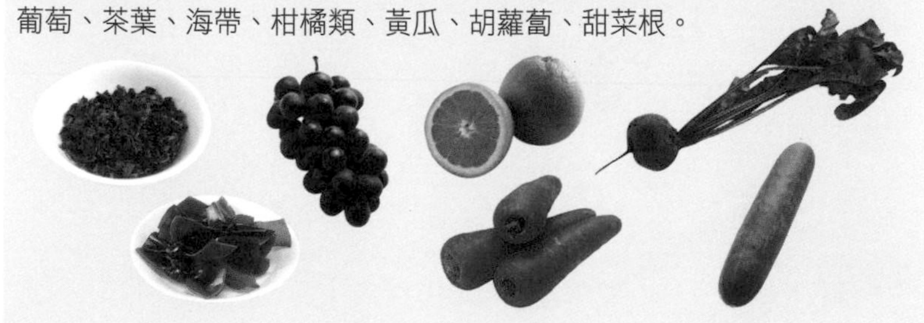

# 蒸、煮、燙、涼拌是最好的健康烹調法

我們的飲食習慣，總少不了煎、炒、烤、炸，而且要烹調到微焦，才覺得香脆爽口；然而這些**微焦成分卻都是致癌物質**，吃進去會產生對人體有害的自由基。特別是百分之八十以上的疾病幾乎都跟自由基有關，尤其是慢性病，例如癌症、腦中風、高血壓、血管硬化、糖尿病、關節炎等。

台灣傳統習慣的**「熱油快炒」也是不好的烹調方法**。科學研究指出，食物只要超過攝氏一百度的高溫烹調，就容易產生有害致癌物，而且烹調時間愈長，產生的致癌物就愈多。

**唯有多採用蒸、煮、燙、涼拌等低油煙的方式，才是較安全的烹調法**。

為了達到這個效果，**目前市面上所販售的原味鍋、快鍋等健康鍋具，可以提供我們一些幫助**。舉例來說，快鍋傳熱均勻快速，最能發揮以高溫高壓原理烹調的效果。快鍋的原理是在短時間內將鍋內溫度升高到一定的尖峰溫度，並且持續發揮熱效應，讓食物不僅在短時間內即可充

▲ 微焦食物雖然美味可口，但吃進去會產生對人體有害的自由基，容易使身體酸鹼值失去平衡。

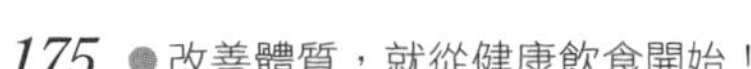

分被調理完成，且不會因長時間烹煮而流失營養，同時又能保有食物鮮美的風味。

雖然蒸、煮、燙三種烹飪方式的溫度約在一百度，不會產生過多有害物質，對身體最無害；但**最健康的方式，建議還是採行生機飲食，並以最簡單的烹調方式最能吃到食物的甘甜原味**，例如：多採用涼拌、生食等方式，就是很不錯的料理方法。

## 燒烤與癌症的關係

許多人可能抱持懷疑的態度——烤焦的食物真的會致癌嗎？美國癌症醫學會便積極地公開呼籲大家「少吃」燒烤類食物，因為根據醫學研究的結果顯示，一塊一英磅重（**約三塊大牛排**）的燒烤牛排，足以產生相當於六百根香菸的致癌物質，這也是許多人並沒有抽菸卻得到肺癌的原因之一。

### 低油煙安全的烹調法

最簡單的烹調，不但能吃到食物的原味，也能減少身體的負擔。

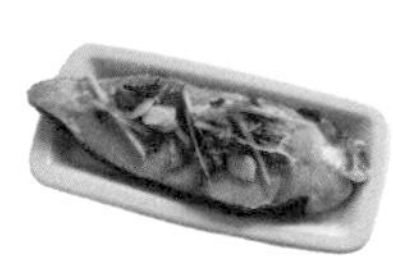
蒸

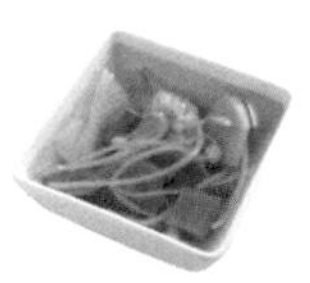
煮

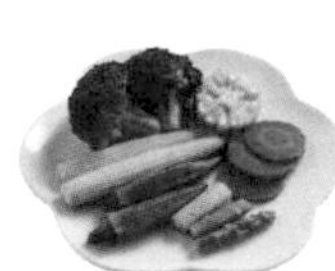
燙

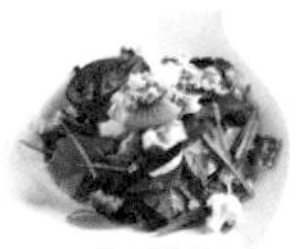
涼拌

根據動物實驗，也的確證明烤焦的食物會導致動物得到癌症。這項研究顯示烤焦的肉類對於人體也有影響，雖然以動物的量與人類的量換算的話，大概為二萬分之一，比例非常低，但能避免最好盡量避免，尤其是中高齡年紀的人。

其實燒烤最大的問題不在於食物，而是加在食物上的油汁、醬料，這些油滴落在炭火上，加熱後會產生致癌物質，附在烤肉、烤豆乾、烤玉米、烤魚等烤物上被吃入人體內，長期食用下來，致癌機率就會比較高一些。此外，**火焰還會使蛋白質產生化學變化，轉變成劇毒的致癌物質叫做異環胺**（Heterocyclic amine），常常吃進這些物質，自然容易導致癌症的發生。

事實上，幾乎所有的食物經過煎、烤、炸、炒等高溫烹調處理後都會產生致癌物質。像是炸薯條、炸油條、炸芋頭球、炸甜甜圈等，經過油炸或高溫烘烤的

## 燒烤食物的致癌危機

三塊大牛排的燒烤食物，相當於六百根香菸的致癌物質。

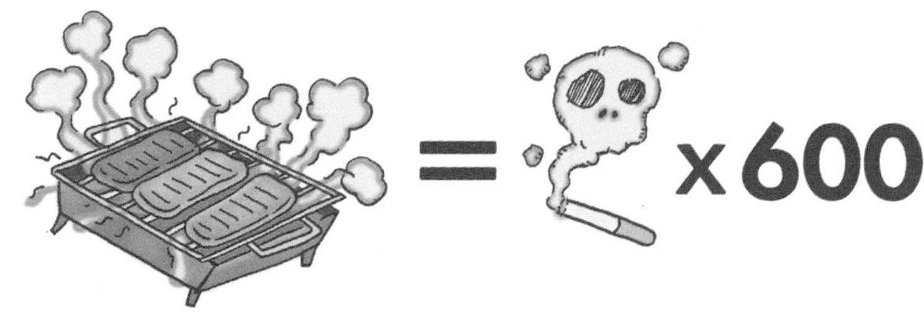

澱粉類食物，便都含有大量的丙烯胺（Acrylamide）；在動物實驗中，丙烯胺會導致DNA附加物的形成，進而引發基因突變，增加致癌的機率。

了解這層關係，為了避免致癌物質危害我們的身體，建議盡量少吃煎、炸、炒及燒烤類的食物，如果情非得已，遇有重大場合需求、應酬或宴客等，也最好能以一個星期一次為上限；並且別忘了**要多飲用新鮮的蔬果原汁，最好一天能喝到四到六杯，藉以排除體內毒素，並供給免疫和自癒系統足夠的植物生化素**。

我自己和家人本身的習慣是碰到有非去不可的應酬時，會在出門前先喝一杯蔬果原汁打底，如果當天宴會中要喝酒，則會在蔬果原汁內再加上一小匙纖維粉混合飲用，如此自然能讓免疫系統和自癒系統在我們的身體內，預先做好環保工作。

## 油炸食物有致癌危機

✕ 炸薯條、炸薯餅、炸油條、炸芋頭球。

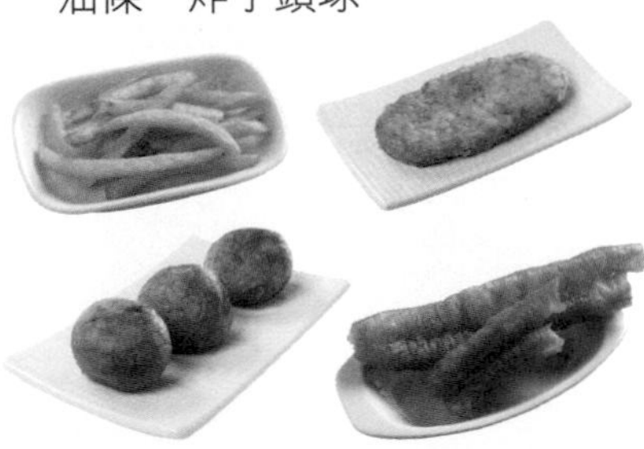

## 參加宴會前的飲食建議

○ 宴會前預先做體內環保，就會啟動身體的防禦系統。

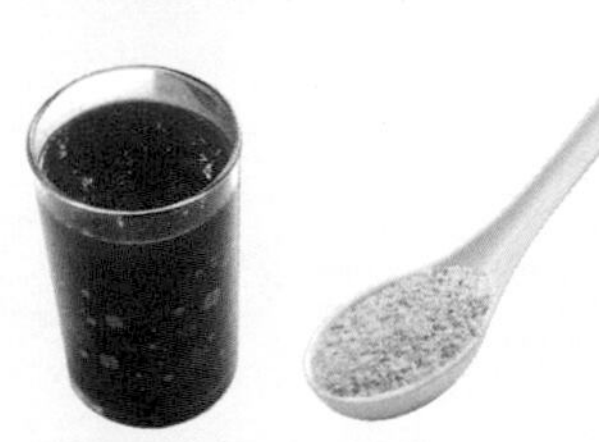

蔬果原汁＋纖維粉一小匙

# 多喝水卻喝錯水，一樣不健康！

人的身體有百分之七十的水分，嬰兒出生時的水分更高達百分之八十，然而現代人體內的水分卻只有百分之六十至六十五，使得身體內每個細胞都有缺水的狀況。沒有足夠的水分，細胞便無法排毒，甚至會導致中毒，使細胞死亡、異變為癌細胞、血液污黑轉濃，引發便祕、皮膚水分不足，產生黑斑、皺紋、老化、掉髮等現象。

如果問一個人：「一天喝幾杯水？」，得到的答案通常是「不知道」或者「三杯咖啡」、「二罐茶」、「一瓶可樂」、「一杯珍珠奶茶」等各種答案。但無論是咖啡或茶，都與水的分子結構不同，水的分子是$H_2O$；**喝一杯咖啡要消耗掉體內三杯水的儲量，喝一杯茶要用掉二杯水**，才能化解咖啡因的毒素，喝了一杯汽水或紅酒，則要耗掉身體內六杯水。

▲ 喝水的方式要小口小口慢慢地喝，讓身體細胞有充足的時間吸收水分子。

所以說，只有喝水、喝對水，才能根本解決身體的病痛。而且**喝水的方式，也很重要，一定要小口小口慢慢地喝，讓身體細胞有充足的時間吸收水分子**。否則大口喝水只會使細胞來不及吸收，就全部跟隨尿液流失了。

一般我們所可以取得或是購買到的水，不外乎淨化水、礦泉水、逆滲透過濾水、鹼化水、蒸餾水等幾種水，其中的優缺點，將於下文探討。

## 淨化水──並非安全的水

淨化水**只是將自來水用過濾器過濾掉重金屬**，細菌和化學物質還殘留在水中，不是安全的水。

## 礦泉水──恐會使細胞提早衰老死亡

有些人以為飲用礦泉水，可以補充蔬果礦物質的不足，然而，**因市面上的礦泉水，多含過量重金屬及大量無機礦物質**，不但不能供應身體所需礦物質，還會增加身體負荷，阻塞細胞和細胞間的空間，使營養無法送達細胞內，細胞於是逐漸衰弱、死亡。

同時，因為耕種施肥方法的失當，土壤礦物質的偏差，帶來蔬果有機礦物質的不齊全，就算是有機耕種的蔬果，也有不足的有機礦物質，只比一般蔬果好些；因為有機耕種的土地，是以前已經被污染過的土地，就拿鐵質來說，英國研究報告，比較一九四〇年到二〇〇二年的蔬果，二〇〇二年的蔬果足足少了百分之四十八的鐵質。

回頭來看礦泉水，礦泉水的礦物質是無機的，是岩石經風吹雨打侵蝕落下的細碎粒礦物質，這些礦物質比蔬果內的有機礦物質大上太多倍，**我們的細胞根本無法吸收利用，反而會阻擋細胞之間的營養、氧氣及血液間的流通，使細胞提早衰老死亡**。

## 滲透過濾水──還有殘留的細菌及毒素

可以濾去百分之九十五的廢物，但還有百分之五的細菌、雜物及毒素在水中，但比起淨化水和礦泉水無法滿足體內需求。

## 鹼化水──可能導致消化不良

鹼化水（**則是一般大家常說的電解水**）是經過過濾系統和電解過程，將自來水鹼化。一般人的血液都偏酸，然而血液一定要偏鹼才健康；身體時時都在維持酸鹼平衡的工作。吃東西時，胃會增加胃酸，來吸收食物，在要將食物送到十二指腸前，胰臟會產生二碳

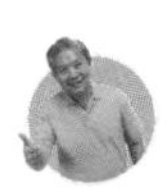



酸鈉（Sodium bicarbonate）將酸性食物變鹼性，才讓肝臟吸收儲存，餘下的廢物在進入大腸之際，又轉為酸性。

所以我們不能常喝鹼化水，常喝鹼化水會導致消化不良、營養不足，我們不知道器官在何時需要酸、何時需要鹼，所以不能靠鹼化水來供應體內需要。

## 蒸餾水——一天喝八杯，可淨化血液

蒸餾水是用蒸餾機將自來水用高熱煮開蒸發成水蒸氣，再經過冷水管道凝結成水，將一切廢物、化學物、細菌及重金屬排除留在污水裡，而蒸發的水蒸氣無一點雜質，是純淨的中性水；**蒸餾水屬於中性，體內酸鹼值偏酸的人可喝，偏鹼的人也可以喝**。

一般人喝蒸餾水，只要一天喝足八杯（一杯二百五十西西），就能讓腎臟有足夠的八杯水來淨化血液；如果是生病的人，則不只喝蒸餾水，更需要喝蔬果原汁和活性水來改善體質。除了建議每天都能夠喝八杯蒸餾水（**保留對人體有益的有機礦物質**），我們的身體還需要大量的電解質（electrolyte）和礦物質；只有蔬果中的礦物質，才是有機活性的細小礦物質，是我們細胞能夠吸收的礦物質。

由於蔬果中的礦物質分子小過人體細胞，可以自由進出人體細胞，將廢物帶出細胞排掉，使細胞恢復活力與健康，所以要多吃大量的蔬菜水果，藉以獲得活性礦物質，才能補充充分的營養，供給細胞運用。

我自己本身每天除了固定喝四到六杯蔬果原汁以外，早上一起床，還會先喝兩杯（**共五百西西**）加了四分之一小匙海鹽水的溫活性水，除此之外，一天之內還會再喝三杯蒸餾水和三杯活性水，估計我一天的飲水量非常驚人；而我之所以選擇喝活性水，乃是因為理解

## 何謂活性水？

活性水是由植物中提煉出來的「有機活性礦物質濃液」，加入蒸餾水或RO逆滲透水、或電解水或任何乾淨的水，經稀釋後所得的活性礦物質水。

「有機活性礦物質濃液」就是蔬果中礦物質分子的大小，是相等於細胞內的礦物質大小，所以蔬果中的礦物質能夠自由無阻進出細胞的細胞膜，加速吸收細胞所需的礦物質，並排出細胞中毒物，來年輕化細胞。

所有蔬果中都有人體極度需要的有機活性礦物質，但因長期耕作，造成蔬果中活性礦物質的不足，所以可以喝活性活性水填補蔬果中活性礦物質的不足。

如果買不到活性水，藉由每天喝上六杯以上的蔬果汁，和每餐食用全生的生菜沙拉，也可以解決活性礦物質的不足。

▲ 每天喝 6 杯蔬果汁 + 全生的生菜沙拉取代「活性水」。

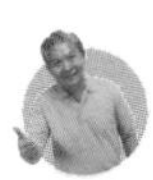



到現今蔬果中所含的礦物質素不足，而**活性水不會影響身體的運作，卻反而能幫助營養的吸收，並保持細胞之間的淨化**。

當然，喝水量的多寡也因人而異，如果僅是長時間坐在中央空調的辦公大樓內工作的人，一天喝六杯水就夠了；但如果是每天在外面跑業務、做外勤的人，一天可能就要喝到八到十杯的水量；而如果是在大太陽下從事戶外運動、勞動工作者，一天就必須喝上十到十二杯的水，才能讓身體真正獲得到充足的水分。

## 不同族群建議一天的喝水量

1. 辦公室上班族 ➡ 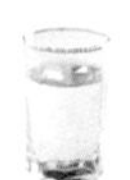 ×6 杯

2. 跑業務的外勤族 ➡ 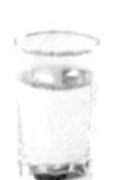 ×8～10 杯

3. 從事戶外勞動工作者 ➡ 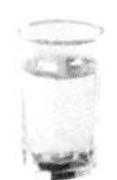 ×10～12 杯

# 要留住骨骼，杏仁奶、豆漿、果仁比牛奶更好

有些牧場為了不使牛群生病，以及為了刺激更高的牛乳產量，大量對牛隻使用抗生素、生長激素等荷爾蒙。**新的研究也發現，殘留在牛奶中的抗生素與荷爾蒙含量驚人，已嚴重影響人類健康**。

雖然牛奶中的必須胺基酸、鈣質和維生素B群，的確可以提供人體成長發育和細胞修護生長所需的營養素。且對於普遍缺乏鈣質、生活忙碌的現代人來說，只要每天喝一杯牛奶，便可達到百分之二十五的鈣質和維生素D，足以提供我們每日的需要量，可說營養又方便。

然而不斷提出的許多新的健康觀念，卻提供我們另一種反向的思考——**牛奶真的是喝愈多愈健康嗎**？事實上，二〇〇一年哈佛大學發表十一年的追蹤報告卻指出，每天食用超過二點

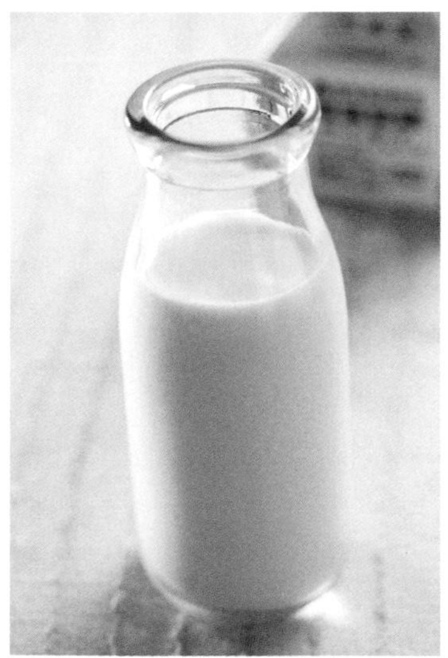

▲ 研究顯示多喝牛奶無助於補充鈣質，反而可能加速鈣質流失。

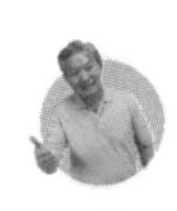



五份乳製品（一份＝二百四十西西牛奶），比每天食用少於或等於零點五份乳製品的人，多上百分之三十四罹患攝護腺癌的機會。

美國科學家薩繆爾艾普斯頓博士（Dr. Samuel Epstein）也表示，**注射生長荷爾蒙的牛所擠出的牛奶含有一種 IGF-1 的生長激素，是導致乳癌的禍首**；雖然正常牛奶中也有 IGF-1 的存在，但 IGF-1 的數值並沒有很高，反之，如果乳牛有施打生長荷爾蒙，則可能讓 IGF-1 在牛奶中的含量比正常牛奶高出四十倍之多。

二〇〇七年在渥太華舉辦的世界乳癌醫學會，便有很多關於這方面的研究發表，因此薩繆爾艾普斯頓博士（Dr. Samuel Epstein）更極力呼籲，各國政府應該正視乳牛施打生長荷爾蒙的問題；根據他在實驗室中所做的結果顯示，如果將 IGF-1 加到正常細胞內，正常細胞很容易癌化，且許多數據也顯示乳癌患者的 IGF-1 值通常較偏高，因此說 IGF-1 的生長激素，是導致乳癌的禍首之一。

英格蘭醫學期刊在一九九二年七月三十日，曾刊載了一篇卡爾茲萊諾（Karjalainon）醫生的研究報告，**報導中指出牛奶中有一個相似胰臟乙型細胞的蛋白（Albumin Peptide），會激發第一型糖尿病的病症**。北歐的瑞典學者，也曾經針對六萬名三十八到七十六歲的婦女，連續追蹤十三年，發現每天飲用四杯以上乳製品的的婦女，罹患卵巢癌的機率比每日喝二杯牛奶的人多出兩倍；一天喝二杯以上牛奶的婦女，罹患卵巢癌的機率比較少喝或沒喝乳製品的婦女又多出一倍。

## 多喝牛奶無法解決骨質疏鬆

二〇〇三年哈佛大學提出一份長達十八年的護士健康研究，明確的指出，多喝牛奶並不會降低骨質疏鬆症的骨折發生率；**牛奶確實可以補充鈣質，但是攝取太多動物性蛋白，如牛奶和肉類，反而會加速鈣質流失**。

另外，哈佛大學也曾針對五十萬人與乳製品關係進行研究，結果發現，每天飲用一杯牛奶，比不喝牛奶的人能夠降低百分之十五罹患結腸癌的機會；飲用超過三杯牛奶的人，則又會增加罹患攝護腺癌的風險。

此外，**牛奶中含有一種叫做酪蛋白（Casein）的蛋白質，人體很難將其消化完全**，只有牛隻本身所具備的三個胃能夠消化酪蛋白，因而對於牛奶的飲用，並非絕對的必要！**如果想喝，也**

▲ 牛奶的飲用，並非絕對的必要！如果想喝，也請以一小杯為宜。

**請以一小杯為宜**。

如果真的想補充奶類蛋白質，**我的建議是可以改喝羊奶，羊奶的營養組成極似母乳，營養非常豐富，且容易吸收和消化**，不妨嘗試看看。當然，如果真要留住骨骼，拚命喝牛奶或是補充鈣片等是不夠的！還得加上適度的運動，才可真正避免鈣質的流失。

## 補充鈣質，你還可以選擇豆漿、水果

除了牛奶、羊奶之外，**在我們日常飲食之中，也有許多食物富含鈣質，只要懂得巧妙攝取，同樣可以獲致足夠的鈣質**，比如豆漿、發芽的豆類可以取代蛋白質；沙丁魚、海藻、芝麻及深綠色蔬菜中也有豐富的鈣質；豆類尤其是骨骼所需礦物質最好的來源。

還有，多吃水果，特別是草莓、李子，也都能

### 飲用奶類的健康方案

牛奶含有酪蛋白的蛋白質，人體很難將其消化完全，如果要喝以一小杯為宜。

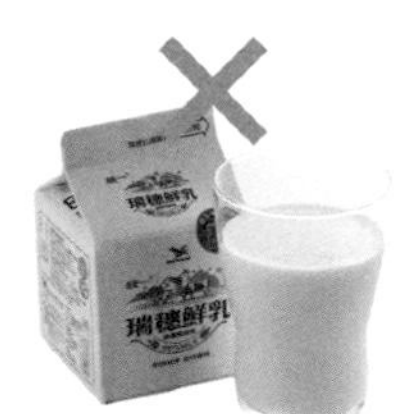


建議最好是改喝羊奶，其營養成分極似母乳，非常豐富，且容易吸收和消化。

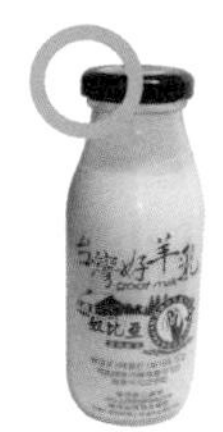

讓我們骨骼強壯；北愛爾蘭的研究便指出，大量吃水果，也能讓人骨骼強壯。此外，我們所攝取的許多食物中所含的酸性物質，也會降低骨質強度，而**多吃大量蔬菜水果，卻正好可以中和酸性，並可抑制癌細胞，有抗氧化效果**，也是不錯的選擇。

▲ 多吃大量蔬菜和酸味水果，可以中和酸性並抑制癌細胞。

## 補充鈣質的攝取來源

豆漿、發芽的豆類、沙丁魚、海藻、芝麻、深綠色蔬菜、豆類、草莓、李子

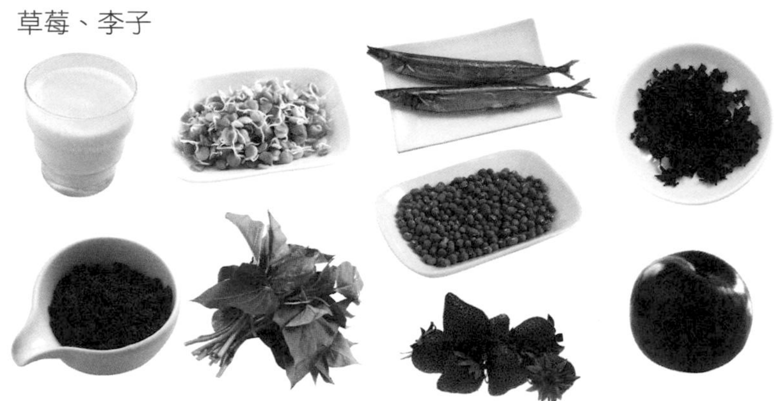

## 老少咸宜的堅果奶（Nut Milk）

**材料**

杏仁……1/4 杯（約 60 克）
南瓜子……1/4 杯（約 60 克）
亞麻子……1/4 杯（約 60 克）
芝麻（黑、白芝麻都可以）……1/4 杯（約 60 克）
小米（或蕎麥或糙米、枸杞）……適量
蒸餾水……2 杯
蜂花粉……2 小匙
卵磷脂……1 大匙
海鹽……1/4 匙

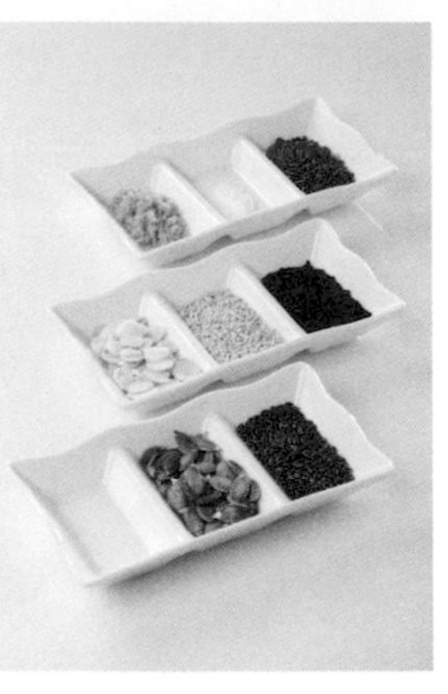

**作法**

★ 將杏仁、南瓜子、亞麻子、芝麻、小米、蜂花粉、蒸餾水放入三匹馬力以上的蔬果機中，攪打至濃稠汁液狀。

★ 倒入杯中，加入海鹽、卵磷脂拌勻，即可飲用。

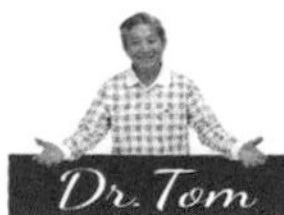


### 吳醫師的小叮嚀

★ 堅果奶營養豐富，可強化骨骼與防癌，適合男女老幼，全家一起飲用，至於材料多寡，可隨個人的濃淡喜好或飲用人數，自行做變動。

★ 堅果奶製作完成後，可放入冰箱冷藏保存，待飲用時，可加入 1/4 杯熱水拌勻，即成溫和順口的堅果奶，營養又健康，可補鈣、潤肺、美膚，老少皆適宜飲用。

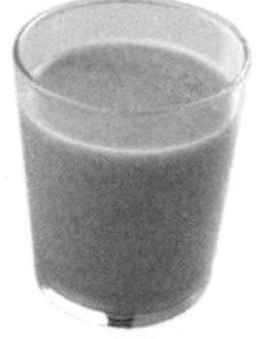

# 6杯蔬果汁改善新陳代謝，終結肥胖

早在遠古時代，人類歷經大洪水的劫難，使得食物匱乏，以往可以自由自在採食各種植物、果實生吃，許多應該只適合吃蔬果的A血型的人，因而被迫轉而從事狩獵與採集，即以打獵、捕魚、採集食物為生；由於當時，食物來源極無保障，人類的身體為了適應新的環境，遂由A型轉變為能吃肉類的O型，以將多餘熱量轉化為脂肪儲存起來，然後在沒有食物時，將脂肪轉化為能量使用。演化至今天，身體依然會繼續地將多餘能量轉化為脂肪儲存起來。

然而現代人的三餐多為精製過的加工食品，常常早餐是加工過的牛奶麥片、早餐店的三明治、速食店的漢堡；中餐則是炸排骨便當、自助餐、牛肉麵；到了晚餐更放縱自己享用燒烤牛排、涮涮鍋等；餐與餐之間還有下午茶點心、宵夜等名堂，連現打的新鮮蔬果汁都被罐裝汽水、加了大量糖的罐裝烏龍茶或現冲含大量果糖的手搖飲料等所取代。

▲ **速食餐雖然取得方便，但大多使用加工食材，熱量高也會影響身體健康。**

當我們吃進這些精製過的食品時，也攝取了高熱量；再加上多吃少動，完全違反懂得節制的A型和多動的O型的結果，使得肥胖悄悄上身，自然嚴重影響我們的身體健康。

## 身體質量指數BMI大於25，小心疾病上身

對於肥胖的判定標準，目前國際間皆以「身體質量指數」（Body Mass Index，簡稱BMI）作為標準；所謂的「身體質量指數」是以體重（公斤）除以身高（公尺）的平方；最有利於健康與壽命的理想值為二十二，正負百分之十以內都是符合理想的範圍，但如果BMI指數大於

| 成人的體重分級與標準 | | |
|---|---|---|
| 分級 | 身體質量指數 | 腰圍 |
| 體重過輕 | BMI ＜ 18.5 | 男生＜ 90 公分<br>女生＜ 80 公分 |
| 正常範圍 | 18.5 ≦ BMI ＜ 24 | |
| 過　　重 | 24 ≦ BMI ＜ 27 | 男生≧ 90 公分<br>女生≧ 80 公分 |
| 輕度肥胖 | 27 ≦ BMI ＜ 30 | |
| 中度肥胖 | 30 ≦ BMI ＜ 35 | |
| 重度肥胖 | BMI ≧ 35 | |

附註：◎輕度肥胖：BMI 介於 25.0 ～ 29.9
◎中度肥胖：BMI 介於 30.0 ～ 34.9
◎過度肥胖：BMI 大於 35.0

資料來源：中華民國衛福部食品安全資訊網／肥胖及體重控制

二十五，就應該要注意是否必須開始減肥了。

不過BMI值是世界衛生組織抽樣外國人所訂定的參考標準，並不見得適用東方人的體型。嚴格來講，肥胖的定義是指體內脂肪過量，如果以體重為基準，**正常體脂肪含量男性應為百分之十二到二十，女性為百分之二十到三十**，也就是說，維持健康的最低體脂肪量，男性應為百分之三，女性則為百分之十到十二，過高表示肥胖，但過低也不利健康，女性有可能會有停經的情形。

根據營養調查指出，代謝症候群的危險性在BMI值二十四以上時明顯的增加。所謂的代謝症候群，**指的就是「三高一胖」：高血脂、高血壓、高血糖及肥胖**。

**通常BMI值愈高，罹患肥胖相關疾病機率也愈高**，如糖尿病、高血壓、心臟病及高血脂病症等；而在肥胖與不孕的情形，也顯示出BMI**值超過二十五的女性較不易懷孕**，且有卵子品質

## BMI 值計算方式

BMI ＝體重（以公斤為單位）÷ 身高平方（以公尺為單位）

**例如：35 歲女性，體重 65 公斤，身高 160 公分**

BMI ＝ 65÷（1.6*1.6）＝ 25.3（屬於輕度肥胖）

不好、無法正常排卵的情形，**男性則是精子活動力較差、精蟲數量也較少**。

如果你的ＢＭＩ值超過標準，又加上代謝症候群，最佳的預防及治療之道，就是透過改變生活習慣、改善飲食方式以及增加運動量，藉以遠離各項慢性疾病，建立**「男生腰圍不超過九十公分；女生腰圍不超過八十公分」**的健康準則。

## 揭開導致肥胖的真相

肥胖發生的原因其實很簡單，就是基礎代謝率低、身體活動量少以及脂肪細胞數量多。若以科學的觀點來解釋，**肥胖發生的主要原因是我們所攝取的熱量高於身體消耗的熱量；而造成熱量攝取和消耗不平衡的因素**則錯綜複雜，除了飲食不當還包含有先天性遺傳、生理或心理因素、生活和社會環境等。

以飲食方面來舉例，我們所大量攝取的精製食品，如漢堡、薯

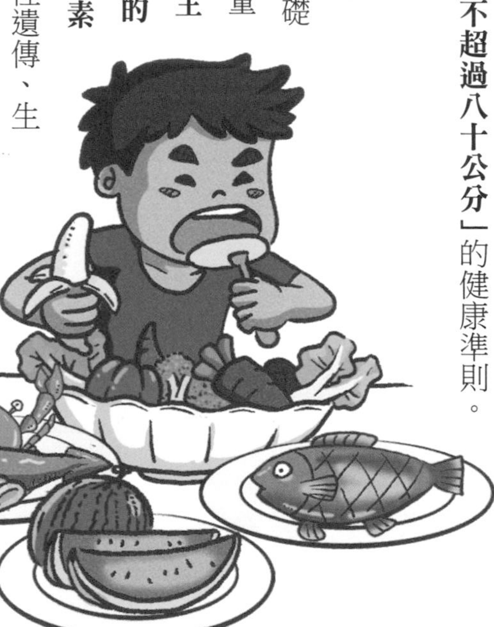

條、鹽酥雞、滷味、甜甜圈、可樂、珍珠奶茶等，基本上都屬於欠缺蛋白質、基本油酸、胺基酸、維生素$B_1$、$B_2$、$B_3$及礦物質的食物。**身體需要足夠營養和維生素、$B_2$、$B_3$，才能夠分解食物**，若吃進去的食物無法消化，累積在腸內，就會導致體重增加。

此外，由於身體的新陳代謝是由甲狀腺所操縱，而甲狀腺需要大量的碘給予熱能；**身體一旦缺乏碘，就會減緩新陳代謝，長期營養缺乏，身體就會不停傳遞飢餓訊息，讓我們想吃東西**，使得多餘的熱量轉化為過量脂肪，因而導致體重過重的情形。

## 肥胖帶來中風和心臟病的危機

一般人對肥胖的認知，也許僅止於肥胖會造成難看的體態；但就醫學的觀點來看，肥胖是可能導致許多併發症的慢性病，是必須積極預防和治療的。

### 肥胖的形成因素

肥胖體質大多是屬於欠缺蛋白質、基本油酸、胺基酸、維生素$B_1$、$B_2$、$B_3$及礦物質的食物，攝取的熱量高於身體消耗的熱量，導致體重增加。

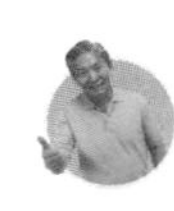



美國國家衛生研究院研究員、肝臟學專家胡忠義先生，在接受一份華人報紙採訪時曾指出：**有的人體重雖然沒超重，但肚子卻特別大**，這個問題在華人圈中尤其明顯。如果男性腰圍大於九十公分，女性大於八十公分，**很可能他們的脂肪較多沉積在內臟器官，而不是皮下，這種屬於隱形的肥胖，比真正看得出來的肥胖危險更大**。

肥胖對於人類的危害，就好比「溫水煮青蛙」，在不知不覺肥肉上身的過程裡，也相對帶來了許多慢性疾病。根據統計，肥胖的人，最容易併發糖尿病、心臟病、高血壓、痛風、腎臟病、氣喘、關節退化、下肢靜脈曲張、血脂肪過高等病症。

更嚴重的是，**肥胖的人壽命將明顯縮短**。僅超重百分之十的四十五歲男性，壽命就比正常體重的人縮短四年；在日本，肥胖的人死亡率甚至比正常人增加百分之二十七點九。

此外，過重也會加重兩腿關節負荷，導致腰酸背痛、膝蓋關節發炎，容易跌倒、骨折；由於血脂肪過高，也會導致高血壓、高血脂、高膽固醇、高三酸甘油脂，帶來中風和心臟病發的危機。

## 生堅果取代零食加上適量運動，終結肥胖

**減肥，就是要使身體的新陳代謝恢復正常運作。**

首先，要多吃各式各樣的蔬菜水果，**最好能保持每天喝六杯蔬果原汁**；至於蔬果原汁飲用量的分配，可在早上時喝兩杯當早餐，中餐前喝一杯，下午到晚餐之間喝兩杯，晚餐前再喝一杯，就能吸收完全營養素，供給身體每日消耗，協助分解多餘食物和排毒。

其次，**飲水量一定要充足**，建議選擇喝純淨的蒸餾水，才能將毒素排出體外，同時

▲ 減肥初期時可在蔬果原汁中，添加纖維粉，幫助排便。

修正**每日排便數為三到四次**，將毒素徹底逐出體外；至於要達到每天三到四次排便的可能性，初期可嘗試在**蔬果原汁內添加纖維粉**。

## 終結肥胖4大成功守則

當你願意去嘗試改變，相信不用多久的時日，你就一定會領悟到——

一個人的健康和快樂，
可以因為改變飲食而獲得，
這是多麼簡單且值得慶幸的事啊！

1. 每天喝六杯蔬果原汁。

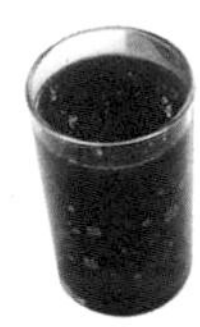

×6杯

2. 飲水量（喝純淨的蒸餾水）一定要充足。
3. 每日排便數為三到四次。

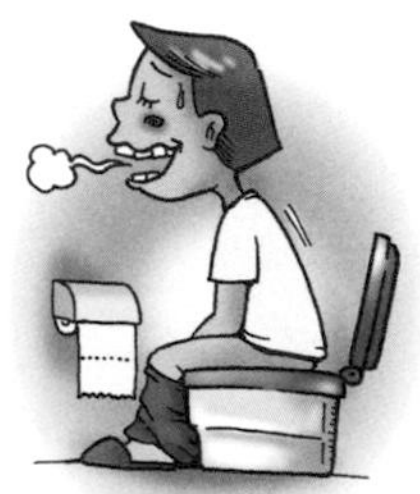

4. 蔬果原汁內添加纖維粉。

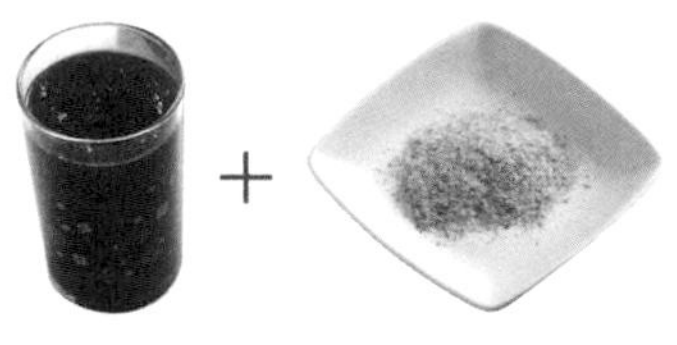

多年前，我曾經看過一位體重高達二百多磅的女士，她特地從佛羅里達州飛來看我，一見到我就不停地懇求：「吳醫生，我真的非常需要你的幫助！我急迫地想要減肥，因為我有第二型糖尿病，加上合併有高血壓、心律不準、高膽固醇、膝蓋關節炎等問題，吃了很多年的藥，也不見改善，最近乳房又被檢測出有惡性腫塊，醫生希望我盡快入院，好安排乳房手術，順便把膝蓋手術也做一做。」聽完她的敘述，我問她：「妳自己覺得呢？」

她不好意思的回答我說：「其實，我很怕也很不想做手術。我知道這一切的病症都是因為我太胖所造成的，過去，我曾經花了無數金錢，嘗試各種減肥方式和減肥食譜，沒有一樣真正有效，即使有用也僅是一時，短時間內又會復胖；我的一位朋友曾經是

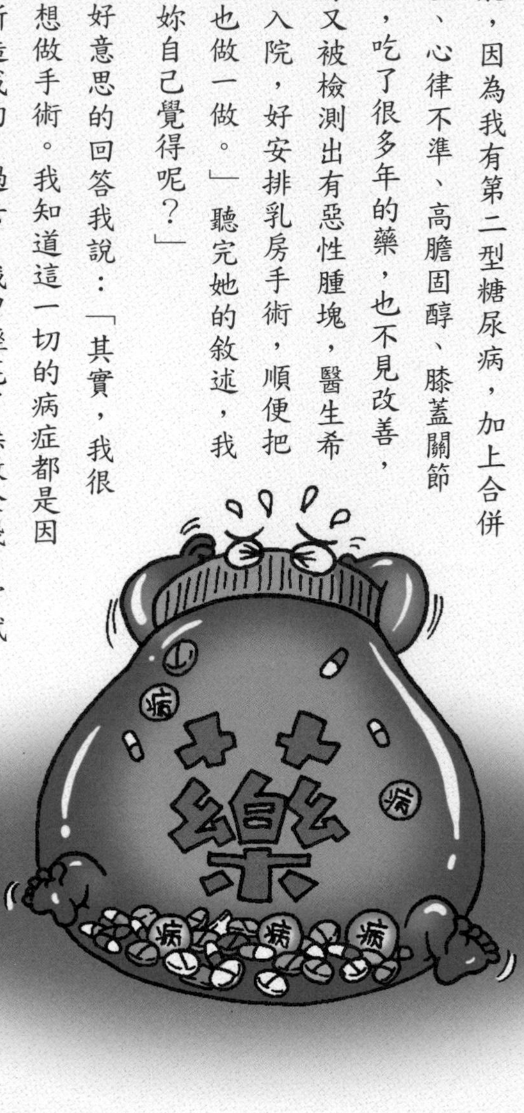

你的病人，她遵循妳的建議，改變飲食方式，開始每天喝蔬果原汁，吃大量生鮮蔬果，同時搭配適當的運動，果真瘦了下來，我真是羨慕死她了。」停頓了一下，她接著又說：「她強烈建議我一定要來拜訪你，所以我立刻就掛號飛過來，吳醫生，請你一定要盡快幫助我，我真的不想開刀……」

從她殷切的臉上，我看見了痛苦與無助，於是我對她說：「請妳先把左腳的鞋子和襪子脫下來。」等她費力脫下鞋襪後，我一看心裡便有了底，遂對她說：「妳的甲狀腺功能太低，其他醫生有沒有曾要求妳要驗一下甲狀腺指數呢？」她急迫地回答說：「有啊，可是醫院裡的醫生說很OK，我的TSH是四．一，屬於正常範圍內。」

我耐心地解釋給她聽：「沒錯，傳統的西醫體系中，甲狀腺指數〇．四五到五．五都屬於正常值，但在自然療法裡，超過一就是異常的表現，更何況妳現在已經高達四點一，這表示妳體內的新陳代謝，幾乎不能運作了！」她聽了大吃一驚，一副無法置信的表情。

於是我對她說：「為了妳的健康著想，妳願意遵照我的建議嗎？」她想都沒想就急切的猛點頭。

我便為她一一說明：「首先，妳一天要喝六杯以上的蔬果原汁，每兩小時一杯，一天六次或多過六次最好。」接著我問清楚了她的血型，又對她說：「除了蔬果原汁，中餐和晚餐妳可以吃些生菜沙拉裏腹，又因為妳是O血型的人，因此每星期只能吃三次蒸魚和兩次煮全熟的水煮蛋，蒸魚每次不要吃超過六十克，水煮蛋每次吃一顆，蛋黃蛋白都要吃，但如果那一天吃了蒸魚就不要再吃蛋了。」

為了怕她吃不飽，我又說：「每天晚餐吃過生菜沙拉後，妳也可以吃些用發芽的扁豆、糙米或蕎麥，搭配切成小塊狀的南瓜，加入十瓣蒜頭、十片薑、一小匙薑母粉、一小匙小茴香粉或葫蘆巴粉和一些香菜，一同煮成豆米飯來吃。」

見她已謹記在心，我接著說：「除了上面所說，記得！每次要將一杯三百西西的活性水中加入三大匙纖維粉和一大匙椰子油（標籤註明中鏈三酸甘油脂MCT OIL），稍微混合後，立即飲用完，一天要喝三次，喝的同時還要服用三粒天然甲狀腺營養素，和三粒輔酶$Q_{10}$，同樣一天三次。」

除了飲食處方，同時我也教她如何打開甲狀腺和乳房的開關鍵，和如何減輕膝疼痛，也盡量做些能做的運動，直到每天能快步走四十分鐘為佳。她便滿心歡喜的返回家去了。

八個月後，她竟然打電話給我：「吳醫生，你真是太神奇了！我幾十年的病痛全部都好了！醫院裡的醫生都感到非常驚訝，也不再給我服用任何藥物了；最神奇的是我的乳房惡性腫塊也消失不見了，連醫生都無法解釋。」

她還告訴我：「我現在的體重只有一百五十磅左右，以我五．八呎的身高，也許稍為偏瘦，但我很享受這種感覺，也很喜歡現在的自己；為了持續維持健康，我還在遵照你的飲食處方，同時每天快步走四十分鐘，真的是太感謝你了！我唯一要埋怨吳醫生你的，就是我以往穿的大尺寸衣服，現在全部都要丟掉，要花錢買新的才行……真是太感謝了！」一個人的健康和快樂，可以因為改變飲食而獲得，這是多麼簡單且值得的事啊！

如果害怕改變飲食方式，會產生飢餓感，則不妨可以吃少量的生堅果取代餐與餐之間的零食，如生松子含有松子油酸（Pinolenic acid），就能提升身體中抑制食慾的荷爾蒙，讓身體產生飽足的訊息。

**抑制食慾可這樣吃**

生松子含有松子油酸，可提升抑制食慾的荷爾蒙，讓身體產生飽足的訊息。

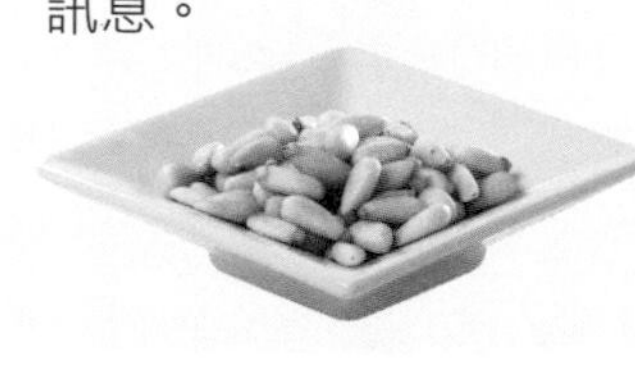

當然適量的運動，也是減肥的必要條件之一，如果能每天做一些可以增加新陳代謝功能的運動，像是快步走三十分鐘，不僅可以促進熱量的消耗，也可以減少脂肪的累積。

吃對食物和少量多餐的飲食方式，加上運動量增多，如此身體自然能回復輕盈健美的體態，以下將提供主食、配菜沙拉、湯品的簡易食譜，選用對的食材，飽食美味又能瘦身；另外第四單元將提供三道減肥瘦身蔬果汁。（可參考本書第二七〇頁至二七四頁）

## 健康瘦身三大要訣

1. 吃對食物

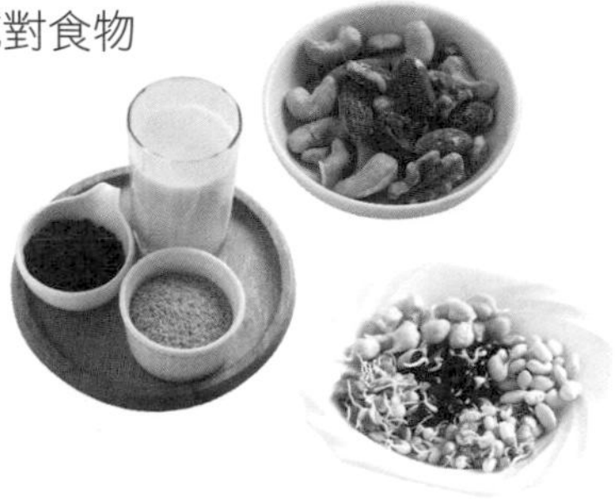

2. 少量多餐

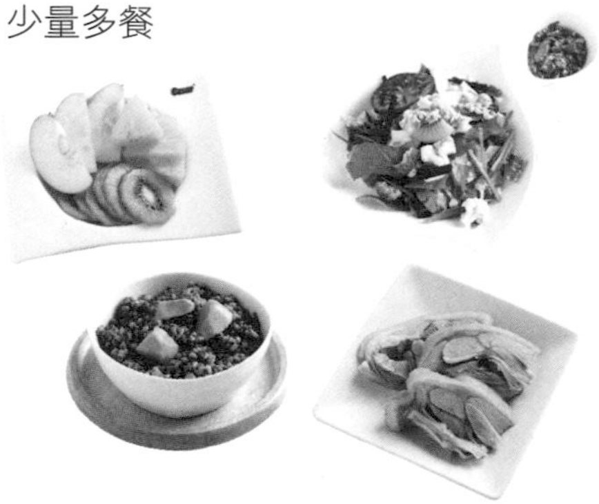

3. 每日快步走三十分鐘

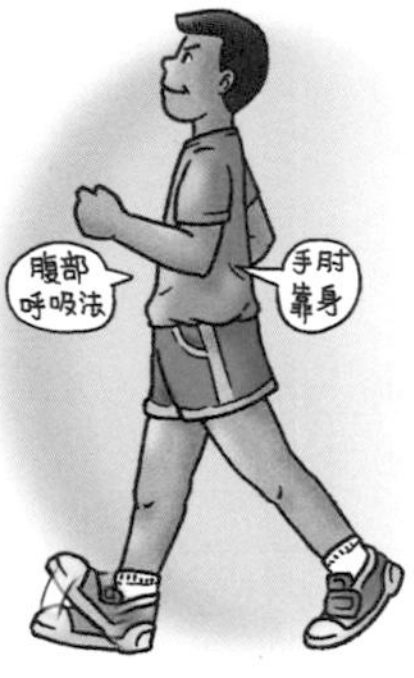

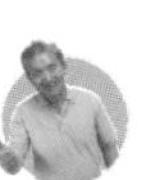



## 減肥時，應避免的飲食方式

1. 避免煎、炸、炒等多油烹調方式。

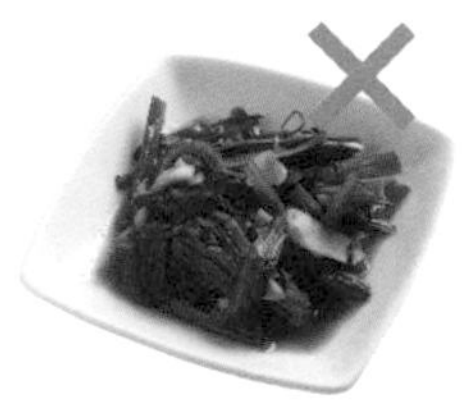

2. 避免精製粉加工食品。

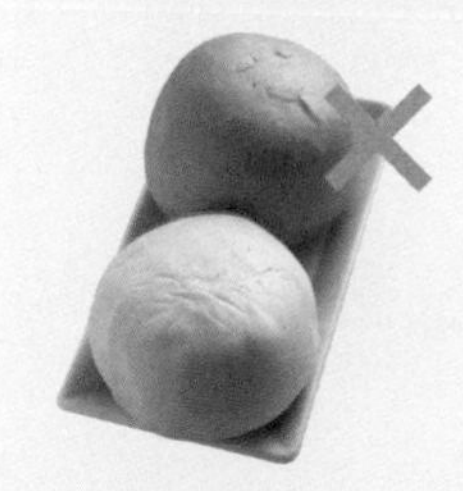

3. 避免食用打過荷爾蒙針的肉類和魚類。

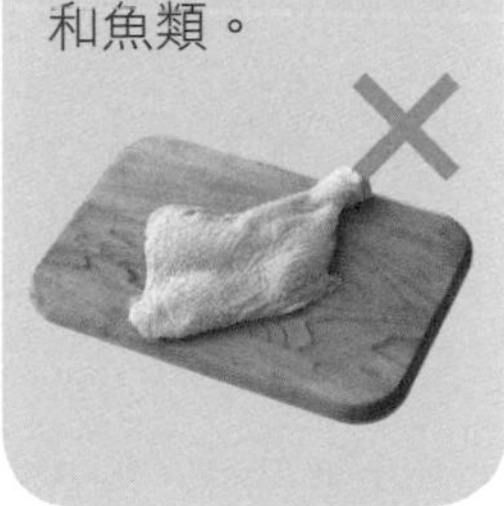

## 減肥時，主食怎麼吃？

**以五穀豆飯取代白米飯**。烹煮前可先將稍微發芽的豆類加點糙米，以及一些薑片、薑母粉、葫蘆巴粉、蒜頭及香菜，一同放進電鍋內蒸煮。

添加薑片、薑母粉、葫蘆巴粉、蒜頭及香菜的用意，是因為它們都含有植物生化素，對於免疫力和自癒能力的提升，有相當的幫助。

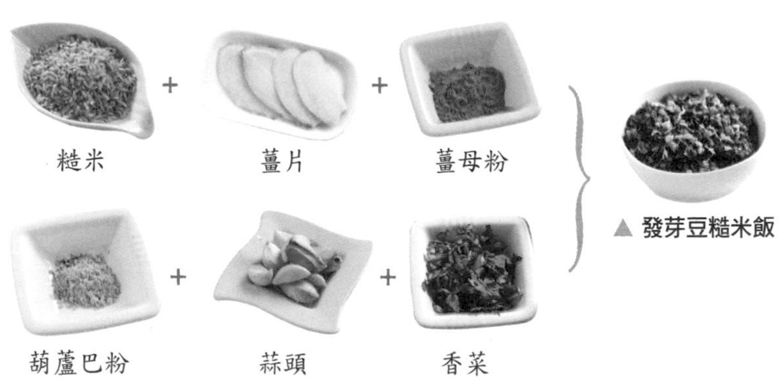


▲ 發芽豆糙米飯

## 減肥時，沙拉怎麼吃？

| | |
|---|---|
| 蔬菜類 | 任何一切有機或無農藥的新鮮蔬菜，記得五顏六色各種類都要有（除了馬鈴薯和地瓜例外），再加些稍微發芽的任何豆類和芽菜類。 |
| 水果類 | 任何多酸少甜的水果都可以，種類以莓類，如藍莓、枸杞子為佳。 |
| 動物蛋白質 | 兩小條沙丁魚或六十克的清蒸魚、生鮭魚，或全熟的水煮蛋一顆（蛋黃蛋白都要吃）；動物蛋白質一星期只限吃二到三次。 |
| 調味料 | 薑蓉、薑母粉、蒜蓉、葫蘆巴粉、小茴香粉、亞麻子粉、芝麻粉、蜂花粉、海鹽水少許、檸檬汁或有機蘋果醋適量、橄欖油和椰子油（標籤註明中鏈三酸甘油脂 MCT OIL）的比例是各一半。 |
| 簡易作法 | 可把上述材料和調味料混合成一盤沙拉，吃時記得要細嚼慢嚥，慢慢地嚼細蔬果的纖維，好讓植物生化素能被釋放出來。 |

## 減肥時，湯品怎麼喝？

| | |
|---|---|
| 可選用材料 | 鮭魚頭、鮭魚尾、紫菜、海帶或棕色海藻、鳳梨或酸子（羅望子）、番茄、芽菜。<br>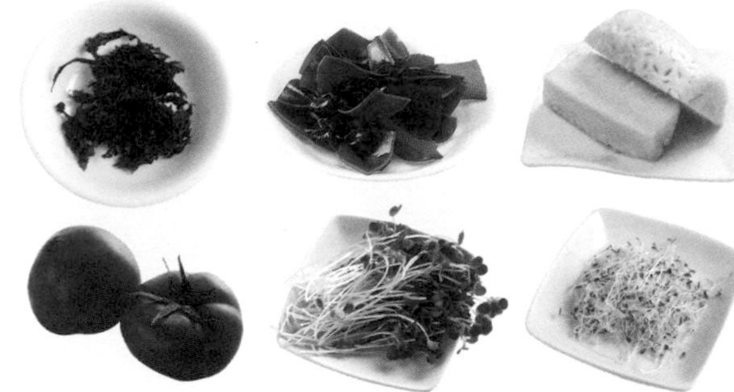 |
| 調味料 | 香菜、肉桂粉少許、薑絲、蒜片、小茴香粉或胡蘆巴粉，視個人口味取量。<br>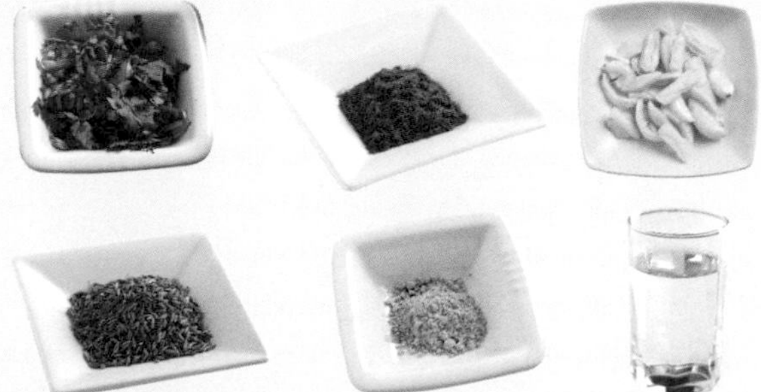 |
| 簡易作法 | 1. 只要將鮭魚頭和鮭魚尾放入大鍋內，加入紫菜、海帶或棕色海藻。<br>2. 再加入鳳梨或酸子以及番茄和芽菜，加水淹過所有材料。<br>3. 放入全部的調味料，開大火煮約四十五分鐘，就可以成為減肥時常喝的湯品。 |

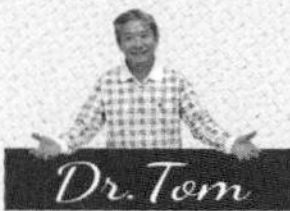

## Dr. Tom 吳醫師的減肥小叮嚀

★ **飯前喝蒜醋水**：將兩小瓣新鮮的蒜頭搗成蒜蓉，和一大匙有機蘋果醋，加入一杯蒸餾水或活性水混合均勻，在吃東西前喝下，是很有效的減肥方法。因為一般的醋對減肥都有一定的功效，而蘋果醋最具營養較有效果；而蒜頭具稀血、降血脂、降膽固醇的效用。

★ **晨起喝椰子油溫水**：每天早上一起床，馬上飲用一杯加了二大匙椰子油（標籤註明中鏈三酸甘油脂 MCT OIL）的溫水（體重每 22.5 公斤需加一大匙椰子油）；椰子油不僅能將油細胞轉為能量，增加精力又能幫助減少體重。

★ **常吃發芽的豆類**：發芽的豆類與種子，像是綠豆芽，就連同芽與綠豆的部分一起吃，其他如紅豆、黃豆、綠豆、黑豆、豌豆嬰（又名豌豆芽）等豆類，都是利用種子貯藏的養分，直接培育成幼嫩的芽菜，營養價值很高。

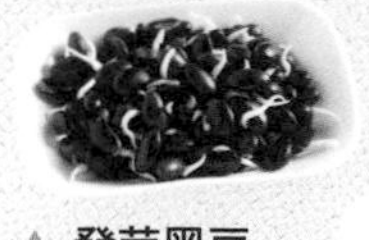

▲ 發芽黑豆

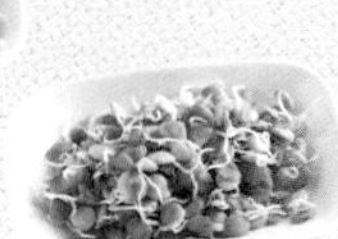

▲ 發芽扁豆

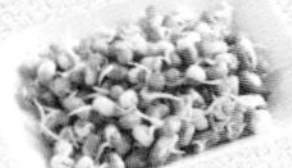

▲ 發芽綠豆

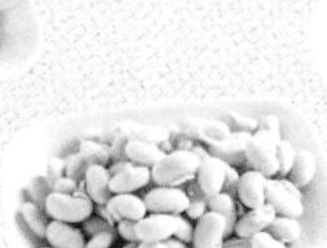

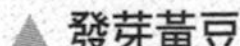

▲ 發芽黃豆

▲ 發芽雪蓮豆

★ **注意動物蛋白質攝取量**：如果當天的飲食中吃了魚類，則建議不要再吃蛋。

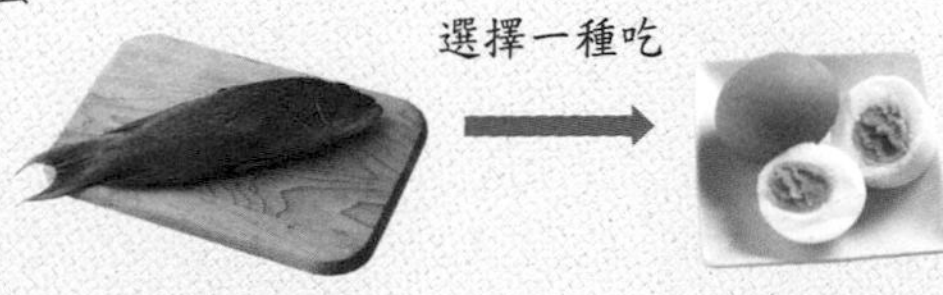

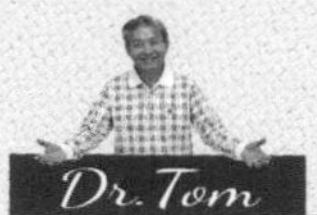

## Dr. Tom 吳醫師的減肥小叮嚀

★ **多吃生菜食物**：其實我本人非常喜歡吃越南菜，因為越南菜的許多菜色都會搭配很多生菜，很多人吃了甘蔗蝦、炸春捲，卻不吃盤邊所附的生菜，但我一定吃光所有的生菜，不論是豆芽、萵苣、白蘿蔔、胡蘿蔔等，好隨時補充自己蔬果的植物生化素份量。

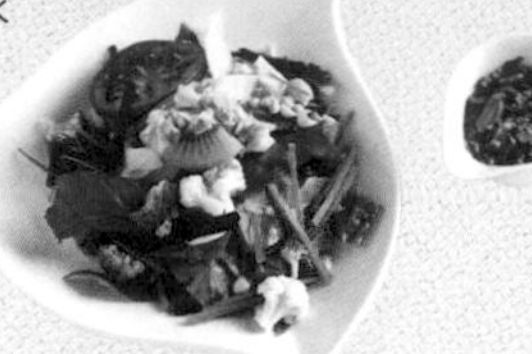

★ **每天三餐喝排毒飲**：別忘了將一杯三百西西的活性水，加上三大匙纖維粉和一大匙椰子油（標籤註明中鏈三酸甘油脂MCTOIL），稍微混合後，立即飲用，一天要喝上三大杯（等排便正常後、成功減重可以降低椰子油的分量）。

★ **喝葫蘆巴粉水降二高**：也可將一小匙葫蘆巴粉加進一杯一百五十西西滾熱的蒸餾水中，蓋上杯蓋燜泡五分鐘，即可趁熱慢慢飲用；一天喝四杯，是不錯的減肥飲品。因為葫蘆巴粉可以幫助降血糖、降血脂，若是吃素而不能吃蒜頭的人，都可以此替代。

# 少碰貝殼類海產，擺脫青春痘及濕疹！

## 拒絕巧克力、咖啡，改善青春痘

青春痘在醫學上稱做「痤瘡」，好發在青春期，因而得名；但也有少數的人到了三、四十歲仍然冒出青春痘。

**青春期產生的青春痘**：是由於體內荷爾蒙分泌旺盛，皮脂腺分泌增加，使得皮脂和角質物堵塞毛孔，油脂和廢物無法排出，受到氧化和細菌的滋生而發炎，形成紅色丘疹膿皰。

**非青春期產生的青春痘**：就有可能是因為內分泌失調、腸胃道異常發酵、便祕、情緒緊張、壓力過大、熬夜、皮膚清潔不足等原因所造成。

### 容易激發油脂和內分泌不平衡的食物

巧克力、咖啡、可可、炸雞、鹽酥雞、奶油、零食、燒烤類食物、油炸類食物、奶酪、人工色素、香料的食品，或是含糖分較多的食品。

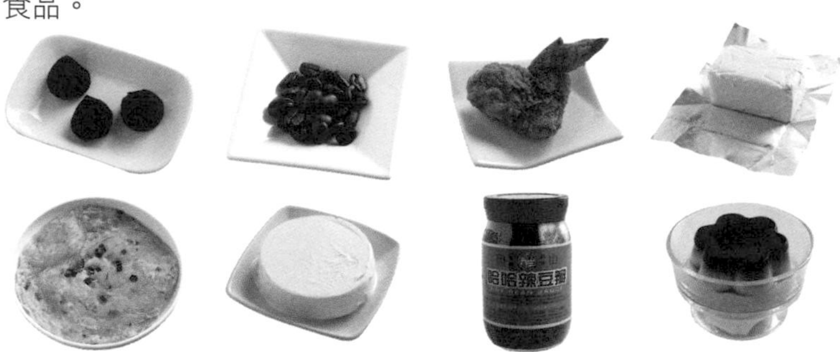

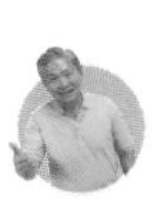



此外，食物也是造成青春痘的一個重要原因，像是經常吃一些巧克力、咖啡、可可、炸雞、鹽酥雞、奶油、零食、燒烤類食物、油炸類食物，奶酪以及加了過多人工色素、香料的食品，或是含糖分較多的食品，也都是容易激發油脂和內分泌不平衡，造成青春痘更嚴重的幫兇。

## 多吃蔬果補充維生素B群，改善濕疹

濕疹是一種皮膚發炎的現象，也是一種小孩子常見的過敏反應，不過大人也會發生，而且通常都比較嚴重。**濕疹一般分為急性、亞急性和慢性三類**；濕疹的特徵為會不自覺的搔癢，外觀呈對稱性分布，且會反復發作，可說很難治療。通常壓力、緊張會加重濕疹的復發，所以必須找出原因並加以舒解，建議可嘗試以輕鬆的運動、打坐、騎車等方式，作為舒解壓力的方法之一。

至於在飲食方面，有濕疹的人應該避免喝酒，或是吃一些具刺激性的食物，如巧克力、

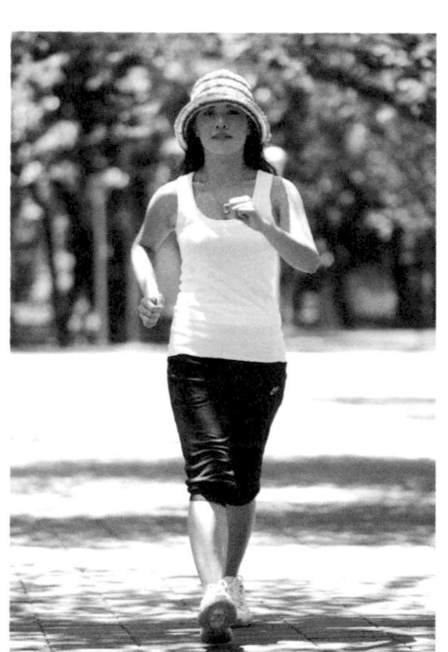

▲ 以輕鬆的運動作為舒解壓力的方法。

## 濕疹的飲食與生活宜忌



### 宜○

★ 最好能多吃生鮮蔬菜水果。

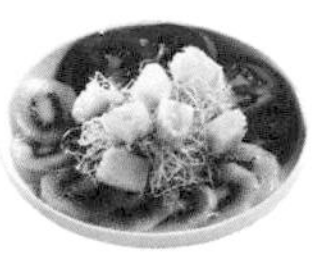

★ 補充維生素 B 群。

★ 衣服應盡量穿著寬鬆吸汗。

★ 一天至少喝六到八杯水。

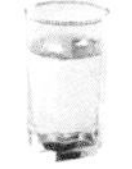

╳6～8杯

★ 一天最少有 3~4 次排便。

★ 保持睡眠舒適。

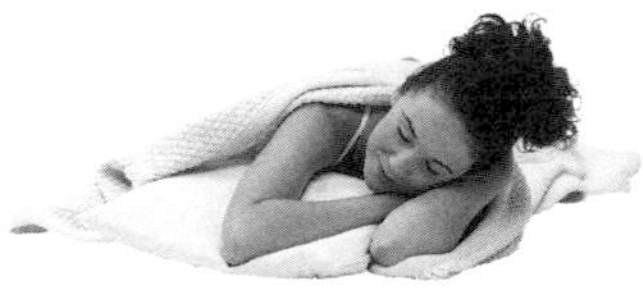

★ 以輕鬆的運動、打坐、騎車等舒解壓力。

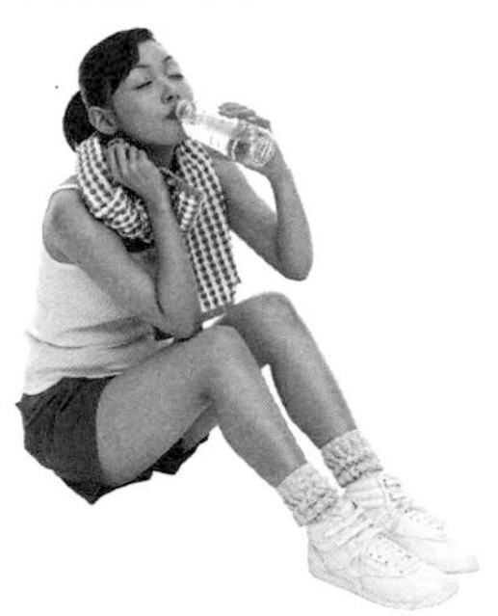

### 忌✕

★ 避免喝酒。

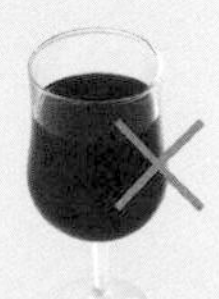

★ 具刺激性的食物，如巧克力、花生糖、牛奶類（如牛奶、奶酪、起士、牛油、冰淇淋、優酪乳等）、炸雞等。

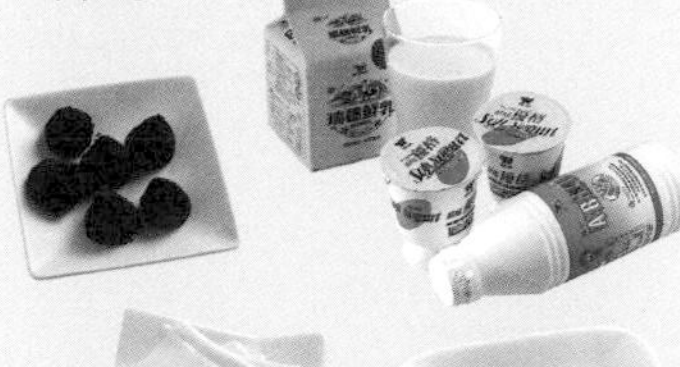

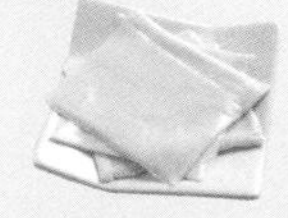

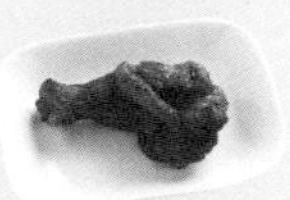

★ 洗澡時水溫不能太高，並避免肥皂、沐浴乳的刺激。

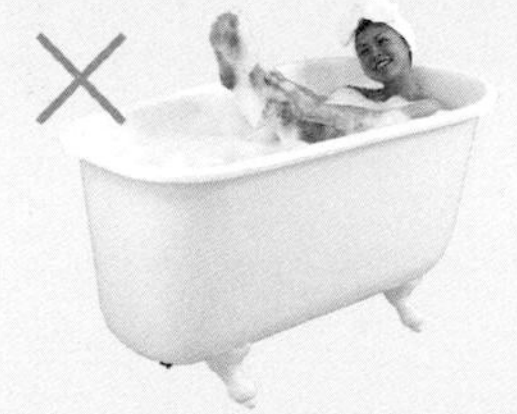

★ 避免到擁擠的公共場所或悶熱地方。

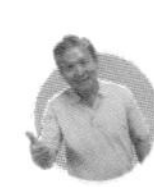



花生糖、牛奶類（如牛奶、奶酪、起司、牛油、冰淇淋、優酪乳等）、炸雞等；**最好能多吃一些生鮮蔬菜水果，藉以補充維生素B群**。

生活事項上，則應注意洗澡時水溫不能太高，並避免肥皂、沐浴乳的刺激；同時盡量保持睡眠舒適，避免到擁擠的公共場所或悶熱地方，**衣服也應盡量穿著寬鬆吸汗的樣式**。要多喝水，喝水時應慢慢地喝，**一天至少喝六到八杯水，並保持一天最少有三到四次排便的量**。

## 改善青春痘與濕疹的飲食搭配法

治療青春痘與濕疹，可多搭配蔬果，做成生菜沙拉食用。以下建議食材，都可隨機搭配，不用一次全部吃完，例如今天吃了芽菜、芹菜、蘿蔔、藍莓、草莓等，明天就可以換成其他蔬菜種類。

| 改善青春痘與濕疹的飲食搭配法 | |
|---|---|
| 蔬菜類 | 高麗菜、紫高麗菜、胡蘿蔔、紅甜菜頭、西洋芹、大黃瓜、生菜（洋生菜）、芽菜、芹菜、番茄、玉米、菠菜等各種蔬菜都可以。 |
| 水果類 | 藍莓、草莓、蘋果、鳳梨、奇異果或任何酸中帶甜的水果。 |
| 調味料類 | 薑絲、蒜蓉、香菜、九層塔、薑母粉。 |
| 其它食材 | 亞麻子粉、生芝麻粉（黑、白芝麻都可以）、卵磷脂，各二大匙加入蔬果原汁或生菜沙拉中，枸杞則需先泡水五分鐘後再食用。<br>也可添加有機蘋果醋、檸檬汁、特級初榨橄欖油（extra virgin）、亞麻油或椰子油（標籤註明中鏈三酸甘油脂 MCT OIL），各二大匙，當作調味使用。 |
| 海鮮類 | 可挑選海鮮為主食，如：清蒸的鮭魚或其他深海魚類、水煮罐頭沙丁魚，可搭配切碎香菜一同食用。 |
| 蛋肉類 | 或者吃一些少量清蒸的有機瘦肉、有機肉湯；每兩天吃一個有機煮全熟的水煮蛋。或是半杯堅果奶，種類可以選擇如杏仁、南瓜子、葵花子、松子、亞麻子、芝麻、糙米、燕麥。 |

★切記每天喝六杯蔬果原汁，和兩大盤生菜沙拉，每天服用三次纖維粉，來保持一天三次以上的排便，幫助清除體內毒素。

## 改善青春痘與濕疹的飲食注意事項

★ 避免食用辛辣、刺激性的食品。

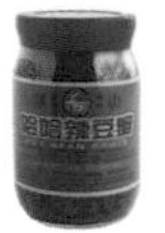
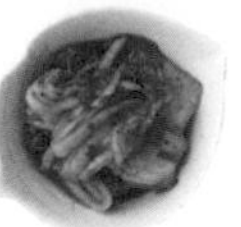

★ 避免飲用含有酒精及咖啡因的飲品（咖啡和茶），或是可樂、汽水等飲料。

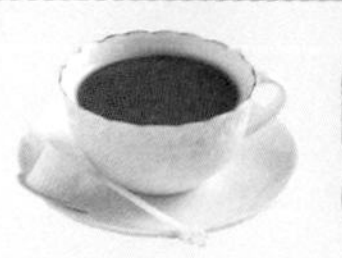
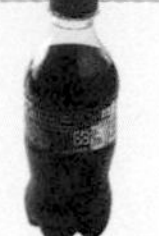

★ 避免一切含有奶類製品的食物，例如牛奶、乳酪、牛油、披薩、冰淇淋、優酪乳、巧克力等。

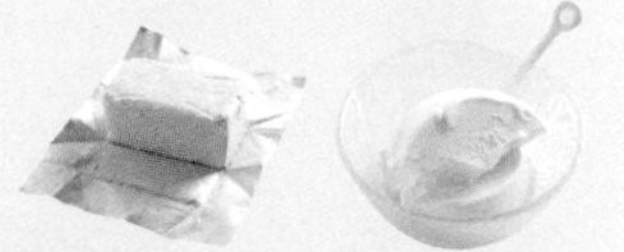

★ 避免一切精製粉類所製作的食品，例如麵條、麵包、饅頭、糕餅、糖果、蜜餞、餅乾等。

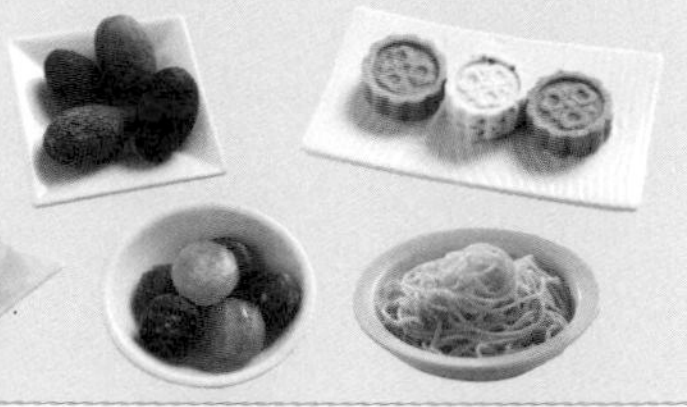

★ 避免火腿、熱狗、臘腸、香腸等醃漬類食品。

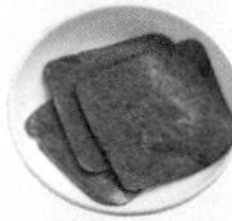
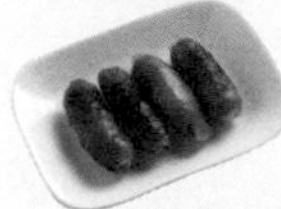
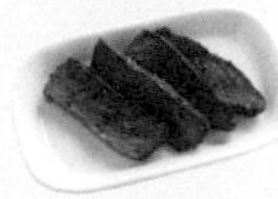

★ 避免煎、炸、炒等油膩飲食，例如蔥油餅、油條、薯條、薯塊、炸雞、鹽酥雞、漢堡等。

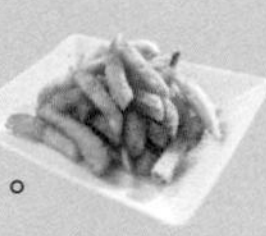
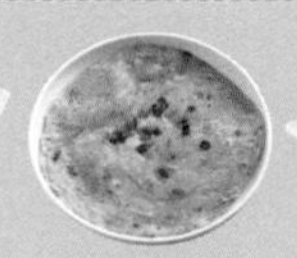
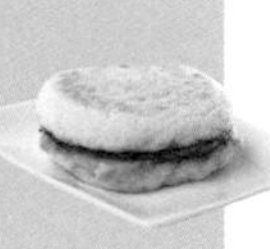

★ 避免食用一切貝殼類海產。

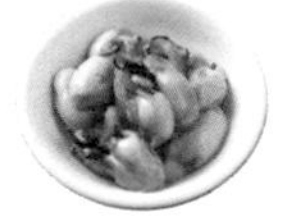
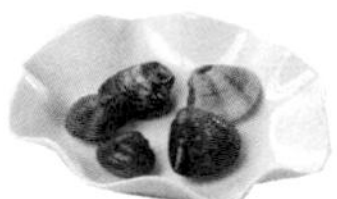

★ 避免食用打過荷爾蒙的肉類。

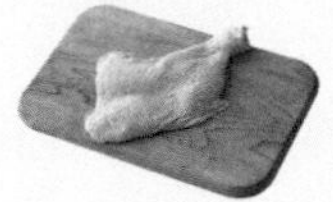

# 1天3次排便，降低膽固醇

所謂膽固醇，是指被人體攝取的脂肪未被分解成為養分，而原本囤積在體內的脂肪，因此變成了膽固醇和脂肪廢物，而這類物質又以動物性脂肪所形成的較多，就算一點脂肪和油都不吃，**肝臟每天自己也會製造一千到一千五百毫克的膽固醇，來供應身體的需求**。

血液中的膽固醇一旦過度增加，血液就變得較沉重，黏性也會增大，要輸送這種血液，心臟的負荷變得沉重，心臟機能自然也受到了影響。同時黏附在血管的氧化膽固醇，不僅有害血管，也會堆積在血管壁內，而使血管受到堵塞失去彈性，這種情形就像水管長期使用後，裡面會生鏽一樣。

膽固醇愈積愈多，則原本流暢的血管將變得狹窄，全體血管所受的壓力也會增大，於是就會發生高血壓，嚴重的甚至會有腦溢血的現象。不過，**膽固醇雖是油的一種，也並非只有壞處，它是幫助肝臟製造膽汁、合成荷爾蒙和維生素$D_3$的重要原料**。而且體內本來就會自行合成膽固醇，主要是在肝臟進行，體內的膽固醇僅有百分之二十五需來自食物。

肝臟的運作如同汽車一般，汽車是透過排氣管排除廢氣，我們身體裡的肝臟則是將壞膽固醇、多餘的鈣、氧化的油、毒素、廢物等送進膽囊，膽囊再將這些廢物製成膽汁，由膽管流入十二指腸，以幫助分化脂肪及我們吃進的油脂、脂肪變成油酸，部分油酸會被肝臟靜脈吸收，另一部分則由淋巴管吸收或被送入大腸內。

使用過的膽汁沿著小腸流入大腸，可以潤滑大腸壁，幫助蠕動並加速排便，同時也將這些膽汁連同大便，一起排出體外。**但如果長期大便緩慢，甚至有宿便、便祕的情形，膽汁就會在腸內停留過久，而被回收到肝臟，使得肝臟的負荷增加同時也使膽固醇升高。**

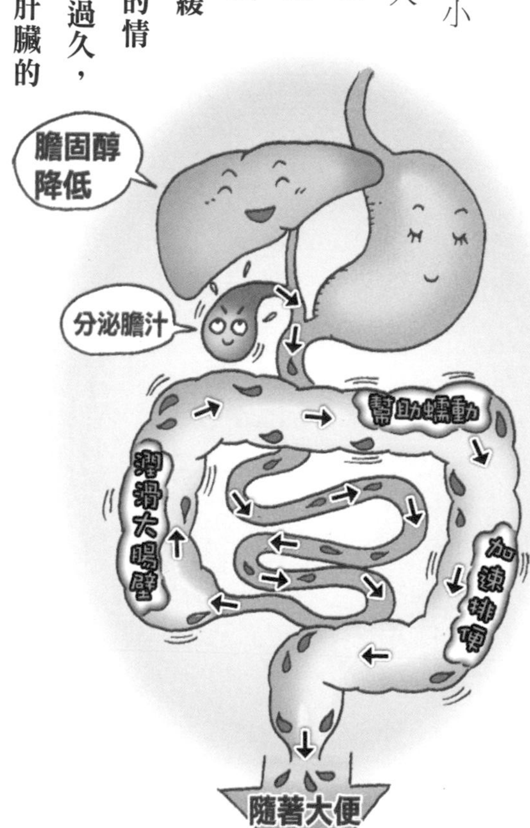


由於我們身體裡的膽囊，只是一個小小的袋型

器官，無法承受過多肝臟送進的壞膽固醇與毒素，因而過多的壞膽固醇、毒素就被遺留在肝臟內，再被送進血液中，因此血液中的膽固醇就會上升。但如果膽囊製造的膽汁，無法被排出十二指腸，久而久之，**膽汁就會漸漸變得濃稠，變得乾燥，最後形成膽結石，阻塞了膽汁的流通，因而妨礙膽汁進入十二指腸分化脂肪**。

雖然食用油和脂肪還可以經由胰臟分泌出的脂肪酶分化，但當膽汁無法執行任務，只剩下脂肪酶單打獨鬥，是無法將全部脂肪分化的，而這些部分沒被分化的脂肪流入大腸內，如果沒有快速隨大便排出，也會使膽固醇升高。

## 降膽固醇藥物，非解決高膽固醇的最好方法

肝臟每天約製造一千到一千五百毫克的膽固醇，供應全身細胞、皮膚組織及身體各器官的需求，並協助製造荷爾蒙；沒有足夠的膽固醇，就無法製造足夠的荷爾蒙，沒有足夠的荷爾蒙，就會加速我們老化、掉髮、陽痿、性無能等問題的產生。

**要知道肝臟製造膽固醇的管道，同時也是製造輔酶$Q_{10}$（COQ10）的管道**，若沒有足夠的輔酶$Q_{10}$，心臟便無法伸展肌肉和收縮，導致心臟停止跳動而死亡。輔酶$Q_{10}$是由米糠

所提煉出來的，一天要吃二十碗糙米飯才能得到足夠的輔酶 $Q_{10}$，這是不可能做到的，所以只有適時補充輔酶 $Q_{10}$，或停止服用降膽固醇藥物，才能根本解決心臟停止跳動的危機。

雖然降低膽固醇的藥，在目前被廣泛的使用，也有一定的效果，但不能忽略的是，降膽固醇藥會將製造膽固醇的管道阻塞、切斷，肝臟便無法製造膽固醇送入血液中，血液中膽固醇自然而然下降，但也會提高心跳停止、突然死亡的機率。

此外，服用降膽固醇的藥，有時還有伴隨頭痛、呼吸困難、脾氣暴躁等副作用，長期服用降膽固醇的藥，會使人加速老化，甚至導致肝癌、肝臟硬化等罹患機率；**若不得已必須服用降膽固醇藥的同時，建議必須加倍服用輔酶 $Q_{10}$，來幫助心臟肌肉的伸展和收縮**。

然而，服用降膽固醇的藥，並非解決高膽固醇最好的方法，想要降低膽固醇的第一個步驟，就是必須保持一天三

## 降低膽固醇的好方法

1. 利用輔酶 $Q_{10}$ 幫助心臟肌肉的伸展和收縮。

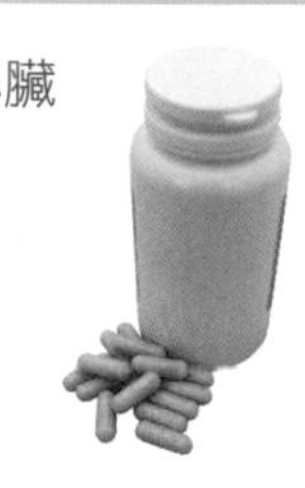

2. 保持一天三到四次的排便。

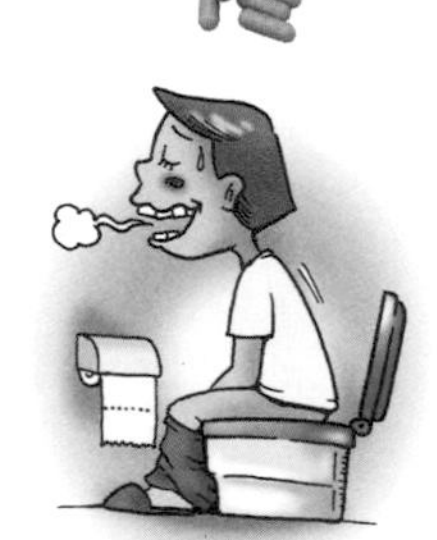

3. 打通膽囊，排除膽結石。

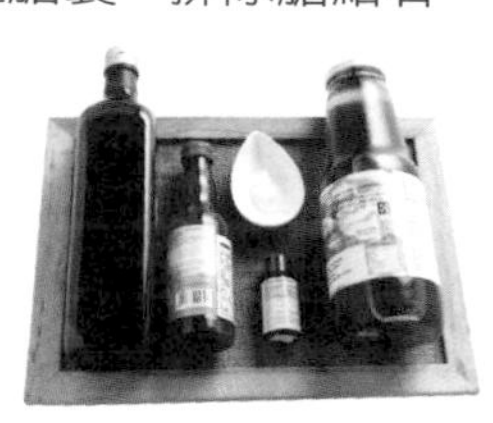

到四次的排便；第二個步驟則是打通膽囊，排除膽結石，讓膽汁順暢流入腸道內。

## 降低膽固醇的二大步驟

**第一步驟：保持一天三到四次排便**

可維持一天喝六杯蔬果原汁，搭配二盤生菜沙拉與十穀豆米飯，加上服食全天然的纖維粉（**它並不會影響腸子蠕動過快，也不會拉肚子，可至有機食品店或大型的超市採買**），以及一天飲用八杯蒸餾水，水記得要慢慢地喝，才能有效幫助排便。

一天若能保持約三到四次排便，不僅可以排除體內宿便，還能確保吃進的食用油、脂肪，不被回收到肝臟，藉以減輕肝臟負荷，使其恢復正常功能。

**第二步驟：打通膽囊、排除膽結石**

要排除膽結石，必須先保持一天有三到四次的排便，給予腸道空間才能將膽結石排掉。在美國，一年約有一百萬人因為膽結石被割掉膽囊，數據非常驚人！許多人因為無知，白白地被醫生割掉這十分重要的小器官，實際上，只需要四天時間，就能將膽結石以自然的方式排出體外，可說非常簡單！

## 只需四天就能排除膽結石的方法

肝臟除了幫身體完成幾百個工作外，也是身體五個排毒器官最重要的一個！如果它的排毒功能有所差錯，將會帶來血毒的累積，影響所有別的器官功能，帶來高血壓、高膽固醇、高血糖、高三酸甘油脂、痛風、風濕、腎病、心臟病、失智症、腫瘤及癌症等疾病的危機，所以血毒就是百病之禍首，要解決血毒的問題，就要從守護肝臟健康著手！

肝臟完成各項工作後會將所有代謝後的廢物送入肝的膽管，再由肝的膽管送入膽囊製造出有用的膽汁後，再由膽囊送入膽囊的膽管注入胃腸，幫助分化食物的脂肪。如果膽囊的膽管有膽沙、膽石阻塞、肝的代謝廢物無法送入膽囊，就會堆積於肝的膽管內，久而久之，帶來上述的疾病，最後還可能會有脂肪肝、肝硬化、肝腫瘤，甚至肝癌！

所以要肝臟功能好，就要先將膽囊的膽沙膽石排除掉，才能保持肝臟及膽囊的清潔，恢復它原本的功能！有膽結石並不一定要開刀切除膽囊膽管，可以用最簡單最便宜的自然療法，只需要四天時間就能將膽沙、膽石排出送入小腸、大腸，隨著糞便排出體外，一般上，每年由春天至入秋前的這段時間內都可以做一次就夠了，但有牛皮癬的人及很嚴重的病人，就需要每兩個月做一次，一年六次。

# 四天排膽石淨化膽囊與肝臟的方法

執行排膽沙、膽石的方法時，在第 1 天、第 2 天和第 3 天都不會出現什麼不適，**可以正常的生活及工作**，只有**第 4 天**會產生腹瀉，所以一定要留在家裡，避免外出，以免造成不便！譬如星期天放假在家休息，那麼就要從星期四開始執行。以下便是有關淨化膽囊與肝臟所需的材料、執行步驟與說明：

## 第 1 天

**材料 & 時間**

- 有機蘋果汁 1 罐（1000cc）
- 磷酸 10 cc（約 90 滴）

**執行步驟**

★ 第一天將 10 cc（約 90 滴）的磷酸滴入 1 罐有機蘋果汁內搖勻，在一天內分 4 次喝完，每次喝 250 cc。

★ 三餐只吃生鮮的蔬菜水果沙拉，或是燙青菜、蔬菜湯，並且要多喝好水。

※ 這混合蘋果汁的 10 cc 的磷酸就會將膽囊和膽石軟化，不會有不舒服的症狀發生，所以可以正常的工作，而且蘋果汁也沒有特別不同的味道。

## 第 2 天

**材料 & 時間**

- 有機蘋果汁 1 罐（1000cc）
- 磷酸 10 cc（約 90 滴）

**執行步驟**

★ 和第一天一樣，將 10 cc（約 90 滴）的磷酸滴入 1 罐有機蘋果汁內搖勻，在一天內分 4 次喝完，每次喝 250 cc。

★ 三餐只吃生鮮的蔬菜水果沙拉，或是燙青菜、蔬菜湯，並且要多喝好水。

※ 不會有不舒服的症狀發生，所以可以正常的工作。

## 第3天

### 材料 & 時間

| 時間 | 材料 |
|---|---|
| 上午9：00～下午3：00 | 有機蘋果汁1罐（1000cc）<br>磷酸10 cc（約90滴） |
| 下午4：00～5：00左右 | 硫酸鎂1大匙（Magnesium Sulfate，俗稱瀉鹽） |
| 晚上9：00 | 冷壓初榨橄欖油240cc<br>綠色檸檬3大顆（或有機檸檬汁） |
| 晚上9：30以後 | 纖維粉2大匙、芝麻粉3大匙、卵磷脂1大匙 |

### 執行步驟

★同第一、二天一樣。將10 cc（約90滴）的磷酸滴入1罐有機蘋果汁內搖勻，並且在下午3點前要喝完。

★同第一、二天一樣。三餐只吃生鮮的蔬菜水果沙拉，或是燙青菜、蔬菜湯，並且要多喝好水。

★第三天下午約4點或5點左右，將1大匙的硫酸鎂（瀉鹽）放入1杯（240cc）微溫的好水中，攪拌到硫酸鎂全部溶解後，立刻將水一口氣喝完（如果想要味道更好一些，可以加入半顆檸檬汁拌勻，再飲用）。

★第三天的晚餐必須吃的比平常更少，並且在下午6點鐘左右吃完；三～四個小時後，也就是大約晚上9～10點左右，就要開始執行以下的步驟：

1. 首先將1杯180～240cc的橄欖油(適體型而定。如註3說明)，倒入蔬果機內。
2. 再把檸檬3顆的外皮捏軟後，擠出檸檬汁（去籽），倒入蔬果機中，用慢速度打30秒，倒入杯中，一口氣喝完。（如果想要味道更好，可以加入40～60cc蘋果汁後，再打30秒）。
3. 取一片綠色檸檬或一片薑片含在口中，趕緊回到床上躺好（躺的姿勢為朝右邊側臥，右腳彎起來壓於肝臟的部位），至少要側臥30分鐘（勿少於30分鐘，但超過30分鐘沒關係）。
4. 右側臥30分鐘後，即可起身，稍微活動一下或是輕微按摩消化道，雙手由上往下，再以順時鐘方向按摩腹部（此按摩方法適用沒有覺得身體不舒服時，若覺得腹脹、有點嘔吐現象，可以省略此按摩的步驟）。

※這一天不會有不舒服的症狀發生，所以可以正常的工作。

## 第 4 天

**材料 & 時間**

| 早上起床 | 硫酸鎂 1 大匙（Magnesium Sulfate，俗稱瀉鹽） |
|---|---|
| 上午 & 下午 | 纖維粉適量<br>芝麻粉適量 |

**執行步驟**

★早上一起床後，將 1 大匙的硫酸鎂（瀉鹽）放入 1 杯（240cc）微溫的活性水中，攪拌到硫酸鎂全部溶解後，利用空腹時，一口氣喝完（如果想要味道更好一些，可以加入半顆檸檬汁）。之後，還要多喝溫開水。

★記住！第四天，一定要多喝好水（6～8 杯），並補充 2 次纖維粉及芝麻粉所沖泡的飲品（任何時間喝都可），防止從膽囊排出的膽石及膽沙，卡在腸壁上，汙染大腸和血液。

※ 第一次排便時，可能沒有看見什麼沙、石；第二次或第三次就會看見很多青色、青黃色或棕色的沙、石，浮在馬桶的水面上，或是黏在糞便裡，有的大如蠶石，有的小如綠豆或沙粒。

註 1：也可採用《神奇的肝膽排石法》（原水文化出版）書中的七天肝膽淨化作法（第 178 至 189 頁）。

註 2：在第 2 次、第 3 次或第 4 次排便前，可先放入一個塑膠濾網置於馬桶內，再開始排大便。大便完後，一隻手按沖水，一隻手拿著塑膠濾網快速的左右搖動，讓糞便隨沖水洗掉，另剩下沙石於塑膠濾網中，就可以數算這次排了多少的膽結石或沙石了。

註 3：糖尿病患者在第一、二及第三天可以將蘋果汁改為芭樂汁或是用一公升活性水，加入 15cc 的磷酸替代。

註 4：身材的體型較小者（即 153 公分左右）及常有胃部不適的人，可將橄欖油使用量減少為 150～180cc 之間。

※ 特別提醒：腎臟衰竭者、洗腎的患者，還有孕婦都不可以使用此方法。
※ 排膽結石最好不要在冬天做，適合最好在春天或初秋（8～9月）。

## 避免膽結石的飲食宜忌

### 宜○

★一天飲用八杯蒸餾水。

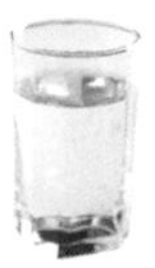

×8 杯

★飯前喝一杯甜菜根汁。

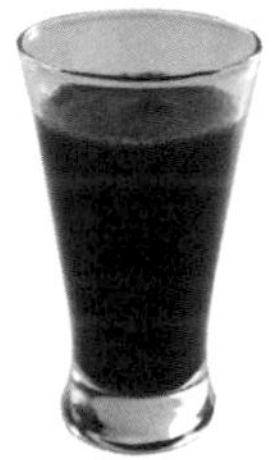

★每天早晨飲用橄欖油＋檸檬汁。

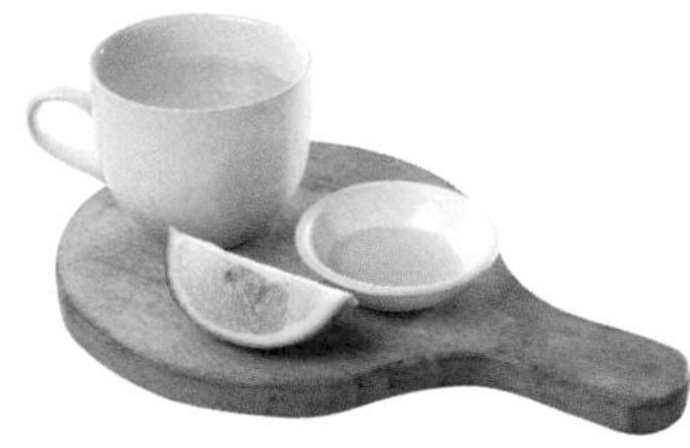

### 忌✕

★避免煎、炸、炒、烤等。

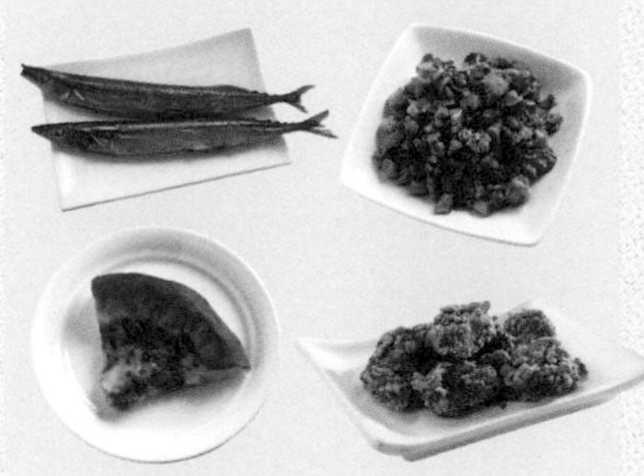

★戒除咖啡、茶及汽水類的飲品。

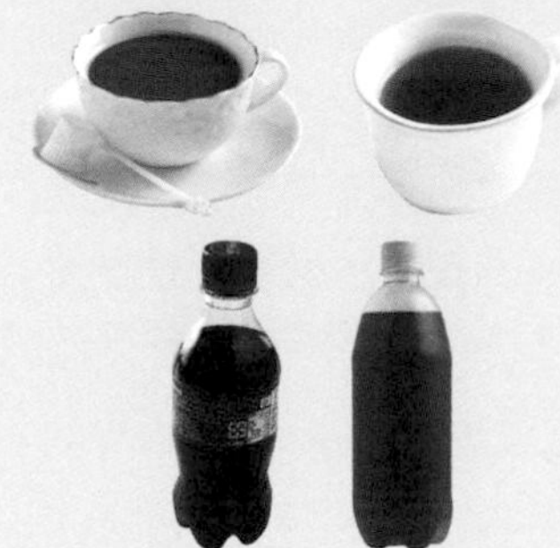

★不要同時吃豆腐和煮熟的菠菜。

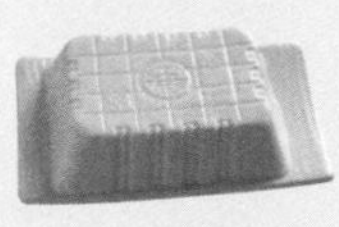

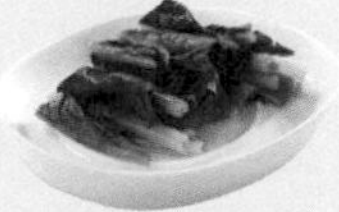

排出的膽結石可能小如砂石、綠豆，也有可能大如豌豆、蠶豆，顏色則有青色、黃色或棕色。身體排出膽結石十天後，會感覺身心輕鬆、心情愉快及不易發怒，皮膚也變得細緻光滑，口臭、體臭都會在十天內獲得改善。

**身體容易產生結石的人，可於每年春天和初秋兩季，利用上述的方法，自行排除膽結石，清除體內毒素。**

此外，飲食方面，也要盡量避免煎、炸、炒、烤等食物，同時戒除咖啡、茶及汽水類的飲品，還要避免奶類製品，例如牛奶、牛油、乳酪、冰淇淋、巧克力等，也記得不要同時吃豆腐和煮熟的菠菜。

當然，喝水是最佳的方法，記得多喝蒸餾水，一天必須飲用八杯，才能發揮效果。也可在吃飯前喝一杯甜菜根汁，或每天早上用二大匙橄欖油加一顆檸檬壓汁，混合後喝下，就可避免再發生結石。

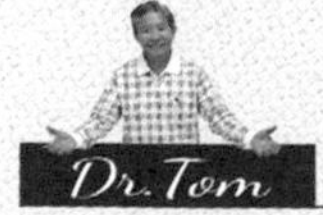


### 吳醫師的小叮嚀

★ 這四天的的排石，也可用來幫助清肝。

★ 一般人雖然沒有感覺結石，但多多少少都有膽沙，可在**每年春季做四天，將膽沙排掉，避免以後發生結石的痛苦。**

除了排除膽結石，如果有腎結石的困擾，則可以將四顆檸檬壓汁，加入半加侖（約二公升）的蒸餾水或活性水內，在一天之內將其喝完，如此連續飲用三到四天，加上勤做足部腎臟反射區的按摩，腎結石也會溶解（不論大或小的腎結石都可被溶解），並被排出體外。

**記得！每天運動三十分鐘，多吃蔬菜水果，飲用六杯蔬果原汁，排除體內結石，就是如此簡單。**

## 疏通膽囊按摩法

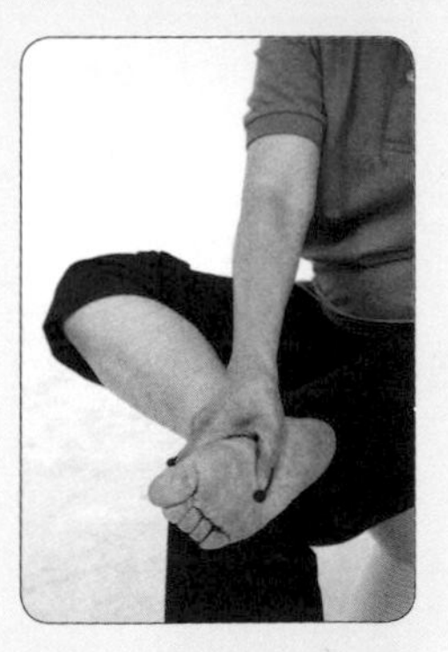

### 按摩步驟

找到肝臟位於右腳的反射區，在反射區上均勻塗上按摩油，用雙手大拇指大力按壓肝臟反射區 30 秒，一天 2 ～ 3 次。

# 吃得對，才能改善糖尿病症狀

我們的身體在正常情況下，會將澱粉類食物轉變成葡萄糖，做為身體的燃料，而由胰臟所分泌的胰島素，則可幫助葡萄糖進入細胞內，降低血液內的糖分；而糖尿病則是由於胰島素不足，使得葡萄糖無法充分進入細胞內，而讓血液內有太多無法代謝的糖分，導致血糖濃度升高所引起的。糖尿病的類型可區分為如下三種：

## 糖尿病的類型

### 胰島素依賴型糖尿病（IDDM）

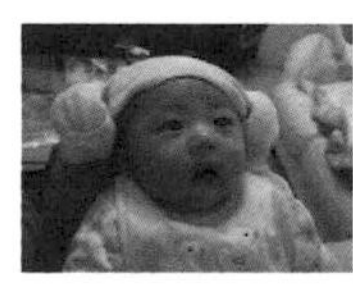

又稱為第一型糖尿病，或是幼年型糖尿病。此類型患者，如果不注射胰島素，容易陷入急性酮酸中毒。

### 非胰島素依賴型糖尿病（NIDDM）

又稱為第二型糖尿病，過去多稱為成人型糖尿病。

### 妊娠性糖尿病

此類糖尿病只發生在懷孕時，情況就像是第二型糖尿病；通常生產後就會回復正常血糖值。

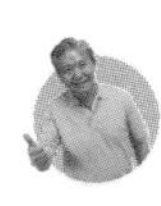



**糖尿病主要的症狀有三多，即吃多、喝多、尿多，所以又被稱做「三多症」**。因為糖尿病患者體內的糖分需要靠小便排出體外，所以當排尿密集，身體失水自然增多，患者因而常感到口渴。

此外，糖尿病患者失去大量糖分，身體只好消耗原來貯存的脂肪和蛋白質，來補充不足的熱量，而身體則因營養不足，導致體重急遽下降，或因為常常感到飢餓而暴飲暴食，導致體重急遽增加。

除了上述這些較明顯的症狀外，視力模糊、身體會搔癢、全身無力、容易感覺疲倦等，也都可能是糖尿病的徵兆，有些糖尿病患者甚至是因為腳趾受傷，傷口卻久久不癒合，經檢查才發現自己得了糖尿病。

## 糖尿病患者的正確飲食

改善糖尿病並不難，只要患者忌口，**杜絕一切煎、炒、炸等食物；禁吃肥肉、奶類，如牛奶、牛油、起司、披薩、巧克力等；以及精製粉類製成的食品，如麵條、麵包、饅頭、包子、糕餅等；同時不喝一切有氣泡的飲料；不吃糖果、代糖、蜂蜜；也必須避免吃水**

**果（因其含有糖分，不過，檸檬、藍莓、枸杞、芭樂、桑椹可以吃）和白米飯**。

那麼糖尿病患者又該多吃哪些食物呢？建議可多吃苦瓜、黃瓜、南瓜、豬母菜（**君達菜**）、豆角（**菜豆、四季豆**）、佛手瓜、龍鬚葉、川七等，並試著將這些蔬菜搭配組合成沙拉，再加上發芽的豆類（**白豆、眉豆、埃及豆**）和少量全五穀米，一同煮成豆米飯來食用。

像上述所提到的白豆，本身就含有很高的可溶性纖維，這些可溶性纖維可將澱粉酵素酶（Amylase）結合起來，阻止它分解澱粉質和碳水化合物，從而減低血糖；還有薏仁、大麥、燕麥、蕎麥等，則可減緩食物轉化成血糖後的吸收。

所以說吃生菜沙拉時，若能與發芽的豆類一同食用，所發揮的功效將會最大。此外，對於改善糖尿病，某些香料也很有效果，例如薑、蒜頭、香菜、鼠尾草（Sage）、月桂葉（Bay leaf）、肉桂粉、小茴香粉、丁香粉（Clove）、葫蘆巴粉（Fenugreek powder，咖哩的材料之一）、大茴香粉（**又名八角粉**）等，這些香料都有行血、稀血、平衡血糖及減肥的作用。

該如何運用這些香料？**可以試試看把薑、蒜切片、切絲或磨成細泥狀，其他粉狀的**

**香料，每次只需約二分之一小匙，將它們加入蔬果汁、生菜沙拉或豆米飯中即可。**

除了當調味料，也可將葫蘆巴粉和小茴香粉沖泡當茶喝，每次一小匙，倒入一杯一百五十西西的滾水，加蓋燜約五分鐘，即可趁熱慢慢飲用。如此一天喝四次，將會發現對減肥和降低血糖有意想不到的效果，也可每天早上吞服二或三大匙椰子油（**標籤註明中鏈三酸甘油脂 MCT OIL**）（**每二二．五公斤體重需服用一大匙椰子油**）來減肥。

## 何謂優質的椰子油？

因為椰子油有分為「長鏈」和「中鏈」的油酸。特別提煉的椰子油只提煉出中鏈長的三酸甘油（Triglyceride），不只能增強人體免疫力，增加體力，還能用來減重（但一天不能超過三大匙），而且應加在生鮮沙拉或加水及纖維粉中搭配食用（早上空腹時一大匙，一天三次）。

但特別提煉的椰子油僅提供中鏈長的三酸甘油脂，而缺乏維生素、酶素等物質。一般食用建議可選用純椰子油，但仍要遠離煎、炸、炒、烤等烹調方式，多使用汆燙後再拌上油，才能避免過高溫度造成的油脂變質。若非精製的椰子油，就容易含有長鏈油酸，可能造成膽固醇過高。

我所指的優質精製椰子油在室溫或冰箱冷藏中均不會凝結，並且無使化學溶劑提煉，純椰子油在攝氏二十度以下會凝結成乳白色的固體，因此在購買時，可參考標籤上是否註明中鏈三酸甘油脂（MCT OIL），或有體重管理（Weight management）之說明。

| 改善糖尿病的關鍵飲食 | |
|---|---|
| 選對<br>蔬菜做成生菜沙拉<br>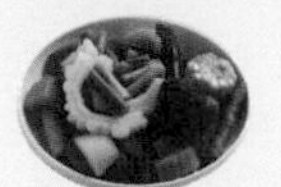 | 建議可多吃苦瓜、黃瓜、南瓜、豬母菜（君達菜）、豆角（菜豆、四季豆）、佛手瓜、龍鬚葉、川七等組合做成生菜沙拉。 |
| 食用<br>發芽豆米飯<br>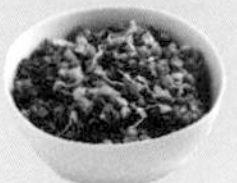 | 再加上發芽的豆類（白豆、眉豆、埃及豆）和少量全五穀米，一同煮成豆米飯 |
| 吃對<br>合適的穀物<br>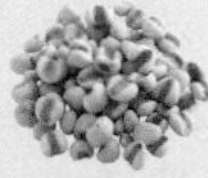 | 食用薏仁、大麥、燕麥、蕎麥，減緩食物轉化成血糖後的吸收。 |
| 利用有行血<br>作用的調味料<br> | 如：薑、蒜頭、香菜、鼠尾草、月桂葉、肉桂粉、小茴香粉、丁香粉、葫蘆巴、大茴香粉。 |
| 喝改善血糖香料茶<br>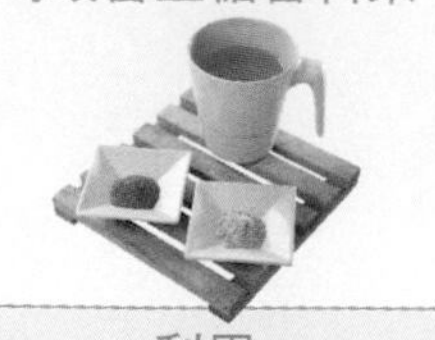 | 取葫蘆巴粉和小茴香粉各一小匙，倒入一百五十西西的滾水，加蓋燜約五分鐘，一天喝四次。 |
| 利用<br>椰子油減重<br>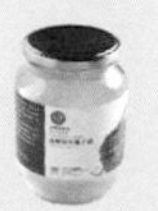 | 每天早上吞服二或三大匙椰子油（每22.5公斤體重需服用一大匙椰子油）來減肥。 |

# 選對香料，有效幫助糖尿病患者

## 葫蘆巴粉

可平衡血糖、減少體脂肪

所含的植物生化素稱為「半乳甘露聚糖（Galactomannan）」，是一種高度黏質、可溶於水的纖維，可減少血液中糖分的濃度，還可在胃裡面形成乳膠體，緩慢胃下方的消化淨空，**減緩飢餓感**。

這種纖維還能**加厚大腸容量，使血糖吸收速度遲緩**，舒解飯後血糖急速升高的情況，並能使胰島素恢復正常功效，進而降低高血脂和防止血糖升高。

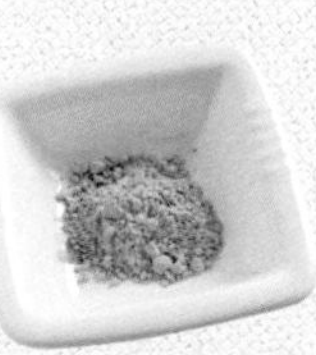

葫蘆巴粉中還含有一種被稱為4氫氧異酪胺基酸（4-Hydroxyisoleucine）的植物生化素，**可刺激胰島素分泌、平衡血糖、減少體脂肪、增加瘦肌肉，可說是減肥良藥**。

## 蒜頭

清血及降低尿糖量

**能清除血液中的雜質和膽固醇**、擴張血管、降低血壓，同時它還能降低尿糖量，所以能預防糖尿病。

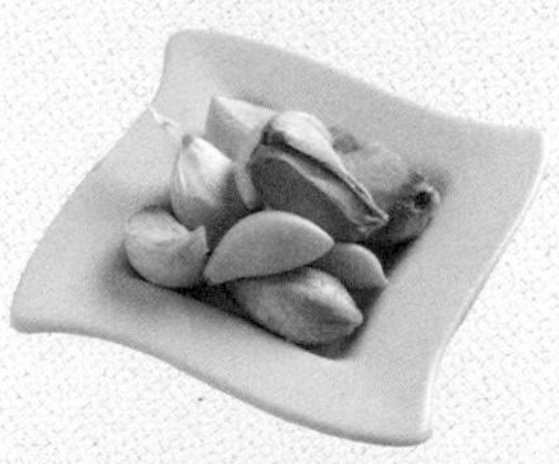

▲ 蒜頭能降低膽固醇、預防動脈硬化，也是保護心血管健康的好食材之一。

# 小茴香粉

## 有效降低血糖

有平衡血糖，改善胰島素的功能，可於做菜和打果汁時加入，一天只需二分之一小匙，就能有效降低血糖；**小茴香子和小茴香粉還能將被破壞的乙型細胞復活回來**，是第一型糖尿病患者的救星，同時也可以避免罹患癌症。

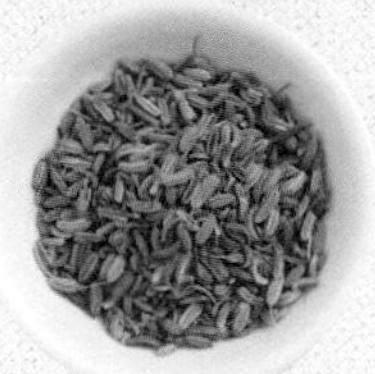

▲ 小茴香粉具有行血、平衡血糖及抗癌的作用。

# 肉桂粉

## 改善血糖的新陳代謝

**可控制葡萄糖的新陳代謝**，肉桂粉因含有多元酚（Polyphenols）植物生化素叫甲基氫氧青銅聚合體（Methylhydroxy chalcone polymer, MHCP），能使脂肪細胞對胰島素的感應增加二十倍，改善血糖的新陳代謝速度，進而平衡糖尿病患者血中的糖分。

通常一天只需四分之一小匙肉桂粉，在做菜和打果汁時加入，吃二次就能見效。特別注意的是：**不可為求快速痊癒而大量添加，多吃肉桂粉並不會增加功效**，反而容易有副作用如身體發熱，渾身不舒服。

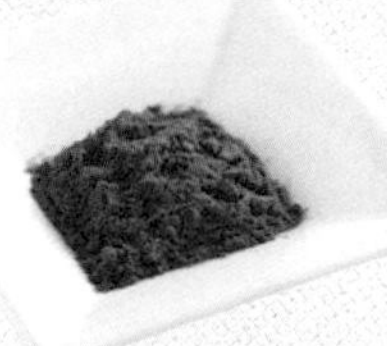

▲ 每天攝取適量的肉桂粉，可提升新陳代謝，平衡血糖。

## 丁香粉

改善胰島素功能

在做菜或打果汁時，加入½小匙丁香粉（clove powder），**一天二次就能有效改善胰島素功能**，降低血液中葡萄糖容量，同時還能降低膽固醇總和值，以及三酸甘油脂的濃度。

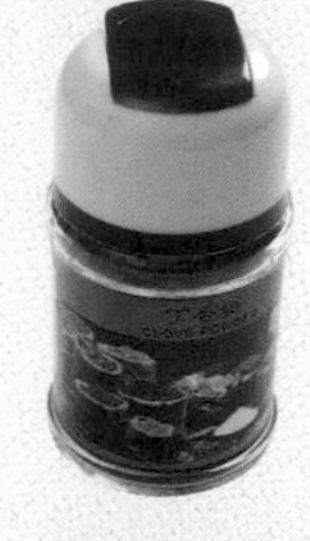

▲ 丁香粉還具有降低膽固醇總和值的作用。

## 薑和薑母

刺激糖尿病患者腸胃蠕動

每天可食用五片薑片，把薑片分別加入蔬菜、蔬果汁、五穀飯或湯裡面，就能防止身體發炎，紓解胃氣、降低膽固醇、促進血液循環、減少罹患癌症機率，並能幫助糖尿病患者刺激腸胃蠕動。

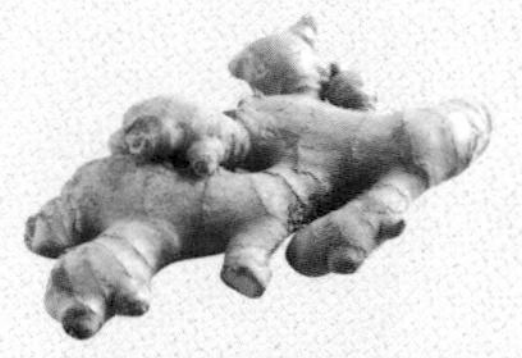
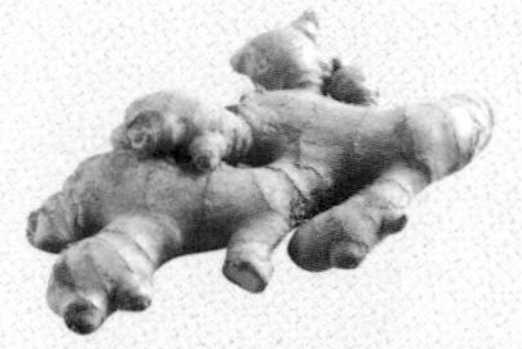

▲ 薑能活絡腸胃及內臟器官，還有降血壓及舒緩心血管疾病的作用。

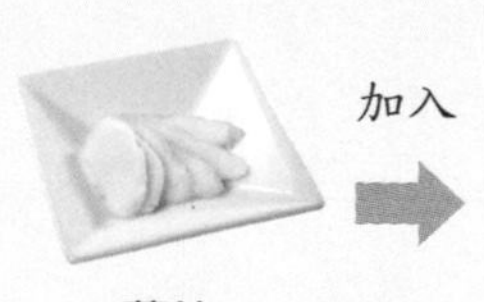
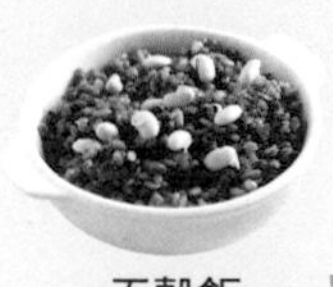

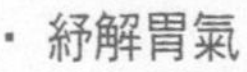
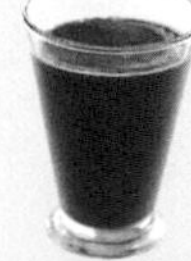
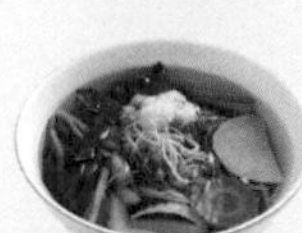

# 選對食材，有效幫助糖尿病患者

## 苦瓜與君達菜

### 減輕胰臟壓力

君達菜（Swiss Chard）又名甜菜、莙菜、茄茉菜，以前多用於餵豬，故又名豬母菜；君達菜有淺紫紅色和淺綠色二種，味酸（**尤其淺紫紅色品種**）性寒。佐餐或入藥，均以淺綠色的君達菜較佳，除了酸度較低，藥效也較好。

苦瓜和君達菜都有類似胰島素功能的植物生化素，能將血糖送進每個細胞，減輕胰臟壓力，讓胰臟得到充分休息。通常**每一天吃三到四條苦瓜，和隔天吃十大葉君達菜**（五葉紅色君達菜和五葉白色君達菜），就會使血糖逐漸正常化。君達菜的食用，只需將其切碎，拌入蒜蓉增味，或是可打成蔬果汁飲用皆可。

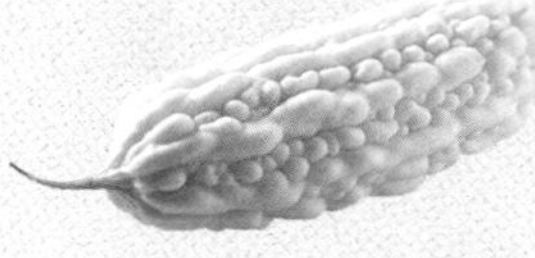

▲ 苦瓜和君達菜都有類似胰島素功能的植物生化素，能活化細胞能量。

**君達菜的功效**

君達菜含有類似胰島素的植物生化素，具有降血糖及血壓的作用。君達菜為季節性蔬菜（盛產期為每年十一月至四月），如果買不到，可多吃苦瓜和大黃瓜。

## 大、小黃瓜

平衡血糖、降血壓

大、小黃瓜中的植物生化素，**可以改善胰島素的功能，幫助平衡血糖、降血壓及恢復體力**；一天能吃上四條小黃瓜，改善效果最好。

▲小黃瓜一天吃四條，可以輔助平衡血糖、降血壓及恢復體力。

## 南瓜

促進胰島素分泌

**南瓜中的鉻含量居各類蔬菜之首**。鉻（Cr）是人體必需的微量元素之一，三價鉻是葡萄糖耐量因數（CrP）的活性中心，可刺激葡萄糖的攝取，協助維持糖耐量。

**人體缺鉻是導致高血壓、糖尿病及冠心病的原因之一**，鉻不僅可抑制肌體內惡性腫瘤的產生，還可促進體內胰島素釋放，使糖尿病患胰島素分泌正常，對降血糖十分有效。

南瓜中的環丙基胺基酸還可促進胰島素的分泌，增強胰島素受體的敏感性，同時可啟動葡萄糖酶，加快葡萄糖的轉化，降低血糖濃度。此外，南瓜中所富含的果膠，能使餐後血糖和血液胰島素水準下降，加上**果膠有飽腹效果，能改善飢餓感，從而控制、改善糖尿病及其併發症**。

# 豆角

**幫助排便、控制排尿**

豆角又名長豆、腰豆，糖尿病患者由於脾胃虛弱，經常感到口乾舌燥，平時最好可多吃豆角。由於糖尿病患常有便祕和多尿的困擾，而豆角正可幫助排便和控制排尿。

▲ 豆角也可以切段，加入生菜沙拉中或單獨加辛香料、檸檬汁或醋涼拌，直接生吃。

# 武靴葉（又名減糖葉）

**降血糖、減輕體重**

是在印度醫學上，已經用了幾千年的草藥，可以阻礙糖分吸收，還有降低血糖、平衡血糖的作用，幫助胰臟的乙型細胞的更生。乙型細胞是生產胰島素的細胞，所以是第一型糖尿病患者的救星。

武靴葉同時還有減肥的功效，一般市面上可以買到膠囊粒，每次飯後服二粒即可。

▲ 武靴葉是數千年的草藥，可以阻礙糖分吸收、平衡血糖。

# 選對飲料，有效幫助糖尿病患者

## 有機蘋果醋

**降低糖分進入血液速度**

有機蘋果醋含分子較小的油酸，可以幫助消耗脂肪，減緩胃部內碳水化合物的消化速度，從而降低糖分進入血液的速度。

每天吃飯前，將二大匙蘋果醋加入一杯二百五十西西的蒸餾水中，飲用完畢後才開始進食，記得一天要喝二杯，如果在醋水裡加入蒜蓉，更可達到減肥的效果。

**飯前飲用蘋果醋蒜飲**

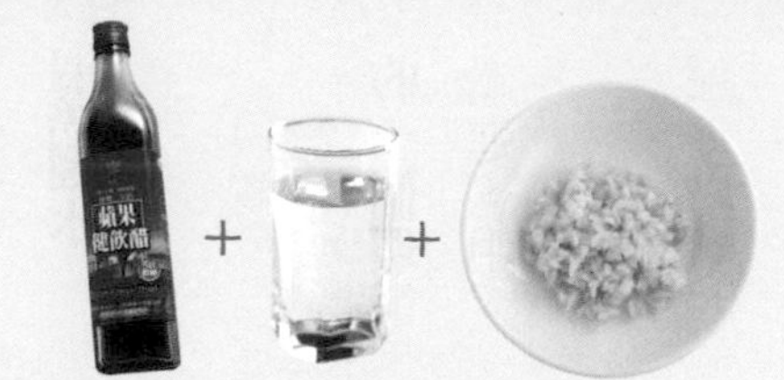


蘋果醋二大匙＋蒸餾水一杯 250c.c.＋蒜蓉＝**有助減重**

不過，有胃潰瘍的患者，蘋果醋份量可由少量（一小匙），慢慢增加到二大匙。

## 蒸餾水

**幫助代謝體內毒素**

糖尿病患往往因為頻尿不敢喝水，這是極其錯誤的觀念，**因為身體排尿愈多愈缺水，需要補充更多水分，以幫助代謝體內毒素**。

糖尿病患飲水，需小口小口啜飲，每五分鐘喝一口，身體才有時間慢慢吸收，而非一大杯一口喝完，這樣未經吸收就將水分連同食物養分一併排除體外；要知道，若身體沒有吸收足夠的營養，就會經常感到疲倦。**糖尿病患所喝的水，需取用潔淨的蒸餾水，每日喝約四杯。**

## 勤做有氧運動，可改善新陳代謝

**有氧運動是糖尿病治療中極重要的一個環節，可以增強呼吸、改善新陳代謝、使血糖指數趨於正常化**。有氧運動以循序漸進，由慢而快為原則，千萬不要逞強，以免達到反效果。

建議每天可在**陽光下快走三十分鐘，以幫助血液循環、平衡血脂及降低三酸甘油脂，減少併發心臟病和中風的危機**。此外，還可幫助血氣平衡，使糖尿病患者不易頭暈或跌倒，其他可嘗試的運動還有騎自行車、爬山、划船、游泳等，不過，快走還是最簡便易行且有效的運動。

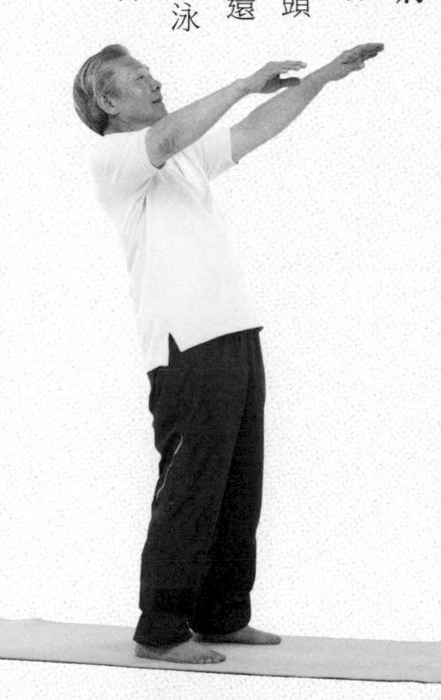

▲ 學習不一樣的養生調息運動，可參閱《不一樣的對症調理飲食 & 養生調息運動》第三二七～三五八頁。

除了上述的好處，運動還可增強體力、補中益氣及增強肌肉耐力，同時消除疲勞和關節痛；另可增加思考、閱讀能力及幫助睡眠，減少身體為病痛所苦。特別是在**陽光下快走，還能將膽固醇轉化為維生素$D_3$，阻止骨質疏鬆症**。

別忘了運動對排除體內毒素也有幫助，將毒素排除、淨化身體，才能使各類指數早日恢復正常，重拾健康的人生。

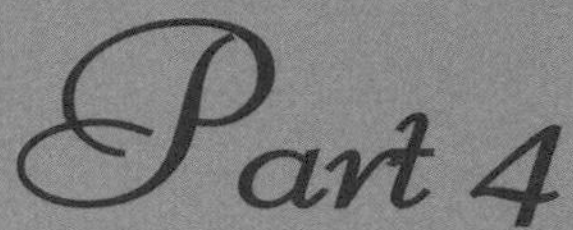

# 吳醫師的抗癌抗病處方

## 重拾健康，就從這杯養生蔬果汁開始！

為了追求健康，
三十多年來我都奉行這套自然養生法，
早上起床小口啜飲 500c.c. 加上海鹽後的溫活性水，
並且一天必飲 6 杯蔬果汁，
再搭配適合我血型及身體的飲食，
加上運動及良好的生活習慣，
努力維護得來不易的健康及活力。

我雖然年近七十三歲，但因長期吃有益身心的生機飲食和蔬果汁，病人都說我的外表比實際年齡年輕二十歲。以下我將分享日常生活的飲食。

早上起床，我會先小口小口啜飲一杯五百西西溫的活性水，加上四分之一小匙海鹽水（**有機店可以購買**），來淨化淋巴系統和消化器官，同時幫助排便；再用三匹馬力以上的蔬果機，準備一天六杯的蔬果汁。

所以這個單元，我提供了24道日常保健以及防癌、心腦血管保健、呼吸道保健、消化道保健、糖尿病改善等七大主題的蔬果汁。建議您可每天自行選擇一種蔬果汁，食材可依每日蔬果汁材料的原則，調整變化。大部分的時候，我會每天用這些材料，打成蔬果汁飲用，而這些材料都是我每天活力充沛的能量食材。

我會將以下每日蔬果汁的這些材料，放入三點五匹

## 早晨起床第一杯水（啟動健康能量）

準備溫的活性水 1 杯（500CC）＋海鹽水 1/4 小匙拌勻，小口啜飲用，可以淨化淋巴系統，幫助排便。

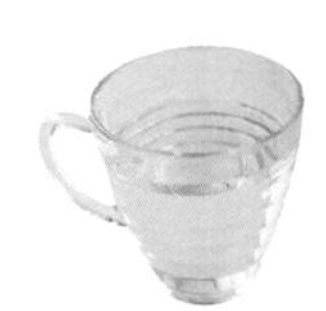

溫的活性水（500CC）

＋

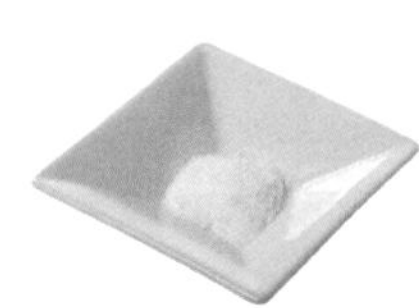

海鹽 1/4 小匙

＝

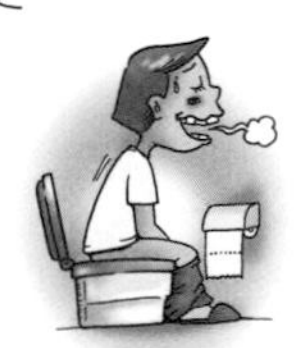

排便順暢

## 每日蔬果汁可應用變化的食材

| | |
|---|---|
| 蔬菜類 | 番茄 2 個、胡蘿蔔 2 條、中型紅色甜菜根 1 個、西洋芹 2 根（或蘆筍 4 根）、嫩菠菜 1 把、玉米 1 根（或二大葉紫包心菜）。 |
| 香辛料 | 老薑 5 公分（約大拇指長）、蒜頭 1 小瓣、香菜5～6小枝、洋香菜（台灣俗稱巴西利）5～6小枝、小茴香 1/4 小匙（或肉桂粉 1/4 小匙）、黑胡椒粒 5 ～ 6 粒（我加黑胡椒粒是因為我血壓稍微偏低，若是高血壓患者可免）。 |
| 種子類 | 亞麻子 2 小匙、芝麻 2 小匙（白、黑都可以）。兩餐之間可再少量補充堅果，如（南瓜子、杏仁、巴西堅果、胡桃等）。 |
| 水果類 | 枸杞 3 大匙、新鮮藍莓 1/2 杯、奇異果切丁 2 杯（或蘋果一個或柳丁一個或黑葡萄二分之一杯）。 |
| 水　分 | 補充活性水 2 又 1/2 杯。 |
| 添加保健品 | 卵磷脂 2 小匙、蜂花粉 2 小匙、海鹽水（海鹽）1/2 小匙、綠藻 15 粒 |

馬力的蔬果機，打成新鮮的蔬果汁，早上喝二杯當早餐，午餐前一小時先喝一杯，下午再喝二杯和晚餐前再一杯（**一天飲用的總量為六杯**）。

此外，我每天的**午餐**都會準備一大碟生菜沙拉，材料的內容通常包含：

## 每日午餐生菜沙拉的材料

| | |
|---|---|
| 蔬菜類 | 番茄切片 1 個、胡蘿蔔切絲 1 條、小型的紅色甜菜根切絲 1 個、綠色（或紅色）苜蓿芽 1 小把、稍微發芽的各種豆類、玉米粒適量、嫩菠菜適量、花椰菜（或各類生菜）適量。 |
| 香辛料 | 薑絲、蒜蓉、切碎的九層塔、香菜、薄荷葉各適量。 |
| 種子、營養補充品 | 芝麻粉 1 小匙、亞麻子粉 1 小匙、卵磷脂 2 小匙、蜂花粉 2 小匙、海鹽水 1/4 小匙（或有機醬油）枸杞 3 大匙。 |
| 調味類 | 檸檬擠汁 2 個（或用有機蘋果醋代替檸檬汁也可以）、淋在生菜沙拉上。<br>最後再淋入橄欖油 2 ～ 3 小匙，以及椰子油（標籤註明中鏈三酸甘油脂 MCT OIL）2 湯匙。 |

我有時也會在生菜沙拉上，加些草莓、奇異果或蘋果切片讓沙拉更好吃；偶爾還會加兩條罐頭沙丁魚或水煮過的新鮮鮭魚片，或是有機雞蛋（請注意，一星期不要吃超過三次的蛋，有搭配魚時就不要再食用蛋，魚只限制每星期三次，每次約六十克）。

**吃完午餐以後，我會外出散步約三十分鐘，再回家午休半個小時**。

至於晚餐的生菜沙拉內容，大致與午餐相同，但少了動物性蛋白質，有時我也會加點發過芽的各種豆類，加點糙米、糙糯米或紫糯米，和放幾片薑、六至七小瓣的蒜頭、一小把切細香菜、南瓜塊或番薯塊一起煮熟，當作豆米飯一般吃。

如果當天不覺得很餓，我有時甚至不吃晚餐的豆米飯，只吃堅果類，例如生的杏仁，巴西堅果五至六粒，生南瓜子一盎司（約2大匙）或者幾粒核桃，都很不錯。

## 晚餐的發芽豆米飯材料

糙米（或糙糯米、紫糯米）、薑片數片、蒜頭6～7小瓣、切細香菜1小把、南瓜塊（或番薯塊）

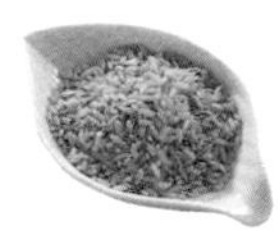
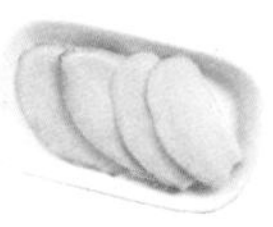
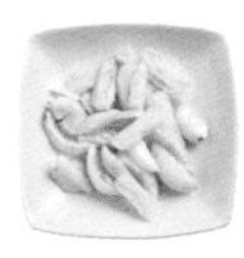
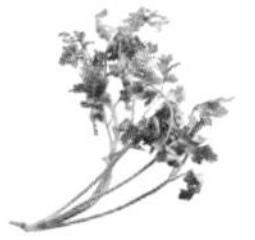
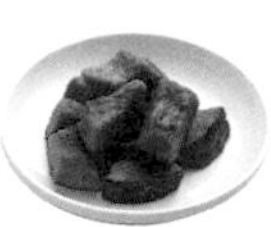

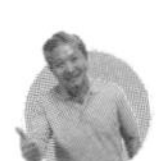

比較特別的是，在早上十點和在下午二點和晚上七點，我都會服用二湯匙天然無味的纖維粉（註解24）加入一大杯蒸餾水，將纖維水混合後服下，用來清理腸胃和排毒。

以下提供的食譜內容，希望讓大家在製作蔬果汁時能有所參考，並多去攝取新鮮的蔬果，讓身體充分吸收到植物生化素，就會充滿元氣，健康滿點！

註解24

### 纖維粉

可幫助排便，一般藥妝店或大型賣場都有販賣，購買時不必特別挑選品牌，只要全天然，無加任何化學調味物就可以。

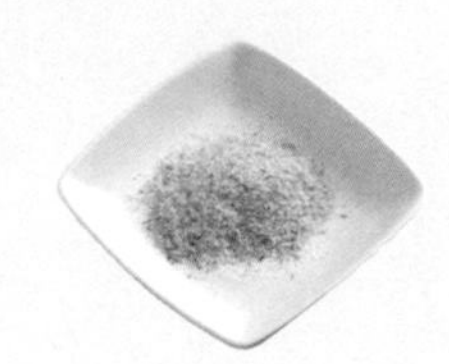

## 一天三次清理腸胃和排毒

早上十點　下午二點　晚上七點

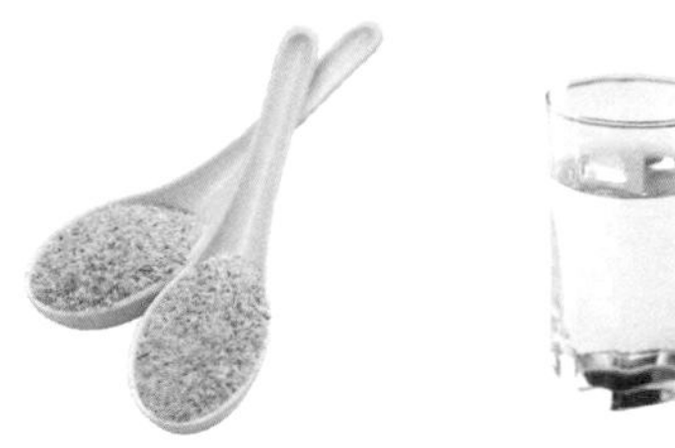

纖維粉 2 湯匙＋蒸餾水一大杯

# 動手製作健康蔬果汁之前必知的18大祕訣

## Q1 食譜中的容量單位如何換算？

**A**

**一杯**＝二百五十西西＝八盎司（oz）

**一小（茶）匙**＝五西西＝五公克（g）

**一大（茶）匙**＝三小匙＝十五西西＝十五公克（g）

**一英吋**＝二點五四公分

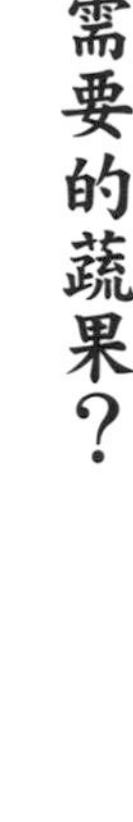

## Q2 如何挑選所需要的蔬果？

**A**

蔬果的挑選，必須以安全、新鮮為基準。

**安全的定義：**是指無農藥、無重金屬、無生長激素、無寄生蟲等污染。

**新鮮的定義：**是指外表豐盈、有光澤、枝葉翠綠、未乾枯等。

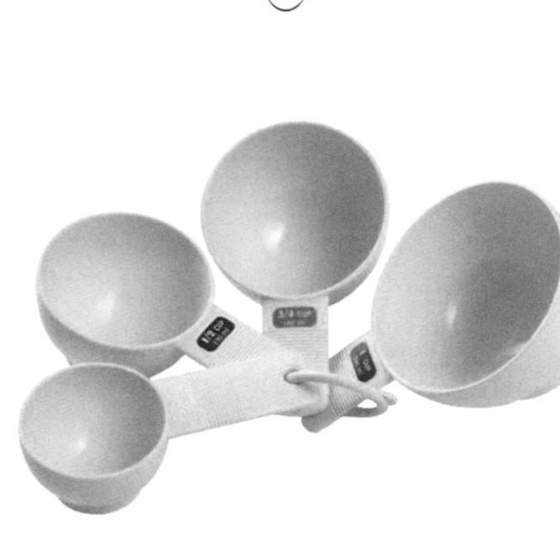

## Q3 食譜中所提到的蔬菜、水果及其他材料，要去哪裡購買？

**A** 可在一般超級市場、生機飲食店或傳統菜市場購買，建議盡量挑選有機蔬菜。

## Q4 食譜中所提到的蔬果，該如何清洗、處理？

**A** 清洗蔬菜水果時，可用一盆水，加三大匙海鹽，再擠入一至三顆檸檬汁（可看水果和蔬菜的份量自行斟酌份量），讓其浸泡約四分鐘，之後再用大量清水沖洗乾淨。

### 清洗蔬菜、水果

**方法一**

清水1盆＋海鹽3大匙＋檸檬汁1～3顆

**方法二**

先刷洗後，利用有機蔬果清洗劑（生機飲食店有販售）的使用，可參考產品標籤上所指導的方法。

**方法三**

可將已刷洗乾淨的蔬果，浸泡在糙米水中約30～45分鐘，取出清洗即可。

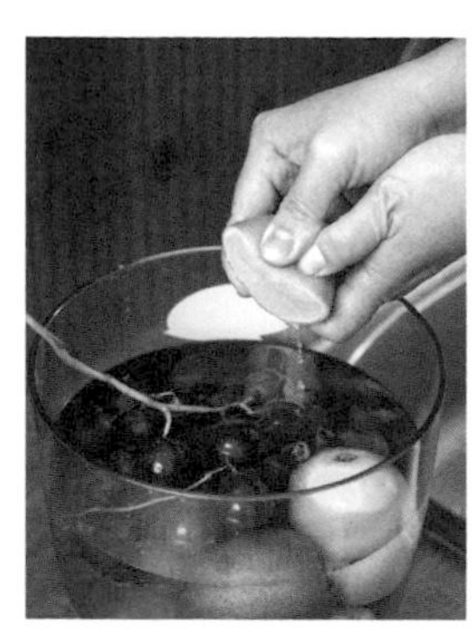

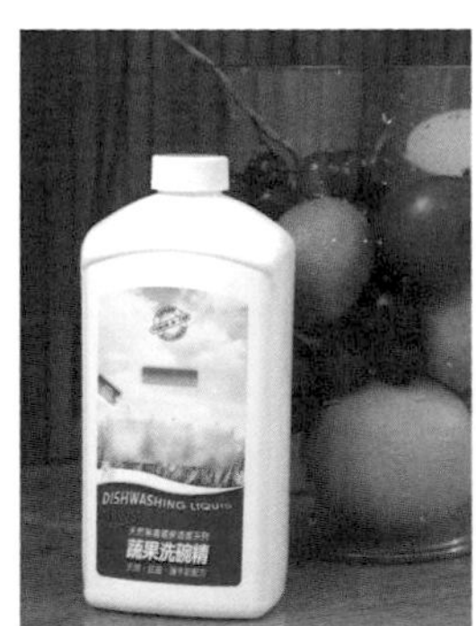


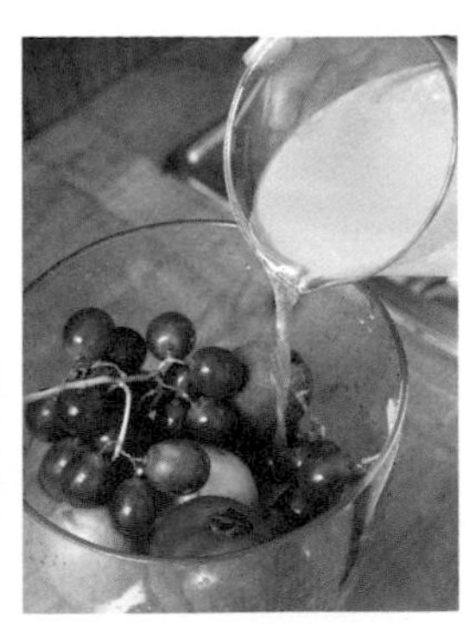

※更多的蔬果清洗法可參考《不一樣的自然養生法。實踐100問》第39～42頁

## Q5 哪種蔬果機最適合攪打食譜中的各種蔬果汁？

**A** 蔬果機的選用，以耐熱度高、三個馬達以上為原則，目前科技只能做出三點五匹馬力（**每分鐘四萬五千轉高速**）的蔬果機，如果將來有四個馬達以上的蔬果機，請選用馬力最強大的蔬果機。馬力愈強，愈能將植物的纖維打到細小，釋出植物生化素，讓細胞足以立即吸收，而非飲用後，未經吸收就被排除。

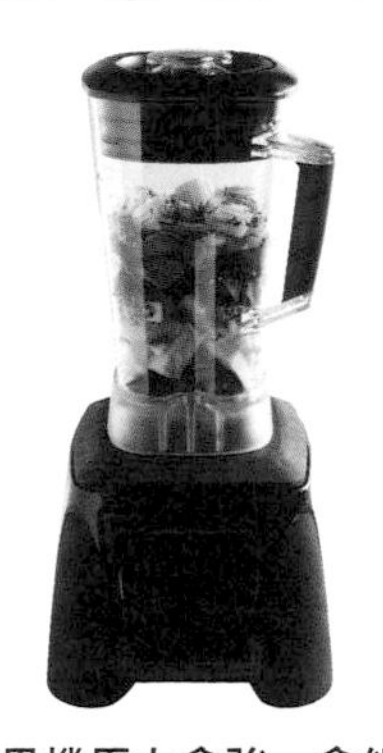

▲ **蔬果機馬力愈強，愈能將植物的纖維打到細小，釋出植物生化素，讓細胞足以立即吸收。**

## Q6 為什麼要喝蔬果汁？

**A** 因為蔬果中，含有豐富的植物生化素，唯有吃進植物生化素，才能讓免疫和自癒系統有足夠的能力開始工作。**植物生化素多存在於植物的皮、根、莖、籽**，這些長久以來被丟棄的部位；而這些部位都需要靠強而有力的馬達蔬果機，打成細小微粒釋放出防病治病的植物生化素，才能被人體的細胞吸收進去。

## Q7 如果打完一天六杯的蔬果汁，是否可放入冰箱冷藏？室溫下可以放多久？可以加熱飲用嗎？

**A** 蔬果汁的最佳飲用時間，當然是現打現喝為佳，但為了要提高大家喝蔬果汁的意願，因此若是生活過於忙碌，則可放在冰箱冷藏保存，不過取出應等待回溫後再飲用，或者也可以加入三分之一的溫熱水混合，喝微溫的蔬果汁（但這樣做會破壞少許的營養素，但為了健康著想總比不喝來得好。）

．**如果用來保健：**一次打完一天的六杯養生蔬果汁可以放入冰箱冷藏。

．**如果生病：**可放置室溫下，通常一天內不會變壞，也可以加熱水混合飲用（取蔬果汁80％加上熱水20％，以免破壞食材植物生化素，冬天可採取此方式飲用。）

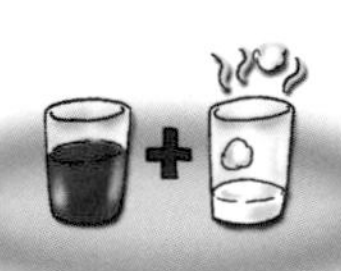

## Q8 蔬果汁怎麼攪打？平均打多少的時間？

**A** 先將材料放入蔬果機中，用三十秒打碎後，再按低速打十秒，再轉高速打六十秒後，再轉低速十秒，即可飲用。若要再加配料，同樣依照低速十秒後，轉高速六十秒，再轉低速十秒即可。

## 製作蔬果汁分解動作圖

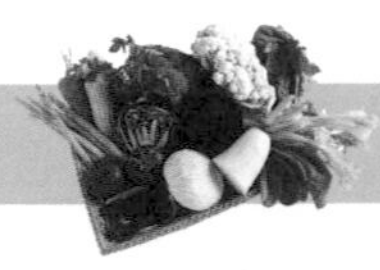

**步驟一**

先將食材清洗乾淨，切細或切小塊。

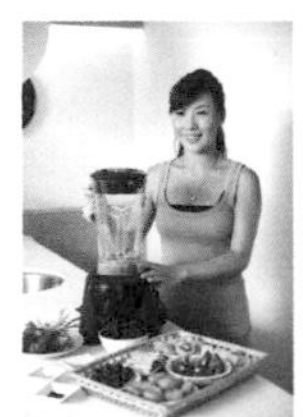

**步驟二**

將質地軟的食材放下層，質地硬的食材放上層，倒入二杯半乾淨的水後，取果汁蓋栓緊。

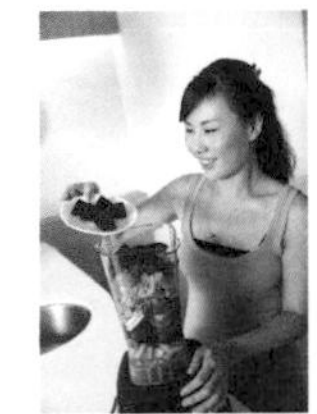

**步驟三**

左手輕壓果汁蓋，右手啟動開關鈕。

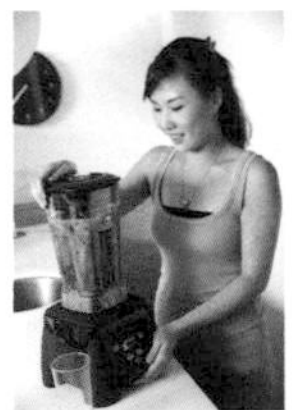

**步驟四**

接著按住打碎鈕 40 秒後，再轉按低速鈕 10 秒。

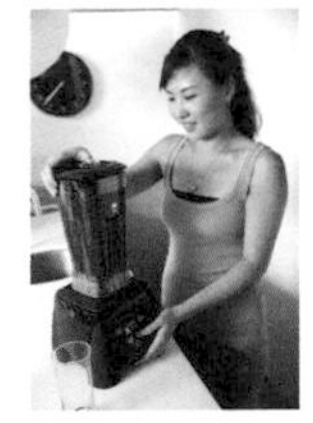

**步驟五**

再轉高速鈕打約 60 秒，再轉按低速鈕 10 秒，轉按停止鈕。

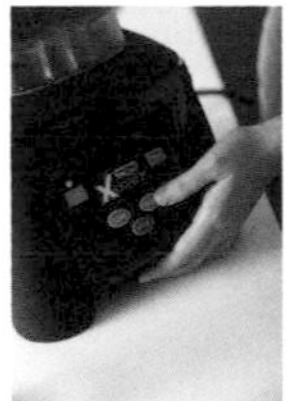

**步驟六**

打開果汁機蓋，加入卵磷脂、蜂花粉、海鹽等材料，再蓋上果汁機蓋。

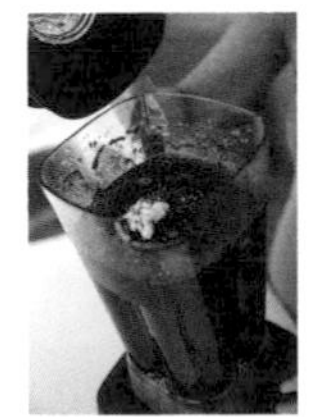

**步驟七**

按低速鈕 10 秒，再轉高速鈕打約 10 秒

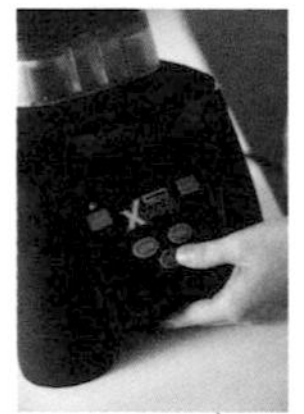

**步驟八**

轉按停止鈕，打開果汁機蓋即可飲用。

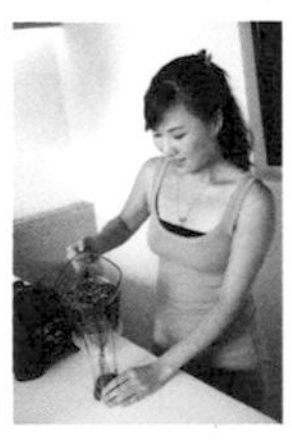

## Q9 一天要喝幾杯蔬果汁才足夠？

**A**

・**日常保健：**早上一、二杯當早餐，中餐和晚餐前一小時各喝一杯，一天至少需喝三至四杯的蔬果汁。

・**有疾病的患者：**為提升自我痊癒能力，則每天需要飲用至少六杯蔬果汁，才有辦法喝到足夠的植物生化素，來供給和強化自身免疫和自癒系統。除了早上的二杯，午晚飯前的各一杯，其餘二杯可自行分配時間，但最好是空腹飲用。剛開始可以慢慢適應不可以勉強，做到盡力而為，尤其是平常少喝水的人。

**特別提醒：飲用每一口蔬果汁都要在口中細嚼十幾下，才可以吞下去，讓大腦指揮相關器官，分泌酶素來分解、消化和吸收營養。**

## Q10 如果怕苦、怕酸、怕辣，不敢喝食譜內的蔬果汁，該怎麼辦？

**A**

・**怕酸：**可以先減少檸檬等酸味水果的份量，但要明白酸味水果癌細胞最不愛，對健康極其重要，最好能嘗試接受，因為這些酸的水果喝進體內就變成鹼性，會加快自癒系統的修補和免疫系統的攻擊力。

・**怕苦：**可以加入木糖醇（Xylitol），有助於去掉苦味。（糖尿病人**因為要控制糖量，可加極少量木糖醇或枸杞替代**），關於「木糖醇」詳見內容可以參閱《不一樣的自然養生法實踐一〇〇問》第一三八～一三九頁。

・**怕辣：**可以先少量的加老薑等辛辣食材的份量，慢慢習慣後，再逐步加量到原本的量。如原先應使用一小瓣的蒜頭粒，可先用半小瓣開始，再慢慢加到一小瓣。

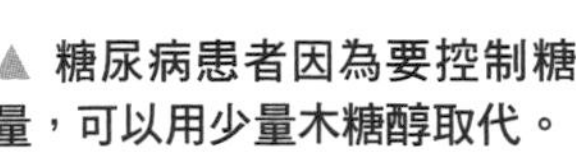

▲ 糖尿病患者因為要控制糖量，可以用少量木糖醇取代。

## Q11 每天喝的六杯蔬果汁，可以有變化嗎？會不會影響效果？種類變化是不是可以增進效果？

**A** 每天喝的六杯蔬果汁都可以隨意添加或減少，除了**番茄**、**胡蘿蔔和紅色甜菜根是必備的蔬果汁材料**。如果只是保健的話，一般蒸餾水就可以使用，但如果患有疾病就必須使用活性水，來幫助吸收營養、平衡酸鹼度，幫助排毒，淨化細胞及供應細胞所需礦物而救活細胞，恢復原有的功能。

▲ 番茄、胡蘿蔔和紅色甜菜根是製作蔬果汁必備的材料。

## Q12 飲食必須控制糖分的糖尿病患者，該如何喝蔬果汁？

A 糖尿病患者在修正飲食期間，半年內最好不要食用甜味水果，需等半年後，待胰島素指數達到理想值，才可以重新恢復正常飲食。當然，在這半年內可以**加少量的芭樂、藍莓、酸味奇異果、枸杞子，讓蔬果汁更加美味可口**。建議最好能每二小時喝一杯，一天六杯來達到小量多餐的標準。最重要的是，需注意飲用水的潔淨、無污染。

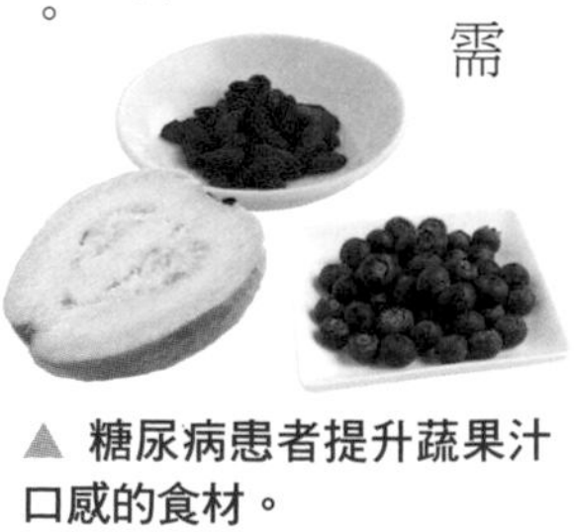

▲ 糖尿病患者提升蔬果汁口感的食材。

## Q13 請問癌症病友在化療期或恢復期都可以飲用蔬果汁嗎？如何喝？

A 在化療期或恢復期更要多喝蔬果養生汁，才會救回免疫和自癒功能，才能提早痊癒時間，而且保留皮及籽的有機蔬果汁，才能吸收到植物生化素，幫助排除體內毒素。

- **建議化療期間：**最好每半小時或一小時慢啜飲半杯，一天十至十二次（共六杯）。
- **建議恢復期：**每二小時慢啜飲一杯，一天六杯以上。（**年長的人冬天飲用時，可**加些熱水，讓蔬果汁變成微溫。）

## Q14 如果想吃大餐，該怎麼辦？

**A** 大餐以一星期一次為原則，若無法避免吃進大魚大肉，就必須在享用大餐前，多飲用蔬果汁來減少吃進過多沒營養的食物，享受完後，務必借助纖維素來幫助盡快把沒消化的廢物排出。

## Q15 有那些蔬果可以連皮帶籽打汁，才能攝取到更多的植物生化素？

**A**

- **不可以吃的籽：**水蜜桃、李子、梅子、櫻桃等，因為這些籽均有一層很硬的外殼，因此無法吃到含有植物生化素的核仁。
- **不可以吃的果皮：**如鳳梨、榴槤，因為皮有細細的刺，會刺傷胃腸的黏膜，有出血的危險。
- **可以吃的果皮及籽：**如酪梨、蘋果、梨子、葡萄、楊桃、木瓜、大黃瓜、火龍果等水果，只要將果皮洗淨後，可切細攪打蔬果汁飲用。奇異果表皮有細毛，只要用濕布或小刷子在水龍頭下清除乾淨，即可以連皮攪打蔬果汁。

・**削去外皮，保留白色纖維、果肉及籽部分：**如柳橙、檸檬、葡萄柚等，只要將果皮削除薄薄的一層，保留白色皮的纖維，即可以打成蔬果汁。

## Q16 根莖類的地瓜、馬鈴薯、山藥、牛蒡及連藕可以直接攪打蔬果汁嗎？

**A** 可以的。地瓜、馬鈴薯及牛蒡含有豐富的膳食纖維，可提升腸胃機能，排除體內毒素，改善便祕及降低大腸癌罹患率，且地瓜含有維生素A，可改善夜盲症，而馬鈴薯富含維生素C，可預防壞血病，還有山藥因為有黏液，生食可保健胃部；牛蒡還含有高量的菊糖，有助於強筋健骨、增強體力；蓮藕可以紓緩腸胃不適，促進消化，且有助於消除緊張、安定精神。

唯一要提醒的是地瓜芽應挖除發芽處，再食用或者丟掉，但馬鈴薯發芽不能食用，而山藥及馬鈴薯打蔬果，最好是打完立即飲用，以避免氧化。

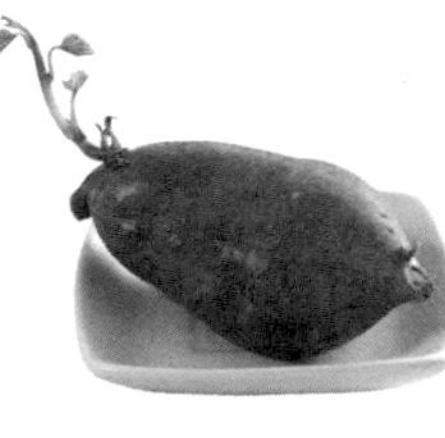
▲ 地瓜發芽就應該挖除發芽處或是丟掉。

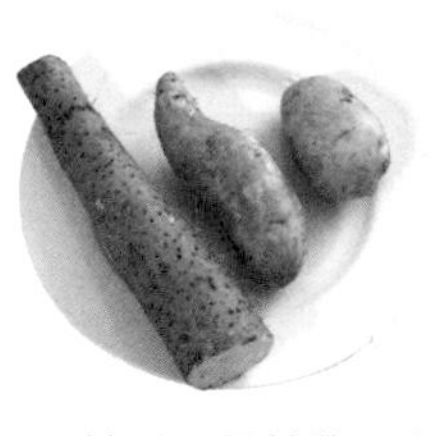
▲ 地瓜、馬鈴薯、山藥皆可生吃。

### Q17 奇異果果皮上的毛，可以打果汁喝嗎？

**A** 只要皮上有粗毛的水果，目前馬力最強的蔬果機，亦尚未能將細毛處理的很好，因此建議去皮後再打成果汁飲用，較為理想。（如果時間許可，用濕布或小刷子在水龍頭下可先清除水果上的毛，就可以連皮打汁。）

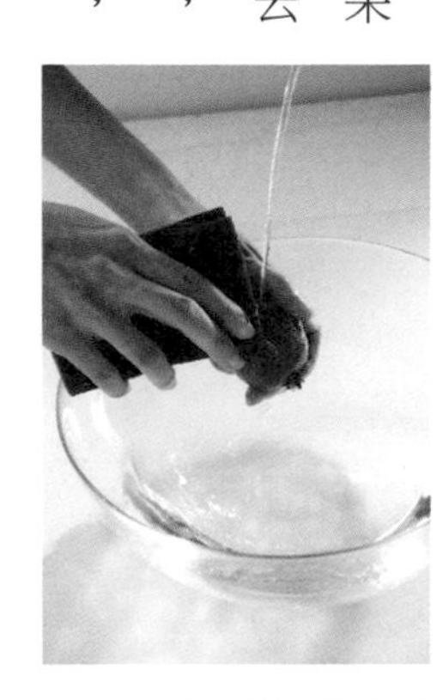

▲ 奇異果可以用濕布或小刷子，在水龍頭下清除水果上的細絨毛。

### Q18 蘋果的籽不是含氰化毒物嗎？為何還推薦食用？

**A** 如果一次用蔬果機打五十顆蘋果，一個人一飲而盡，那可能會中毒要立刻送醫；如果一次只打幾顆蘋果，全家人一起飲用，蘋果子中的植物生化素，則可以開啟免疫和自癒系統動工，開始修補人體，達到西方的諺語：「一天一蘋果，醫生遠離我。」（請參閱本書第一三二頁微量氰化結合物是強力有效的植物生化素。）

# 強身健體蔬果汁

份量：1天6杯

口感：微甜可口

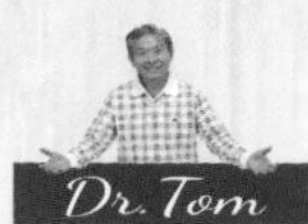


吳醫師的健康處方

**可幫助降血糖、降血壓，去除肌肉痠痛，並且增強心臟和胰臟功能，清肝醒腦，增強免疫。**

- 此道蔬果汁可以用來保健和防病，若一般讀者想降體內糖分也可飲用，也可多放些水果增加口感，不影響功效。
- 但有糖尿病患者不可飲用。

## 材料

蔬菜：

中型甜菜根……1/2 個
胡蘿蔔……1 條

水果：

檸檬……1/2 個
中型番茄……2 個
草莓……6 粒
蘋果……1/2 個
鳳梨……1/4 個

配料：

蒸餾水……2 又 1/2 杯
老薑……5 片
亞麻子……1/2 茶匙
海鹽……1/4 茶匙
白芝麻……1 大匙

檸檬

## 作法

1. 所有食材洗淨；甜菜根去有泥土部分的皮後，切塊；胡蘿蔔、番茄、蘋果、鳳梨切塊。
2. 檸檬削去綠色表皮，保留白色纖維、果肉和籽。
3. 把蒸餾水倒入三匹馬力以上的蔬果機內，再放入所有蔬果及配料，一同攪打成汁，即可飲用。

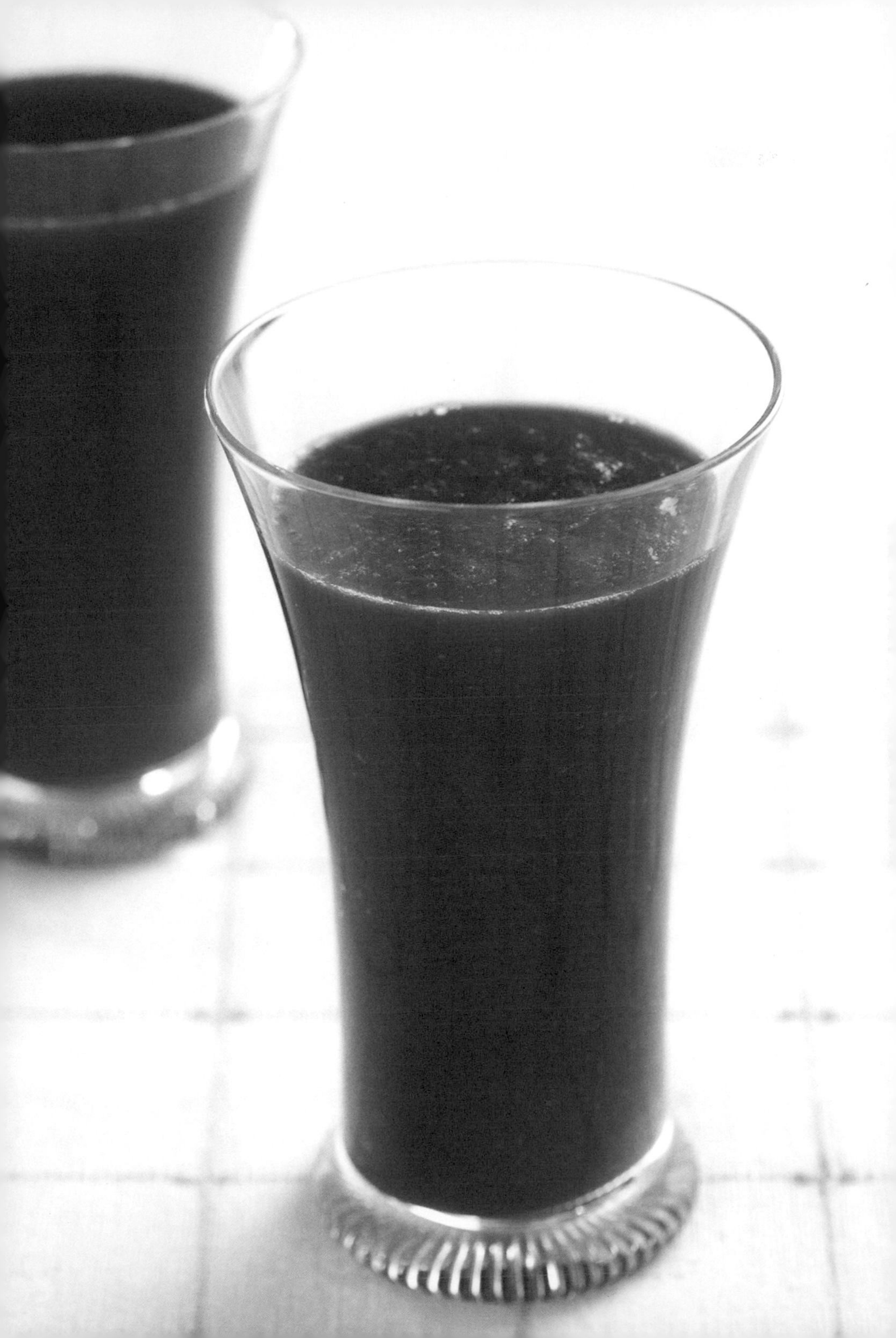

# 增強精力蔬果汁

份量：1天6杯

口感：微酸帶甜

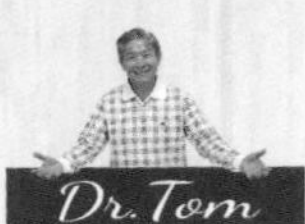

Dr. Tom 吳醫師的健康處方

**平衡體內酸鹼度，可明目、強腎、補腦、強化骨骼，增強免疫和自癒力，增加精力和心腦功能。**

- 此道蔬果汁可幫助殺死幽門菌，幫助消化，並預防胃癌。
- 羅勒是味道強烈的芳香藥草，多運用在地中海和東南亞地區的料理中；番茄則是義大利麵的最佳佐料。

## 材料

蔬菜：

中型甜菜根 ........ 1/2 個
胡蘿蔔 ........ 1 條
紫色包心菜 ........ 1 大葉

水果：

檸檬 ........ 1/2 個
草莓、藍莓（或藍莓果乾 1/4 杯）........ 1 杯
覆盆莓或黑莓 ........ 3～5 粒
（若台灣不易取得，也可用桑莓）
番茄 ........ 2 個

配料：

蒸餾水 ........ 2 杯
巴西利 ........ 1/2 杯
羅勒或九層塔 ........ 1 小把
迷迭香（乾燥的也可，約 1/4 茶匙）........ 1.5 枝
老薑 ........ 5 片
枸杞 ........ 2 大匙

羅勒

## 作法

1. 所有食材洗淨；甜菜根去皮切塊；胡蘿蔔切塊。
2. 檸檬削去綠色表皮，保留白色纖維、果肉及籽，切塊；番茄切塊。
3. 把蒸餾水倒入三匹馬力以上的蔬果機內，再放入所有材料，一同攪打成汁，即可飲用。

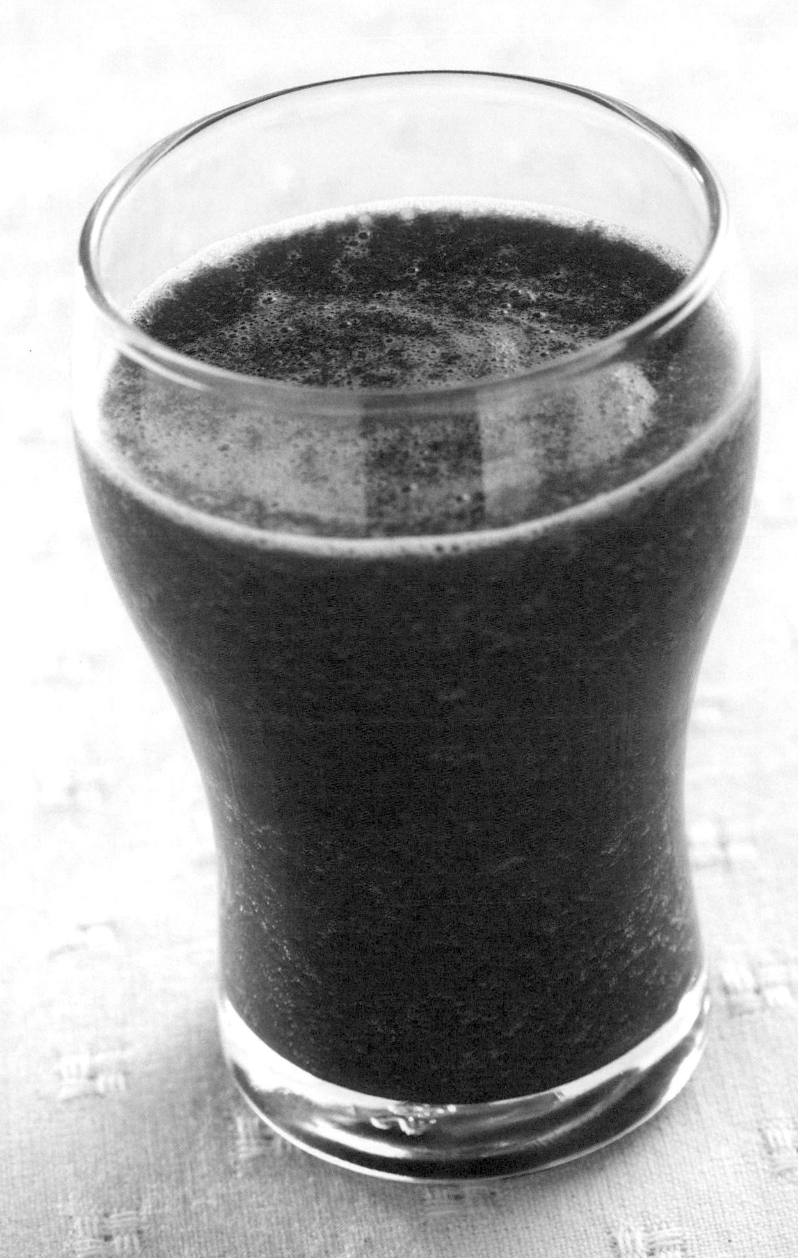

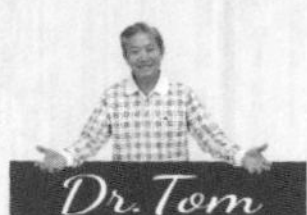

Dr.Tom 吳醫師的健康處方

**增加免疫力、精力，並強化骨骼及心腦功能，還能改善視力。**

■ 草莓有增加骨質的效果，還具有通血管功能。但其黑種子有催眠作用，建議適量食用，但有失眠的人則可多加些。

# 強化筋骨蔬果汁

份量：1天6杯

口感：微酸帶澀

## 材料

蔬菜：
紅色甜菜根……1/2 個
胡蘿蔔……1 條
玉米（黃白皆可）……1/2 根

水果：
酪梨、檸檬……各 1/2 顆
葡萄（任何顏色皆可）……1/2 杯
草莓……1 又 1/2 杯
柳橙……1 個

配料：
蒸餾水……2 杯
巴西利……1/2 杯
老薑……5 片
亞麻子……2 小匙
枸杞……2 大匙

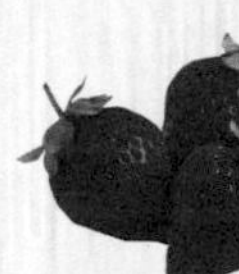

草莓

## 作法

1. 所有食材洗淨；甜菜根去有泥土部分的皮切塊；胡蘿蔔切塊；生玉米削下玉米粒備用。
2. 酪梨去皮，不去籽；檸檬削去綠色表皮，保留白色纖維、果肉和籽；柳橙去外皮，保留白色纖維、果肉和籽。
3. 把蒸餾水倒入三匹馬力以上的蔬果機內，再放入所有材料，一同攪打成汁，即可飲用。

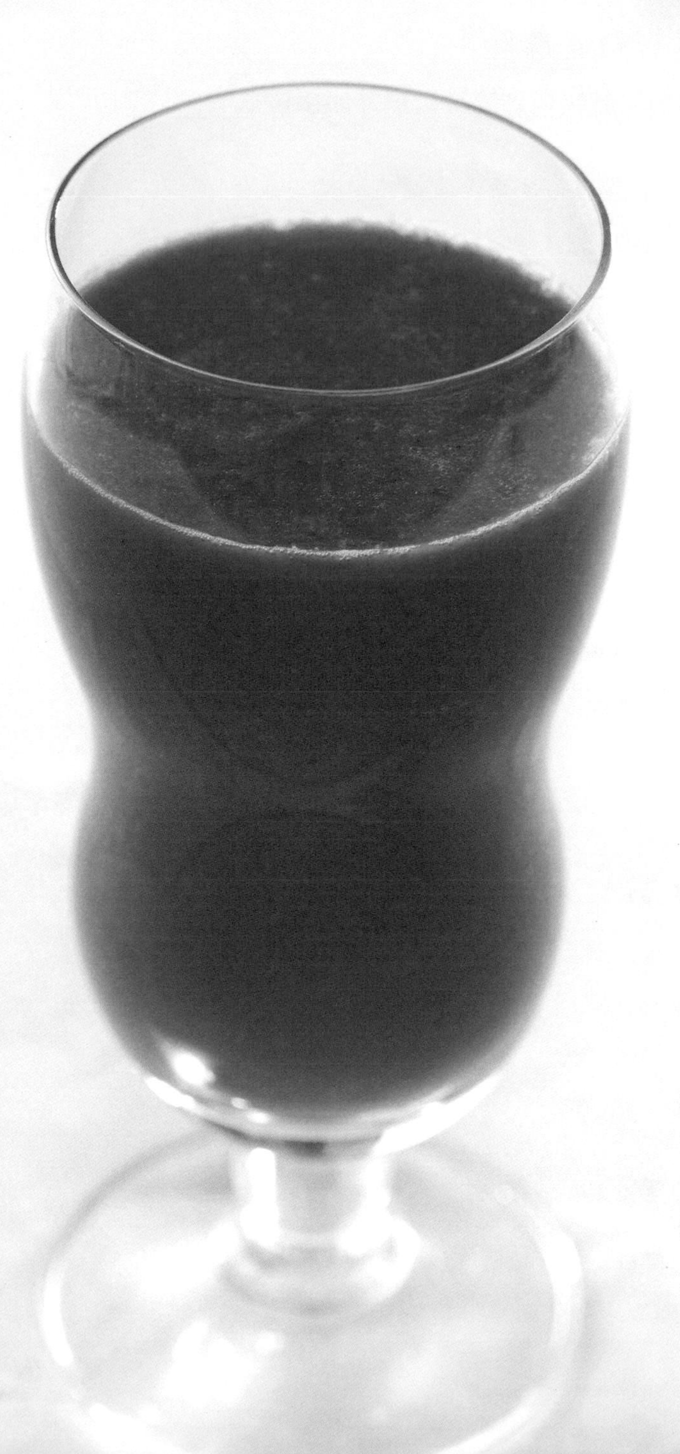

# 消化美膚蔬果汁

份量：1天6杯

口感：酸酸甜甜

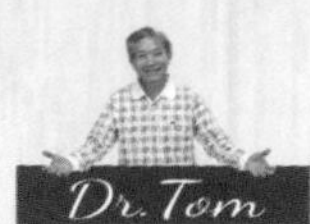


吳醫師的健康處方

**幫助消化，還能明目、美膚、健胃、補腎，更能防腸癌。**

- 鳳梨含有豐富的消化蛋白質素，是愛吃肉類的族群必備飲用。
- 如果加上中型甜菜根1/2個，效果更好。

**材料**

蔬菜：

胡蘿蔔……1條
玉米（黃白皆可）……1根

水果：

番茄……1個
鳳梨……1/2顆
奇異果……1個
木瓜……1/3顆

配料：

蒸餾水……2杯
枸杞……3大匙

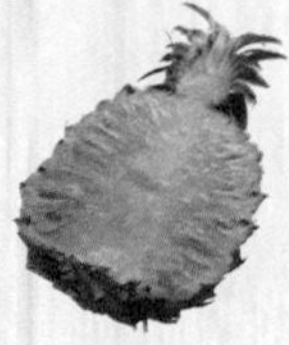
鳳梨

**作法**

1. 所有食材洗淨；胡蘿蔔及番茄切塊；玉米削下玉米粒備用。
2. 鳳梨去皮，不去心切塊；奇異果去皮切塊；木瓜連皮及籽，切片。
3. 把蒸餾水倒入三匹馬力以上的蔬果機內，再放入所有蔬果及配料，一同攪打成汁，即可飲用。

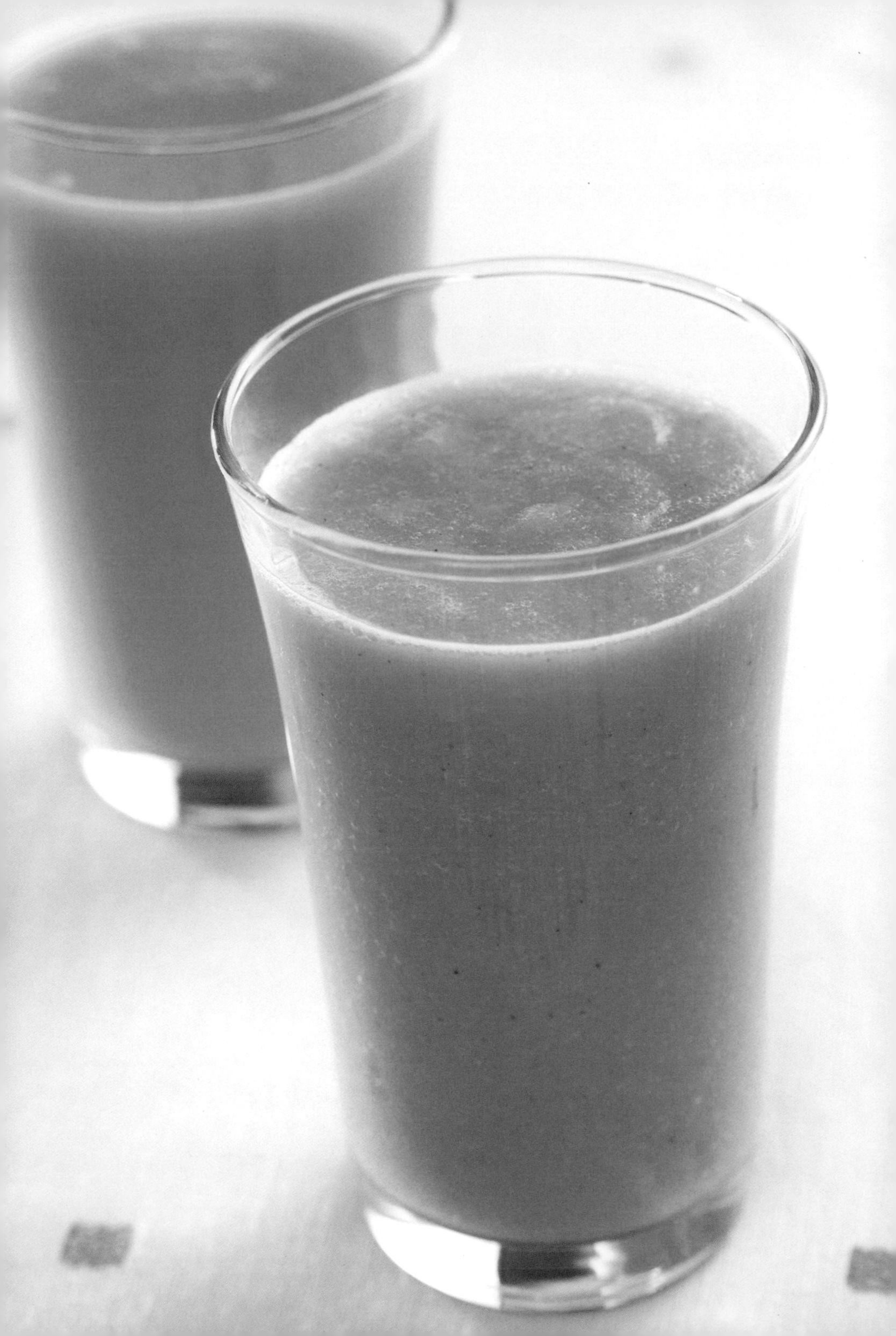

# 抗氧化強身蔬果汁

份量：1天6杯

口感：微酸帶澀

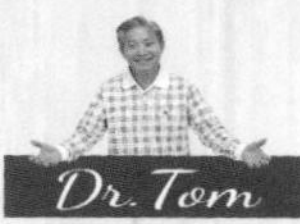

Dr. Tom 吳醫師的健康處方

**強壯心臟和腎臟，幫助補腦、明目，還能防癌、安神。**

- 葡萄種類中馬士卡丁葡萄（Mascadine grape）營養最豐富，含最高的白藜蘆醇（Resveratrol）植物生化素，具有保心防癌的效果。
- 迷迭香能補腦安神。

## 材料

蔬菜：

中型甜菜根……1/2 個
胡蘿蔔……1 條

水果：

番茄……1 個
葡萄（選有籽葡萄，可選馬士卡丁葡萄）……2 杯
藍莓（或藍莓果乾 1/3 杯）……1 杯
檸檬……1 個

配料：

蒸餾水……2 杯
枸杞……3 大匙
老薑……5 片
迷迭香……少許

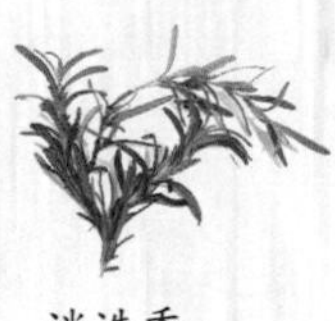

迷迭香

## 作法

1. 所有食材洗淨；甜菜根去皮切塊；胡蘿蔔、番茄切塊備用。
2. 檸檬削去綠色表皮，保留白色纖維、果肉和籽。
3. 把蒸餾水倒入三匹馬力以上的蔬果機內，再放入所有材料，一同攪打成汁，即可飲用。

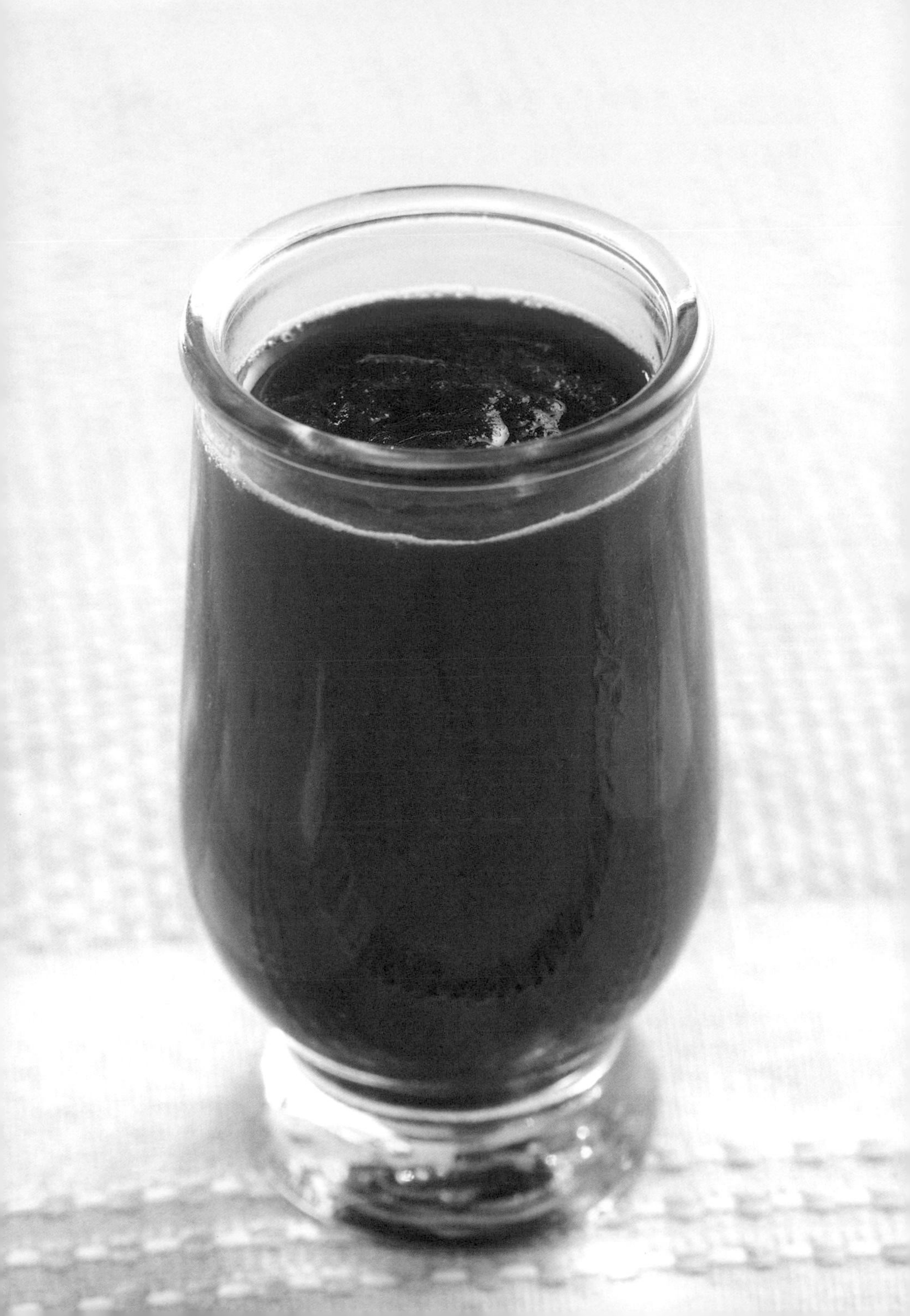

# 營養均衡蔬果汁

份量：1天6杯

口感：微甜

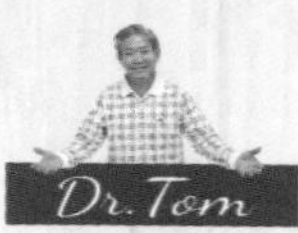

Dr. Tom 吳醫師的健康處方

**平衡男女荷爾蒙，預防卵巢癌和攝護腺癌，可強化骨骼，增強免疫和自癒力，平衡心腦功能。**

- 小番茄要用全紅的，不要帶綠色，因為帶綠色果皮的番茄，食用後可能造成肌肉酸痛。

## 材料

蔬菜：

小型甜菜根……1/2個
胡蘿蔔……1條

水果：

紅色櫻桃番茄（約250公克）……1大碗
草莓（約250公克，可用等量紅葡萄替代）……1大碗
蘋果……1/4顆

配料：

蒸餾水……2又1/2杯
巴西利……2小枝
白芝麻（約10公克）……2小匙
枸杞（約10公克）……1大匙
蜂花粉……2小匙

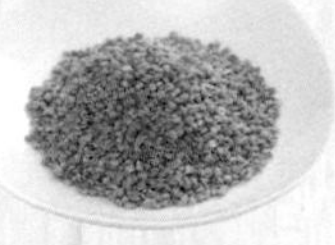

蜂花粉

## 作法

1. 所有食材洗淨；甜菜根去皮切塊；蘿蔔去皮切塊備用。
2. 把蒸餾水倒入三匹馬力以上的蔬果機內，再放入所有材料，一同攪打成汁，即可飲用。

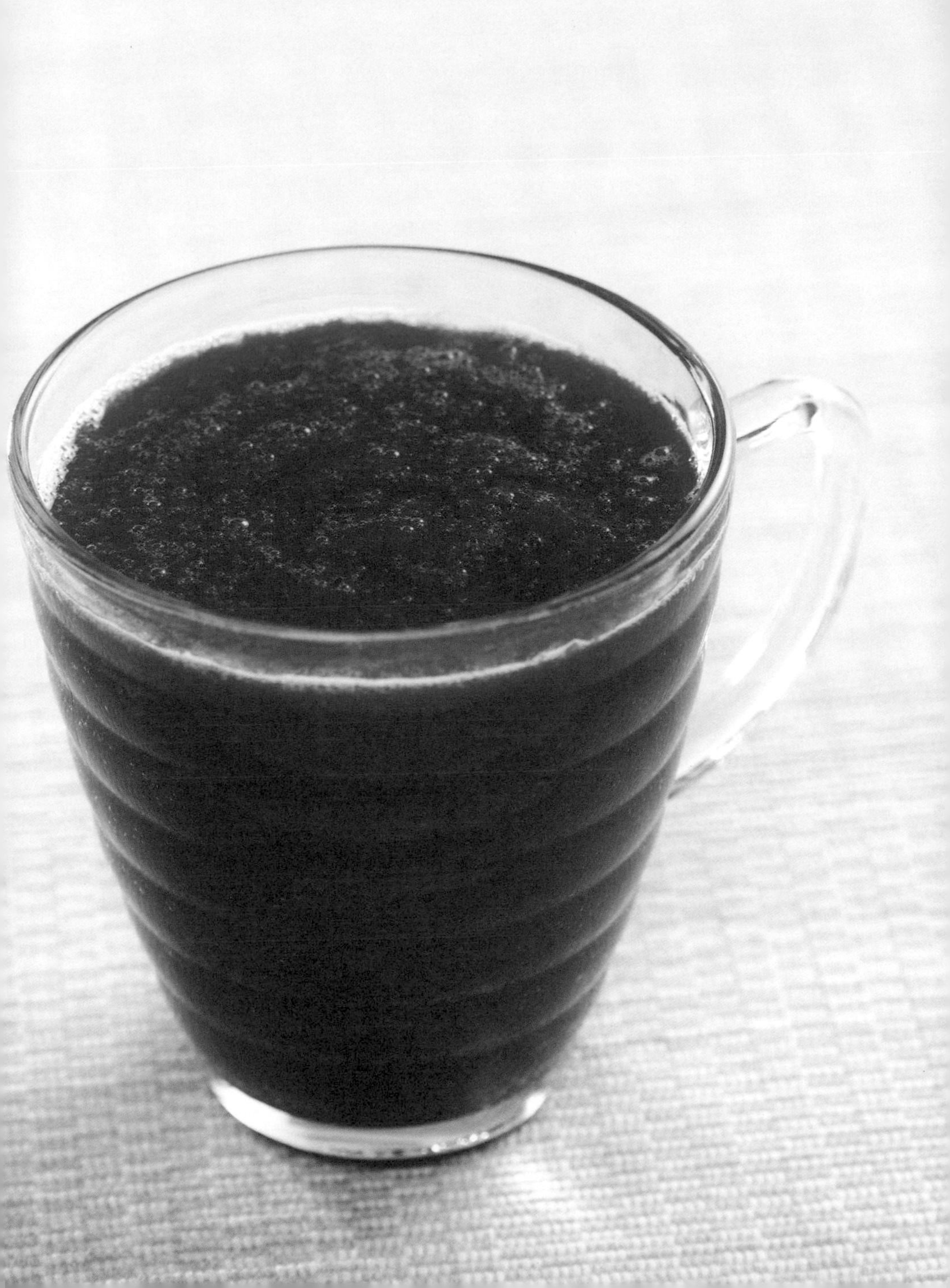

# 清腸瘦身蔬果汁

份量：1天6杯

口感：微辣帶澀

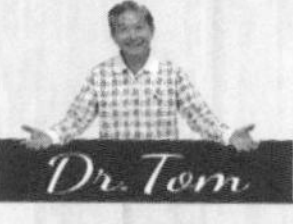


吳醫師的健康處方

**可幫助清腸通便，降低血糖。**

- 可每天更換喜歡的水果種類，讓蔬果汁更可口美味。若不喜歡辛辣口味，可將蒜頭減量或不放。一天喝六杯：早餐二杯，午晚餐前各一杯，下午二杯。
- 鳳梨含有鳳梨素，可幫助消化蛋白質和促進大腸蠕動；奇異果含有高量維生素C助清腸，豐富的鉀含量可強化腎和心臟功能。
- 飲用纖維粉加水，保持每日三至四次通便。

## 材料

蔬菜：

中型紅色甜菜根……1個
胡蘿蔔……1條
西洋芹……1根

水果：

鳳梨……2片
奇異果……2個
檸檬……1顆

配料：

蒸餾水……2杯
蒜頭……1小瓣
葫蘆巴粉、小茴香……各1/2小匙
亞麻子、黑芝麻、蜂花粉……各2大匙
海鹽水……1/2小匙
香菜……6小枝
薑……5片
枸杞……3大匙

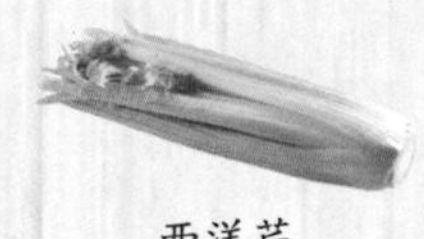

西洋芹

## 作法

1. 所有食材洗淨；甜菜根去皮切塊；胡蘿蔔切塊；西洋芹切段備用。
2. 奇異果去皮切塊；檸檬擠汁備用。
3. 把蒸餾水倒入三匹馬力以上的蔬果機內，再放入所有材料，一同攪打成汁，即可飲用。

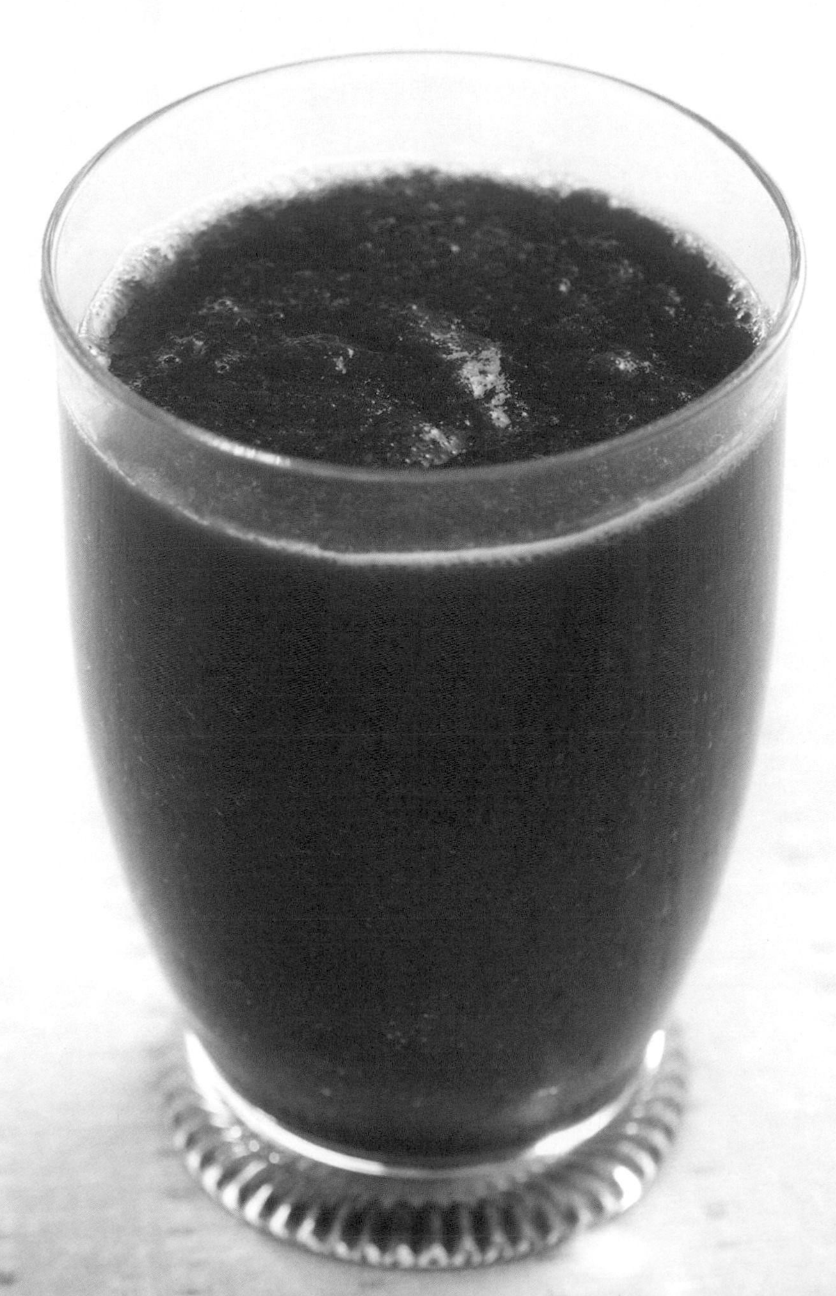

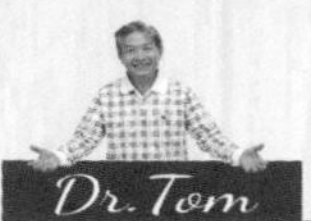


Dr.Tom 吳醫師的健康處方

# 高纖塑身蔬果汁

份量：1天6杯

口感：微辣帶苦

**幫助瘦身、強胃，醒腦提神、降血糖、降血壓、強化心臟，並預防癌症。**

- 紫紅色包心菜含高量的植物生化素，可抗胃癌，又有麩酸胺幫助強化胃功能；大黃瓜有降血糖、血壓的功效；紫菜含豐富的碘，加強新陳代謝，幫助消化。
- 葫蘆巴粉能降血糖，降三酸甘油脂，升高好的膽固醇（HDL）、增加微血管的血液流通，強化心功能和腎功能；紅番茄含有植物生化素茄紅素，能預防心臟病、骨質流失、攝護腺癌、乳癌、卵巢癌和腸癌。

## 材料

蔬菜：

中型紅色甜菜根......1 個
紫紅色包心菜..........2 葉
大黃瓜..................1/2 條
紫菜........................1 張

水果：

紅番茄.....................2 個
檸檬.........................1 顆
蘋果（或鳳梨 1/4 個）1/2 個
葡萄.........................8 粒

配料：

蒸餾水..............................................2 杯
香菜、巴西利..............................各 3 枝
蒜頭.............................................1 小瓣
芝麻、亞麻子..........................各 2 小匙
蜂花粉、卵磷脂.......................各 2 小匙
葫蘆巴粉、海鹽水.................各 1/2 小匙
薑....................................................5 片

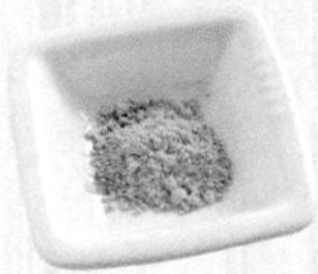
葫蘆巴粉

## 作法

1. 所有食材洗淨；甜菜根去皮切塊；大黃瓜留皮及籽切塊備用。
2. 番茄切塊；檸檬擠汁。
3. 把蒸餾水倒入三匹馬力以上的蔬果機內，再放入除卵磷脂外的所有材料，一同攪打成汁後，加入卵磷脂，用低速攪打 10 秒，即可飲用。

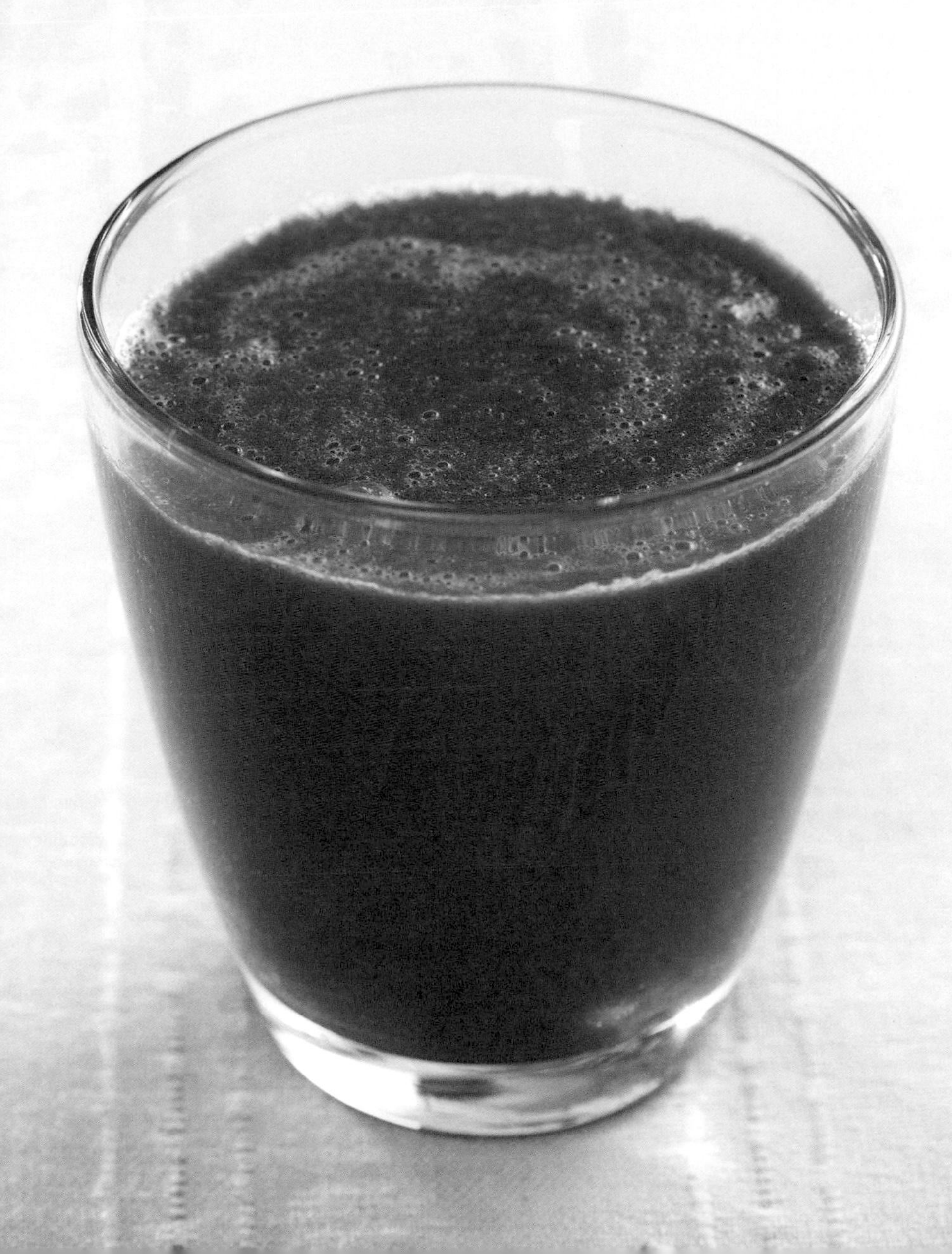

# 美容窈窕蔬果汁

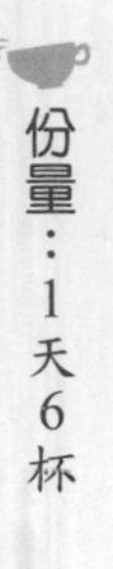

份量：1天6杯

口感：微酸帶澀

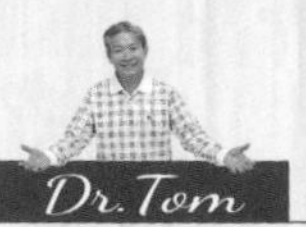


吳醫師的健康處方

**幫助美身、補腦，還能強心、強腎、壯腸、利尿、強骨椎。**

- 蘆筍含有維生素A、B、C、鈣、鉀和天門冬素，是最好的天然利尿劑，同時保養電解質的平衡，使腎臟功能增強。
- 綠藻能降血壓，降膽固醇，加強免疫功能，又有很高的核糖核酸（RNA），加強大腦記憶力和學習力。同樣含很高的抗氧素，防止自由基破壞腦細胞；內含的葉綠素則能補血和去除重金屬，如鉛、水銀。
- 番茄富含茄紅素，是心臟的強心劑又能防多種癌症。

## 材料

蔬菜：

中型紅色甜菜根.......1個
胡蘿蔔.......................1條
蘆筍..........................4條

水果：

紅番茄......................2個
檸檬..........................1顆
葡萄..........................8粒

配料：

蒸餾水.......................2杯
綠藻........................20粒
九層塔.......................5葉
薄荷..........................5葉
小茴香粉...........1/2小匙
薑..............................5片
蒜頭......................1小瓣
巴西利.......................5枝
亞麻子..................2小匙
芝麻.......................2小匙
蜂花粉..................2小匙
卵磷脂..................2小匙
海鹽水...............1/2小匙

蘆筍

## 作法

1. 所有食材洗淨；甜菜根去皮切塊；胡蘿蔔切塊；蘆筍切段備用。
2. 番茄切塊；檸檬擠汁。
3. 把蒸餾水倒入三匹馬力的蔬果機內，再放入除了卵磷脂外的所有材料，一同攪打成汁後，加入卵磷脂，用低速攪打10秒，即可飲用。

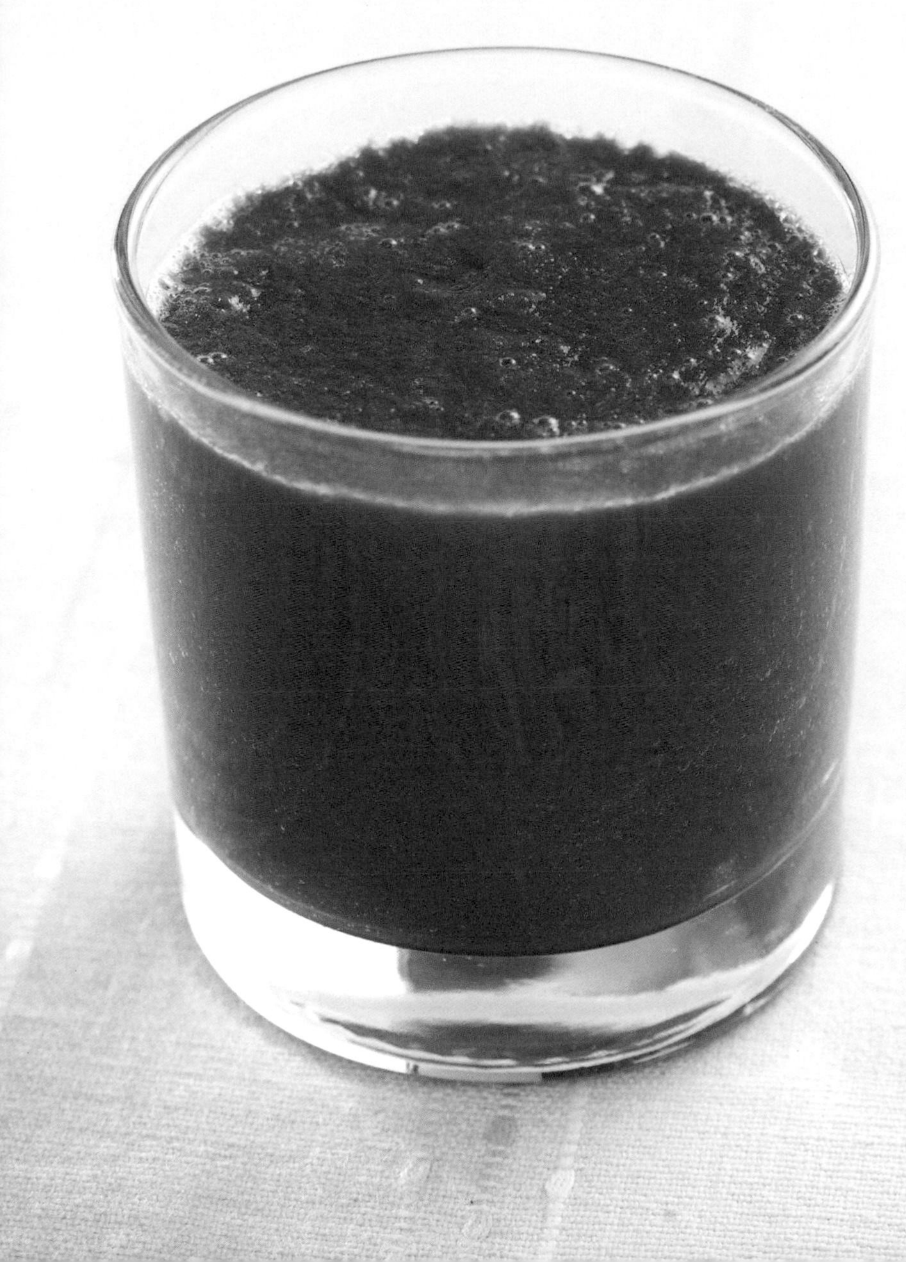

# 防癌強身蔬果汁

份量：1天4～6杯

口感：酸甜微帶苦味

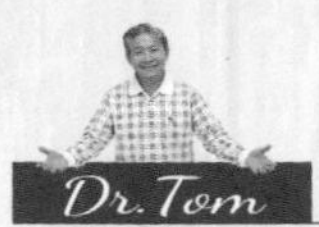


吳醫師的健康處方

**能預防乳癌、腸癌，降膽固醇、稀血及降血壓，增強甲狀腺和強化免疫及自癒系統。**

- 正在服用降膽固醇藥物的患者，不宜飲用此道蔬果汁，因為柑橘類的水果會稀血和降膽固醇，會引發降膽固醇藥物的後遺症。
- 日常保健，早晚餐前一小時各兩杯，一日至少四杯蔬果汁；為提升自我痊癒能力，患病和已癒者每日需飲用至少六杯，以飲入植物生化素來供給、強化自身免疫和自癒系統。
- 也可飲用纖維粉加水，保持每日三次通便。

## 材料

蔬菜：

胡蘿蔔……2條

玉米（黃、白皆可）……1/2根

水果：

番茄……2個

蘋果……1/2個

柳橙……1/2個

葡萄柚……1/4個

檸檬……1個

配料：

蒸餾水……2又1/2杯

乾紫菜……1/4片

白芝麻……2大匙

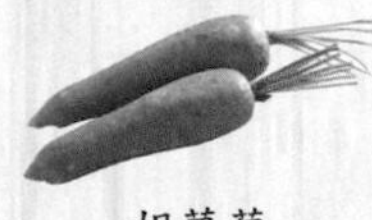

胡蘿蔔

## 作法

1. 將所有食材洗淨；胡蘿蔔及番茄切塊；玉米先把玉米粒削下來；蘋果不去皮也不去心，切塊備用。
2. 葡萄柚、柳橙、檸檬削去外皮，保留白色纖維和果肉的部分，籽也要保留。
3. 把蒸餾水倒入三匹馬力以上的蔬果機內，並將所有蔬果連同配料一同放入，攪打成汁，即可飲用。（如果加上一個中型甜菜根，效果更好。）

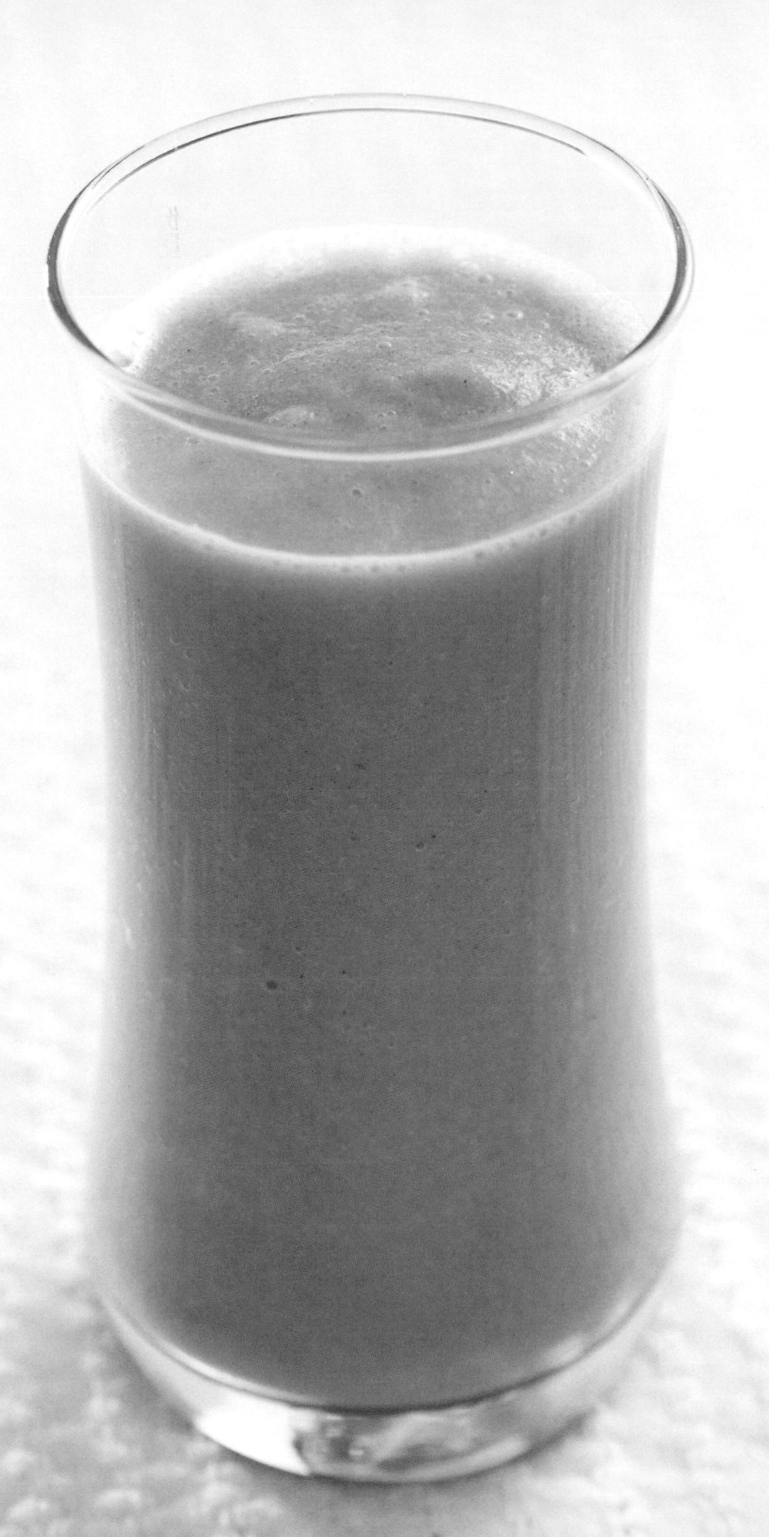

# 卵巢攝護腺保健蔬果汁

份量：1天6杯

口感：酸甜微帶苦味

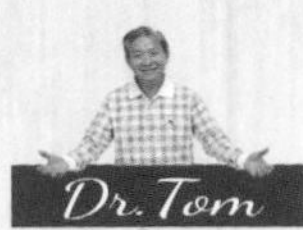


**預防乳癌，並可保健卵巢和攝護腺。**

- 石榴又被稱為「多子的蘋果」，富含維生素C、鉀及蘋果酸等，對心臟、卵巢、攝護腺有治病防病作用；高麗菜芽的植物生化素比高麗菜多出3～10倍，在防癌治癌上更有功效。
- 抱子甘藍（Brussels sprouts）又稱芽甘藍、抱子高麗菜，屬十字花科甘藍類蔬菜，原產於地中海沿岸。可食用的部分為腋芽處形成的小葉球，纖維多，營養豐富，蛋白質含量在甘藍類蔬菜中最高，可防治卵巢癌和攝護腺癌。

## 材料

蔬菜：

高麗菜芽（或抱子甘藍又稱芽甘藍2個）............1杯
胡蘿蔔..........................................................1條
玉米（黃白皆可）..........................................1根

水果：

櫻桃番茄..................2杯
蘋果..........................1個
檸檬..........................1個
石榴..........................1個
葡萄..........................8顆

配料：

蒸餾水......................2杯
老薑..........................5片
亞麻子......................2大匙
芝麻（黃白皆可）....2小匙
輔酶 $Q_{10}$ ..................3粒
枸杞..........................3大匙

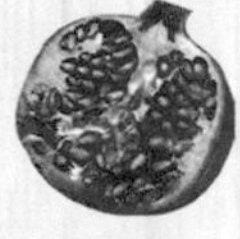
石榴

## 作法

1. 所有食材洗淨；胡蘿蔔切塊；把玉米削下玉米粒；蘋果不去皮不去心，切塊備用。
2. 檸檬削去外皮，保留白色纖維和果肉，不去籽；石榴取其籽及白色的部分。
3. 將蒸餾水倒入三匹馬力以上的蔬果機內，再放入蔬果及配料一同攪打成汁，即可飲用。

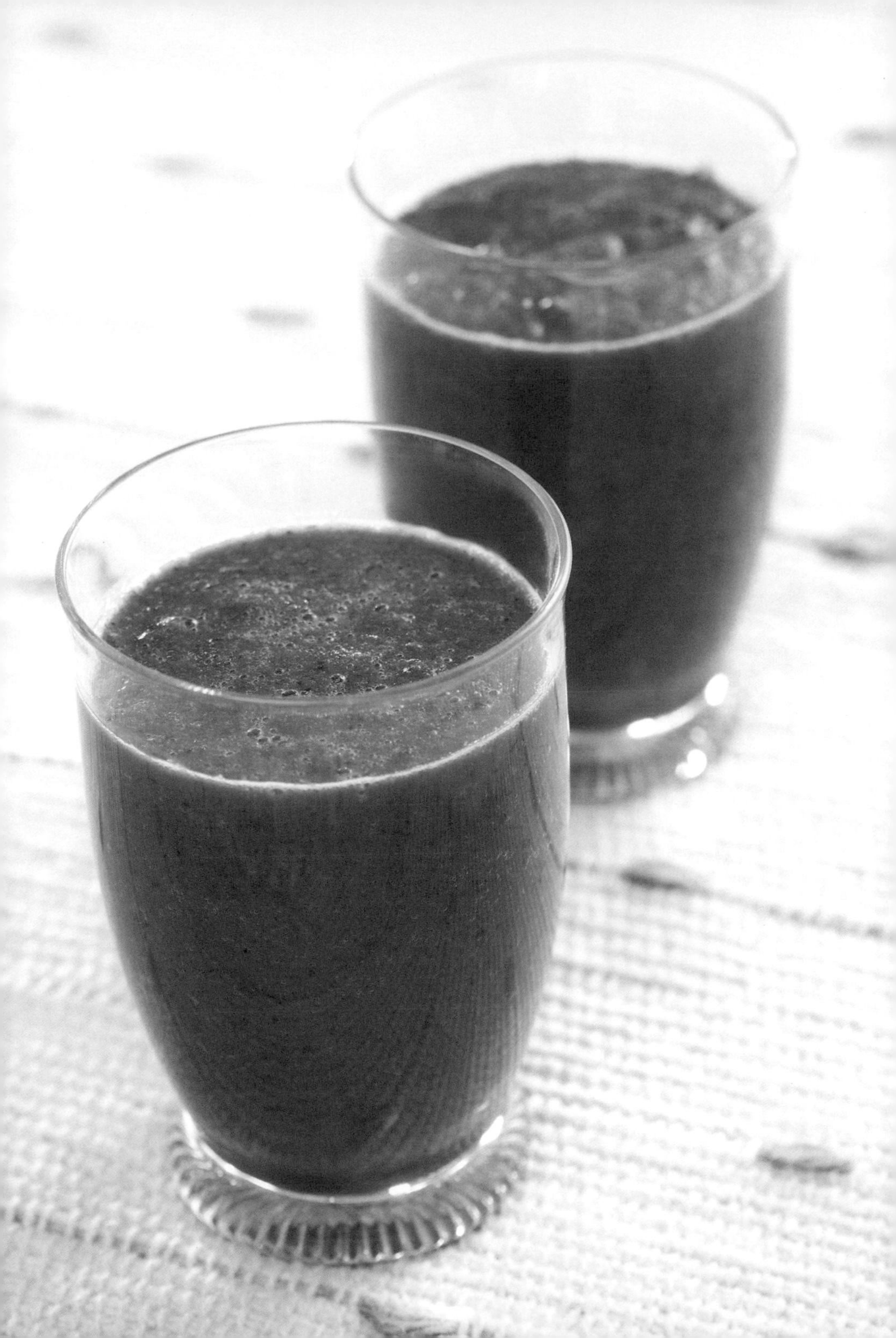

# 防癌抗癌蔬果汁

份量：1天6杯

口感：甜帶微酸

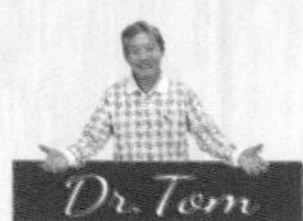


吳醫師的健康處方

## 預防胃癌、喉癌、食道癌

- 此道蔬果汁不只可預防胃癌、強化心臟、抗喉癌（食道癌），還能防脂肪肝。
- 如果沒有馬士卡丁葡萄，可用一般紅色葡萄替代。
- 輔酶 $Q_{10}$ 可增加卵巢細胞的能量，幫助心臟的血液流動量。

### 材料

蔬菜：

紅色甜菜根中型……1/2 個
苜蓿芽……1 杯
豆芽菜……1/2 杯
金針菇……少許
胡蘿蔔……1 條
紅色包心菜……1/8 個

水果：

檸檬……1 個
紅番茄……2 個
紅色馬士丁葡萄……10 粒

配料：

蒸餾水……2 杯
老薑……5 片
巴西堅果……5 粒
枸杞……3 大匙
亞麻子……2 小匙
蜂花粉……2 小匙
輔酶 $Q_{10}$……3 粒
九層塔……8 葉
巴西利……5 支

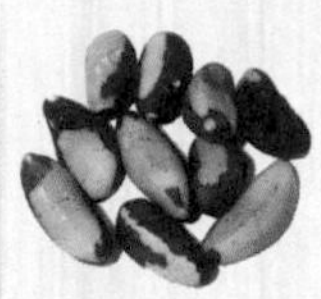

巴西堅果

### 作法

1. 所有食材洗淨；紅色甜菜根去皮；紅色包心菜切塊狀，不去心；胡蘿蔔切塊備用。
2. 檸檬削去外皮，保留白色纖維和果肉，不去籽；番茄切塊。
3. 把蒸餾水倒入三匹馬力以上的蔬果機內，再加蔬果及配料，一同攪打成汁，即可飲用。

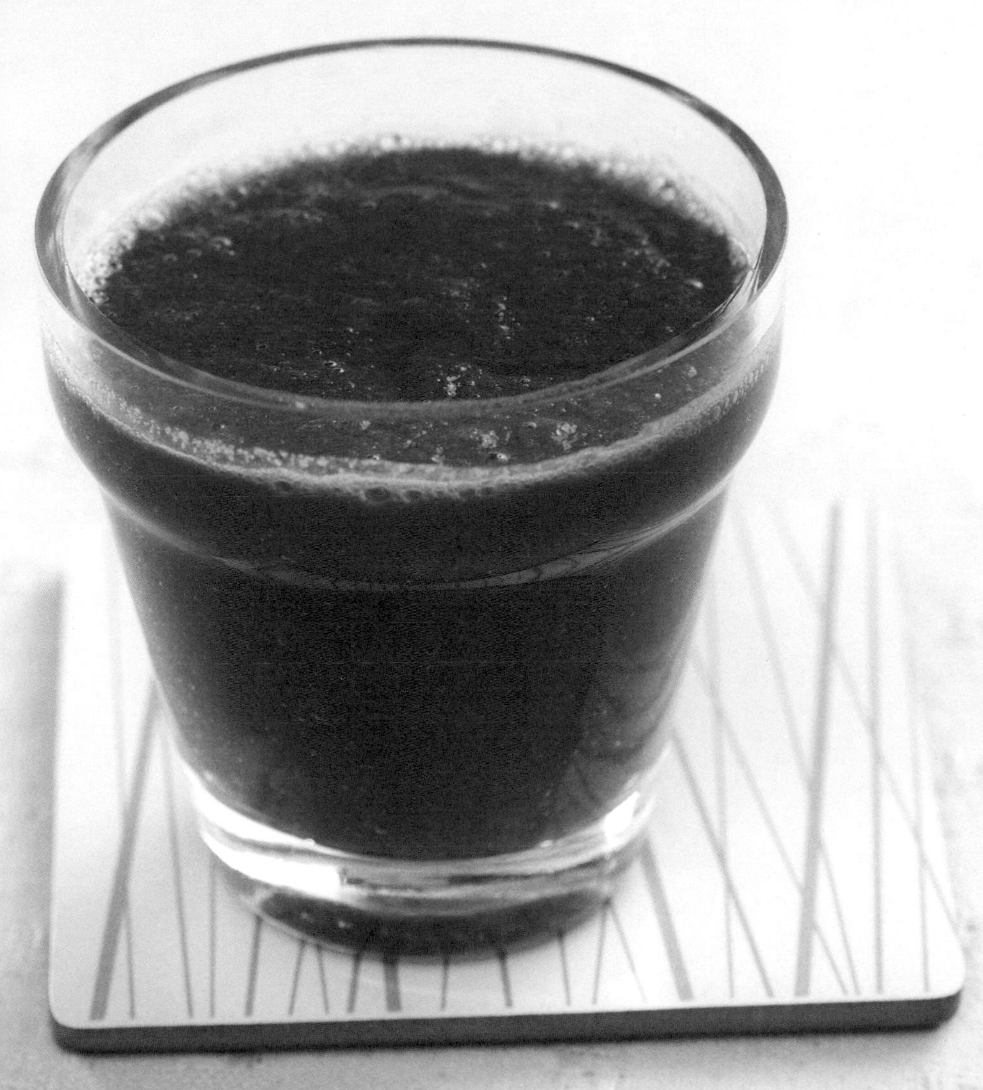

# 淨血降壓蔬果汁

份量：1天6杯

口感：甘甜微辣可口

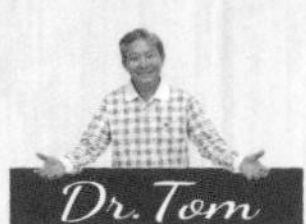


吳醫師的健康處方

**淨化心腦血管、降血壓，強化心臟，加強記憶力，還能降膽固醇。**

- 此蔬果汁建議一天需喝六杯，二杯當早餐，午晚餐前一小時，各喝一杯，下午時再喝二杯。
- 也可飲用三大匙纖維粉加入一大杯水混合後立即服下，一天飲用三次，盡量維持一天三次排便。
- 若要加強功效，可加進中型甜菜根 1/2 個。

**材料**

蔬菜：

胡蘿蔔......................1 條
大黃瓜.................. 1/2 條
秋葵..........................3 條

水果：

番茄..........................2 個
酪梨..........................1 顆
檸檬..........................1 個
紅葡萄................. 1/2 杯

配料：

蒸餾水...........2 又 1/2 杯
香菜..................... 1/2 杯
乾黑木耳.............. 1/2 杯
枸杞......................3 大匙
朝天椒......................1 根
巴西利................. 1/2 杯
蒜頭......................1 小瓣
卵磷脂...................2 小匙

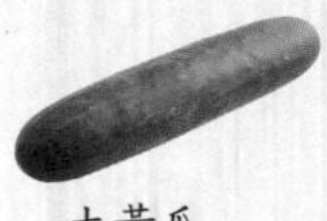
大黃瓜

**作法**

1. 先將乾黑木耳洗淨，泡水幾小時備用；所有蔬果洗淨。
2. 胡蘿蔔及番茄切塊；大黃瓜不去皮切塊；秋葵切段。
3. 酪梨去皮不去籽；檸檬削去外皮，保留白色纖維和果肉，不去籽；紅葡萄不去皮不去籽；用熱水洗淨枸杞備用。
4. 將香菜及巴西利切碎：蒜頭去皮備用。
5. 把蒸餾水倒入三匹馬力以上的蔬果機內，再放入除了卵磷脂外的所有材料，一同攪打成汁，加入卵磷脂用低速攪打 10 秒，即可食用。

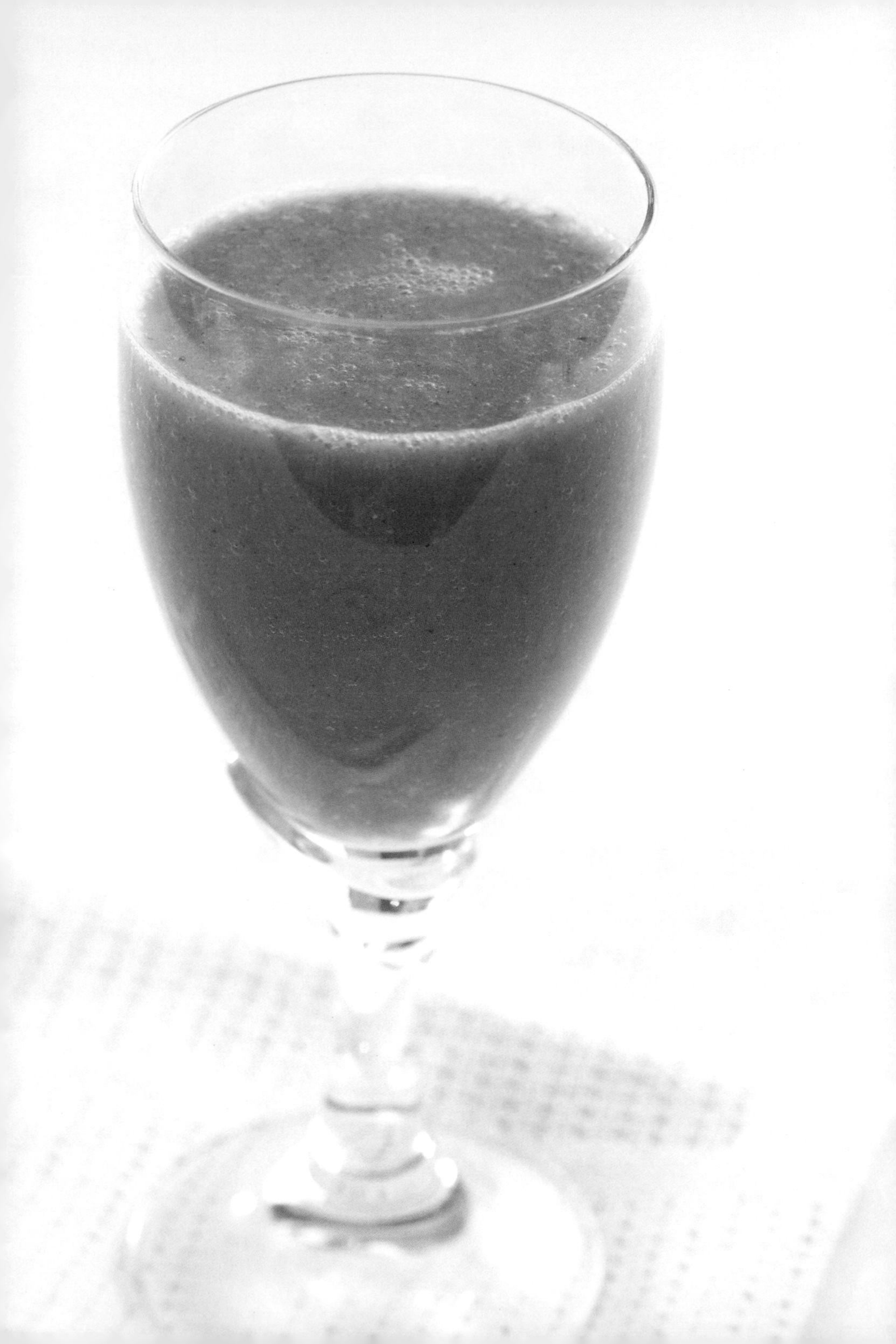

# 改善高血壓蔬果汁

份量：1天6杯

口感：微甘帶酸

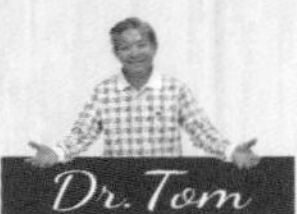


吳醫師的健康處方

## 改善高血壓

- 此蔬果汁建議一天需喝六杯，二杯當早餐，午晚餐前一小時各喝一杯，下午時再喝二杯。
- 並用三大匙纖維粉加入一大杯水混合後立即服下，一天飲用二次，盡量維持一天三次排便。
- 避免煎炸炒烤燒的食物；每天快步走路三十分鐘，保持一天一次或二次，是降血壓的最佳方法。
- 可加一個中型甜菜根，效果更好。

### 材料

蔬菜：

胡蘿蔔……1條
大黃瓜……1/2條
西洋芹……3根
苜宿芽……少許

水果：

番茄……2個
蘋果……1/2個
奇異果……2顆

配料：

蒸餾水……1杯
無糖豆漿……1杯
蒜頭……1小瓣
白芝麻……2大匙
卵磷脂……2小匙
亞麻子……2小匙
纖維粉……2湯匙

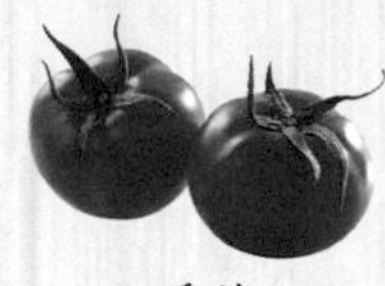

番茄

### 作法

1. 所有食材洗淨；胡蘿蔔、番茄切塊；大黃瓜和西洋芹不去皮，切塊，備用。
2. 蘋果不去皮也不去心切塊；奇異果去皮切塊。
3. 把蒸餾水倒入三匹馬力以上的蔬果機內，放入除了卵磷脂、纖維粉外的所有材料，一同攪打成汁後，再加入卵磷脂，用低速攪打10秒即可，飲用前加入纖維粉混合食用。

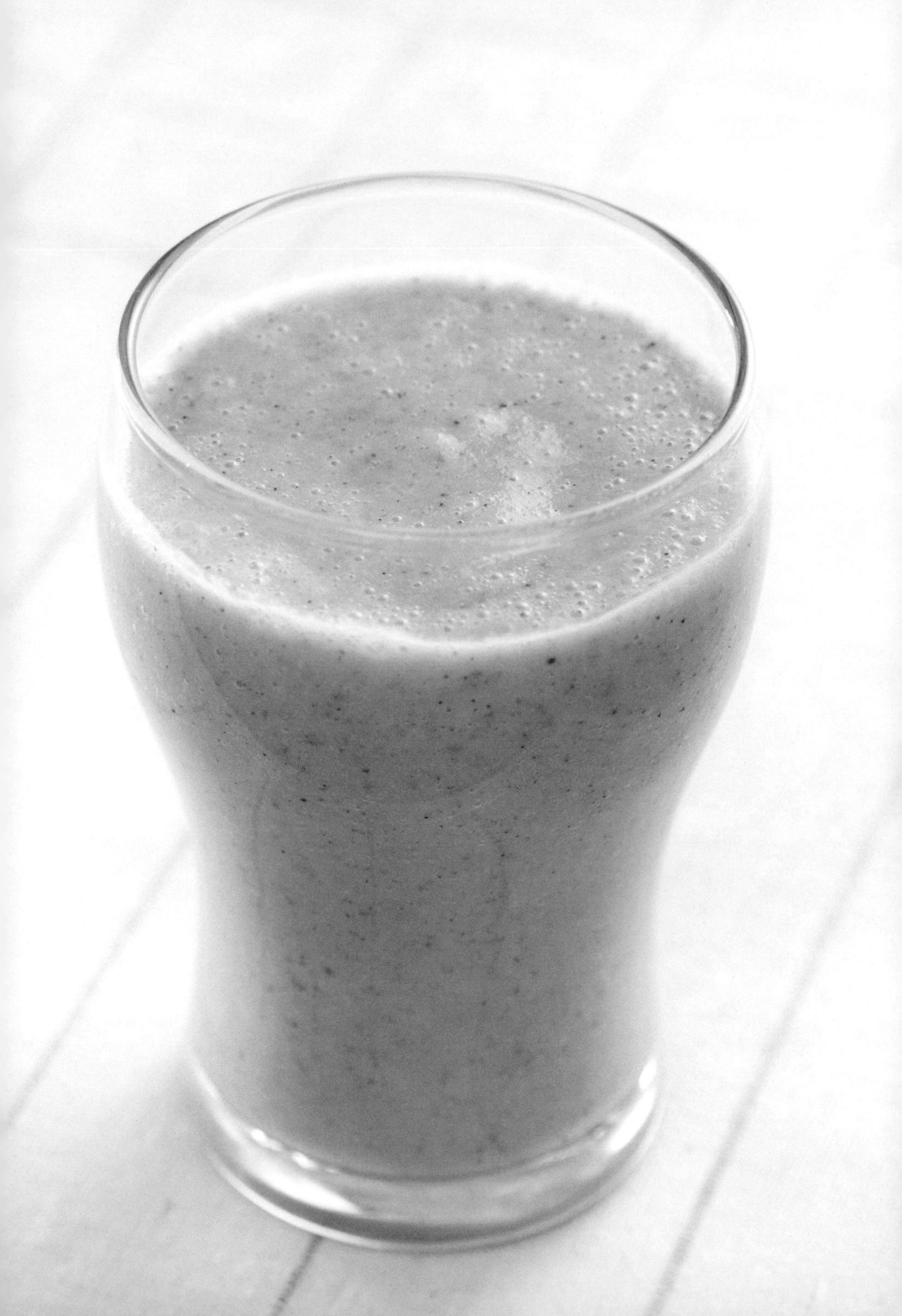

# 改善低血壓蔬果汁

份量：1天6杯

口感：甘甜可口

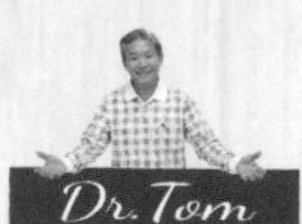

吳醫師的健康處方

## 改善低血壓

- 一般低血壓的人也容易低血糖，所以此道蔬果汁也適用於低血糖的人。
- 建議運動時可選擇陽光較強時，快步走三十分鐘。
- 低血壓的人往往腎臟較弱，可多吃黑色食物補腎，如黑芝麻、黑豆、黑糯米等及加些海鹽水一同攪打。

### 材料

蔬菜：

中型紅色甜菜根……1 個
胡蘿蔔……1 條

水果：

番茄……2 個
黑葡萄……1/2 杯
黑棗……1/2 杯
奇異果……1 顆

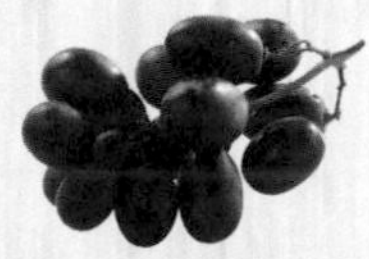

黑葡萄

配料：

蒸餾水……2 杯
老薑……5 片
枸杞……2 大匙
黑芝麻……2 大匙
亞麻子……2 小匙
黑胡椒粉……1/2 小匙
甘草粉……1 小匙
小茴香……1/4 小匙
海鹽水……1 小匙

### 作法

1. 所有食材洗淨；甜菜根去皮切塊；胡蘿蔔及番茄切塊備用。
2. 黑葡萄不去皮，也不去籽；奇異果去皮切塊；枸杞泡水洗淨備用。
3. 把蒸餾水倒入三匹馬力以上的蔬果機內，再放入所有蔬果及配料，一同攪打成汁，即可飲用。

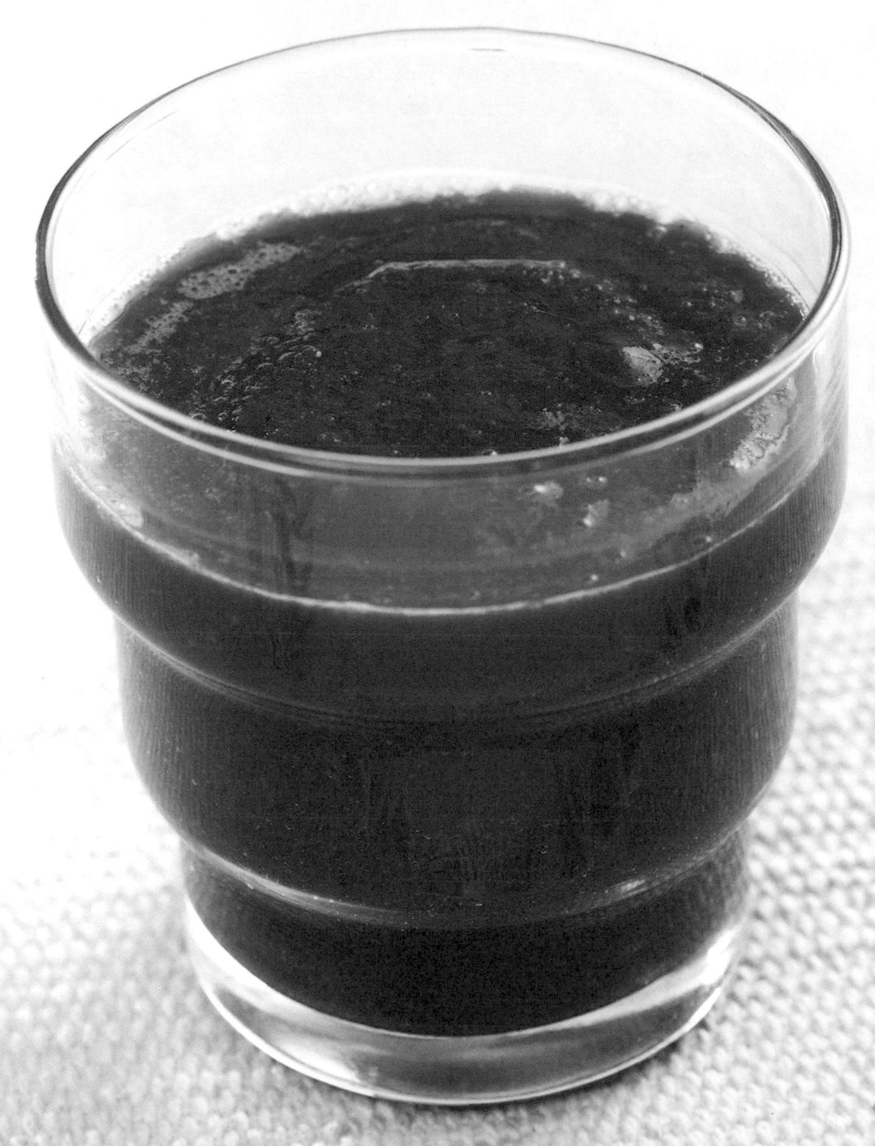

# 暢通呼吸道蔬果汁

份量：1天6杯

口感：酸甜可口

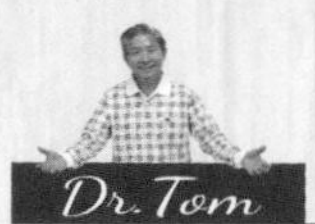


吳醫師的健康處方

## 改善過敏及氣喘

- 此道蔬果汁建議新鮮飲用。黑胡椒粒可先放五粒，再慢慢加重份量，若材料中有老薑也可先由一至二片，再加到六至七片。
- 呼吸道不好的人，建議避免花生、香蕉、水梨、西瓜、哈密瓜等瓜類；過敏較嚴重的人可將蒸餾水改為活性水。口嚼幾小葉迷迭香，可以立通鼻孔，使呼吸舒暢。
- 睡前可將二大匙木糖醇加入四百西西溫水中，來清洗鼻孔。方法為倒一大口混合好的木糖醇水含於口中，抬頭讓水達到喉嚨，輕輕由喉嚨噴氣使水發出聲音後，立刻合緊口唇，用氣大力使口中的水流向鼻孔並同時低下頭，讓水由鼻孔流出，重覆此動作直到用完全部的水。

### 材料

蔬菜：

小型紅色甜菜根 .......1 個
胡蘿蔔 .......................1 條

水果：

番茄、奇異果 ......各 2 顆
新鮮藍莓 .............. 1/2 杯
火龍果 .................. 1/2 顆

配料：

蒸餾水 .......................2 杯
香菜 ...................... 1/4 杯
枸杞 .......................3 大匙
亞麻子 ..................2 小匙
蜂花粉 ...............1/2 小匙
黑胡椒粒（顆粒狀）...10 粒

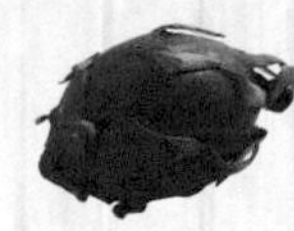
火龍果

### 作法

1. 所有食材洗淨；甜菜根去皮切塊；胡蘿蔔及番茄切塊；奇異果及火龍果去皮切半。將香菜切碎；枸杞泡熱水數分鐘備用。
2. 把蒸餾水倒入蔬果機內，再放入所有材料，一同攪打成汁，即可飲用。

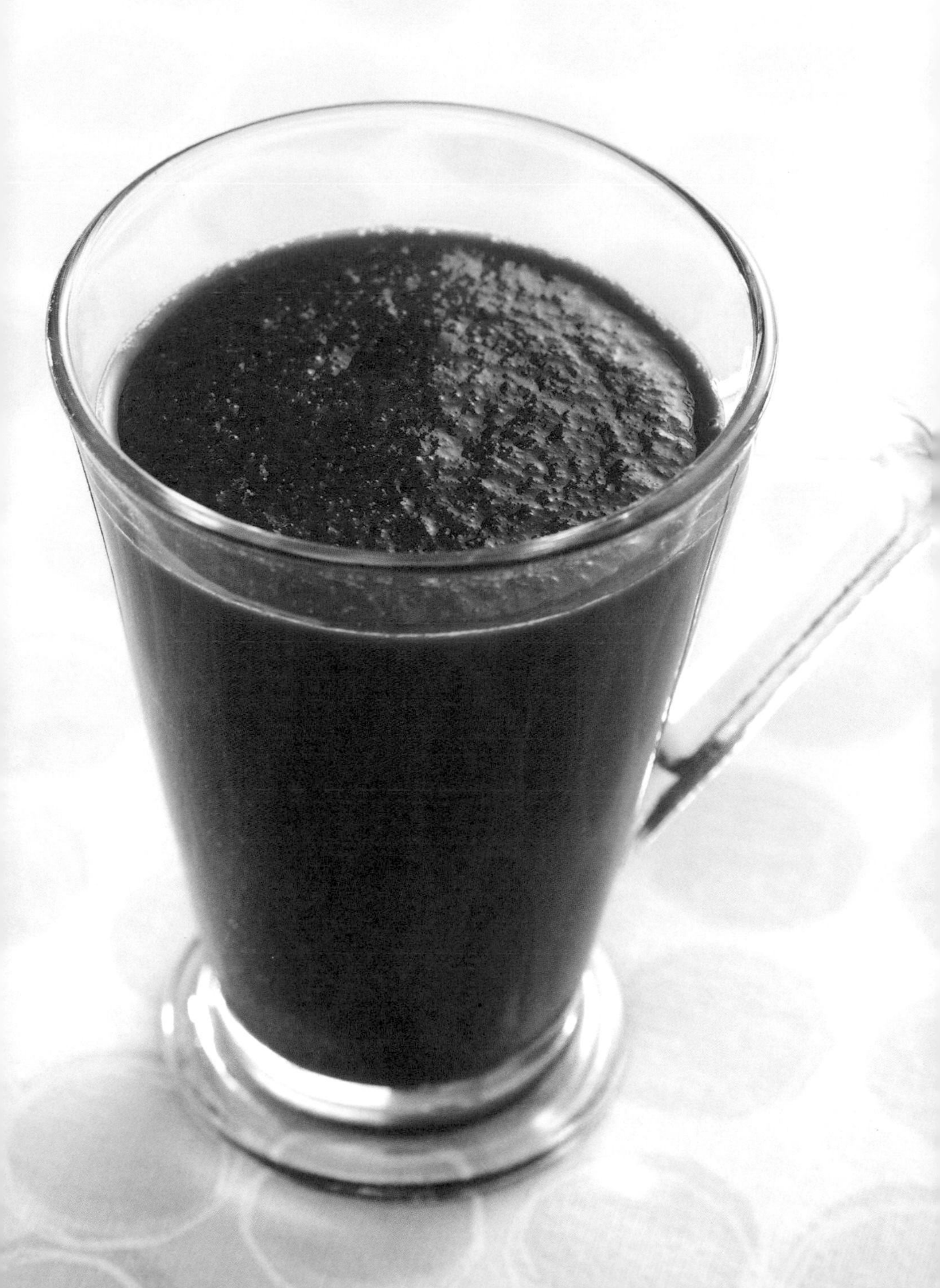

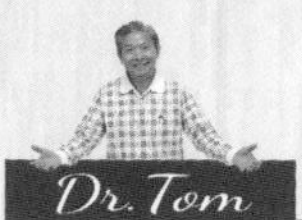


吳醫師的健康處方

## 肺部保健

- 此蔬果汁建議二杯當早餐，中晚餐前一小時各一杯，下午二杯，養成早睡習慣，並常做深呼吸。可將六杯活性水加一個羅漢果，煮成二杯，飲用前加 1/2 小匙黑胡椒粉，一口一口慢慢喝，早晚各一杯。
- 肺部虛弱時，易罹患感冒、咳嗽、多痰、哮喘及便祕，應禁菸酒，避免香蕉、梨子、西瓜、哈密瓜、椰子汁、汽水及冰冷飲品，少吃精製粉類做成的食物，杜絕煎炸炒烤。多吃有機蔬果、五穀豆飯、海鮮、有機瘦肉等。
- 也可多喝杏仁奶，將杏仁一大把、糙米一大把、蒸餾水五百西西，全部放入蔬果機內攪打成汁，可當早餐，記得溫喝，不可冷藏。

# 肺部保健蔬果汁

份量：1天6杯

口感：甘甜可口

**材料**

蔬菜：

紅色甜菜根中型 ... 1/2 個
胡蘿蔔 .......................2 條
白玉米 .......................2 根
洋蔥 ....................... 1/2 杯

水果：

番茄 ...........................2 個
火龍果 .................. 1/2 個
大黑棗 .......................3 個

配料：

蒸餾水 .......................2 杯
老薑 ...........................5 片
杏仁 .........................10 粒
蜂花粉 ..................2 小匙

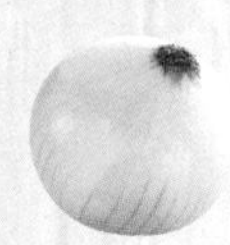
洋蔥

**作法**

1. 所有食材洗淨；甜菜根去皮切塊；胡蘿蔔及番茄切塊；玉米削下玉米粒；洋蔥切碎；火龍果去皮切塊。
2. 把蒸餾水倒入三匹馬力以上的蔬果機內，再放入所有蔬果及配料，一同攪打成汁，即可飲用。

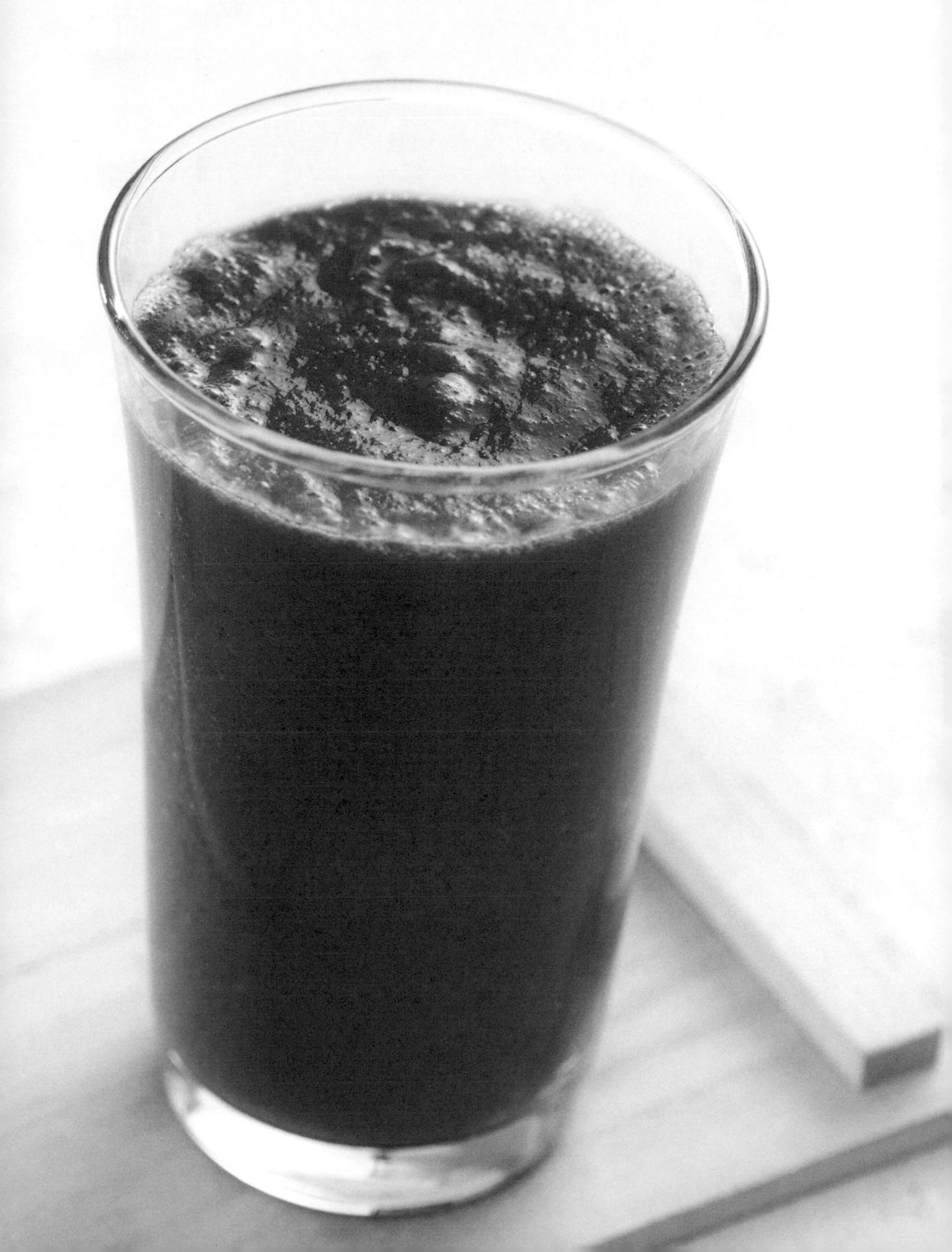

# 強化肺腸蔬果汁

份量：1天6杯

口感：酸甜開胃

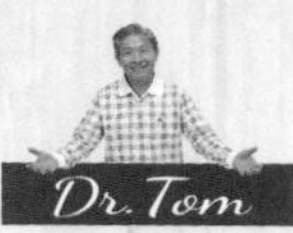


吳醫師的健康處方

**預防肺癌，強化肺功能和大腸功能。**

- 薑黃是中藥材，也是咖哩的主要辛香料，各大超市都買的到。薑黃具抗菌作用，對肝臟有益，能刺激膽汁，分解油脂；最新研究更指出，薑黃可以預防阿茲海默氏症所造成的老人失智症狀，和一切身體的發炎。
- 如果咳嗽，可用羅漢果加紅棗、甘草、蜜棗、薑、黑胡椒粉加蒸餾水煮湯，煮好後再加入枸杞，即可熱飲。如經濟許可，也可將雪蛤加薑及海鹽少量，一起燉煮食用。

## 材料

**蔬菜：**

小型紅色甜菜根 .......1 個
白色花椰菜 ...........120 克
洋蔥 ...................... 1/2 杯
胡蘿蔔 .......................2 條

**水果：**

番茄 ..........................2 個
酪梨、火龍果 ...各 1/2 個
新鮮藍莓 .............. 1/2 杯
檸檬 ...........................1 個
黑葡萄 ....................10 粒

**配料：**

蒸餾水（溫）..............2 杯
蒜頭.......................1 小瓣
老薑..........................5 片
香菜、巴西利 ...各 1/4 杯
薑黃 ....................1/2 小匙
枸杞、亞麻子、白芝麻 ..........................各 3 大匙
薄荷葉 ......................4 葉
迷迭香 .....................少許

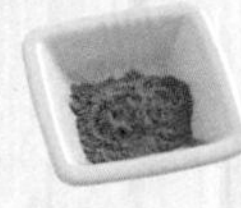
薑黃粉

## 作法

1. 所有食材洗淨；甜菜根去皮切塊；花椰菜不去莖切塊；胡蘿蔔及番茄切塊；洋蔥切碎備用。
2. 酪梨去皮不去籽；黑葡萄連皮及籽；檸檬去皮，保留白色纖維及籽；火龍果去皮切塊；香菜及巴西利切碎。
3. 把溫的蒸餾水倒入三匹馬力以上的蔬果機內，再放入所有蔬果及配料，一同攪打成汁，即可飲用。

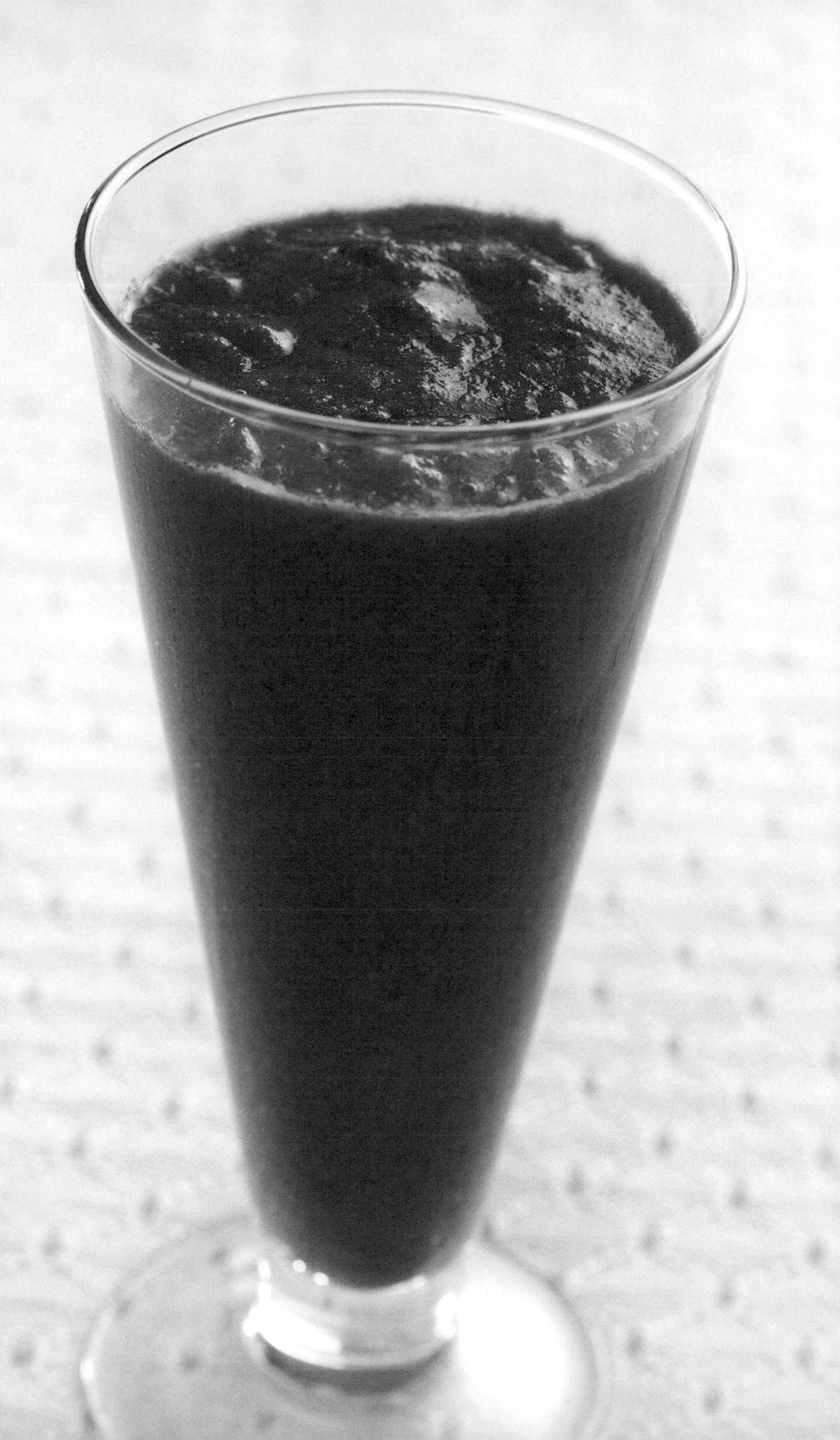

# 擺脫便祕蔬果汁

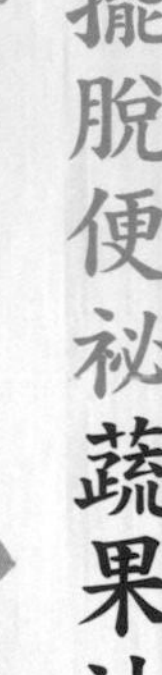

份量：1天6杯

口感：甘甜可口

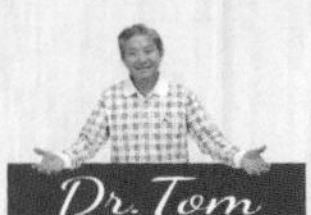


吳醫師的健康處方

**改善便祕、結腸保健。**

- 將一大匙橄欖油加上一大匙椰子油，及少許葡萄柚汁，拌勻後飲用，可幫助排泄。
- 可用三大匙纖維粉加上一大杯水，再加上一大匙的椰子油，輕拌混合後服下，一天飲用三次，養成每天排便三次的習慣。

## 材料

蔬菜：

玉米（黃白皆可）……1根
菠菜（約手掌大小）……1大把

水果：

鳳梨（約6公分高2公分厚）……3片
檸檬……1/2個
無花果……5顆
加州梅（加州蜜棗）……5粒

配料：

蒸餾水……2又1/2杯
榛果……1/4或1/2杯
亞麻子……3小匙
白芝麻……3小匙
枸杞……3大匙
纖維粉……1大匙

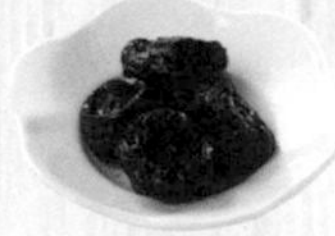

加州蜜棗

## 作法

1. 所有食材洗淨；玉米削下玉米粒。
2. 鳳梨去皮不去心；檸檬削去外皮，保留白色纖維和果肉，不去籽。
3. 把蒸餾水倒入三匹馬力以上的蔬果機內，再放入除了纖維粉外的所有材料，一同攪打成汁即可，飲用前再加入纖維粉混合後食用。（如果加上一個中型甜菜根，效果更好。）

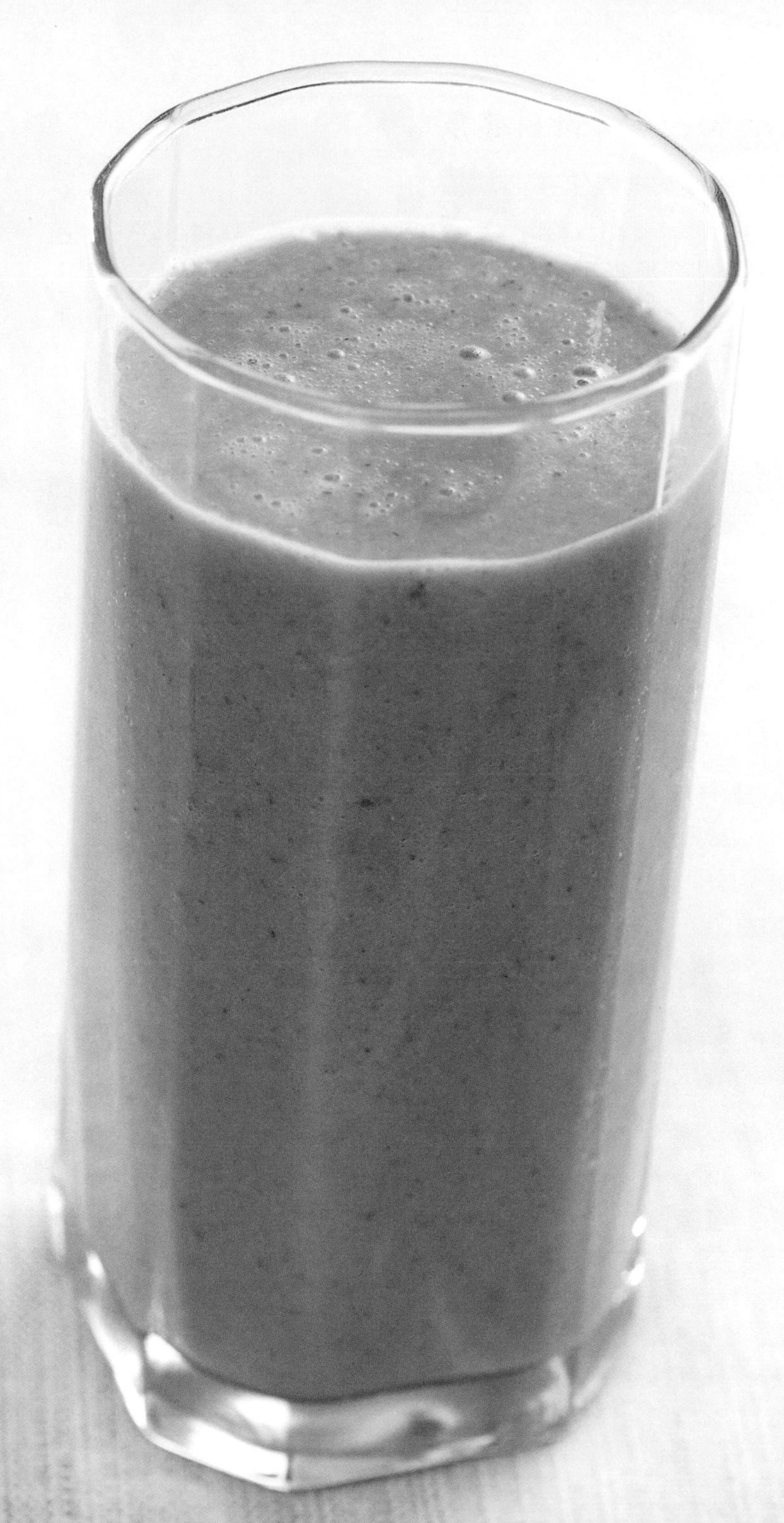

# 腸胃道保健蔬果汁

份量：1天6杯

口感：微酸帶澀

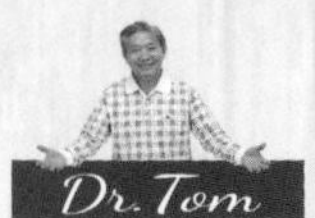


吳醫師的健康處方

**預防腸絞痛，強化腸胃。**

- 如果想增強功效改善疾病，用三大匙纖維粉加入一大杯水，再加上一大匙椰子油混合後立即服下，一天飲用三次，盡量維持一天三次排便。
- 也可補充助生素，每次三粒，一天二次或三次，空肚或喝蔬果汁前三十分鐘服用。

**材料**

蔬菜：

菠菜（約手掌大小）……1小把

中型甜菜根……1個

胡蘿蔔……1條

水果：

番茄……1個

鳳梨（約6公分高2公分厚）……3片

奇異果……2顆

木瓜……1/3個

配料：

蒸餾水……2杯

薄荷葉、九層塔……各5葉

老薑……5片

榛果……1/4杯

黑芝麻……3小匙

小茴香……1/2小匙

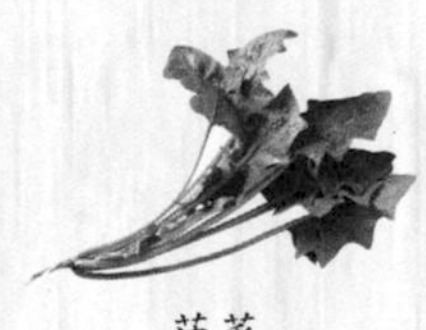

菠菜

**作法**

1. 所有食材洗淨；甜菜根去皮切塊；胡蘿蔔、番茄切塊備用。
2. 鳳梨去皮不去心切塊；奇異果去皮切塊；木瓜留皮及籽切塊。
3. 把蒸餾水倒入三匹馬力以上的蔬果機內，再放入所有蔬果及配料，一同攪打成汁，即可飲用。

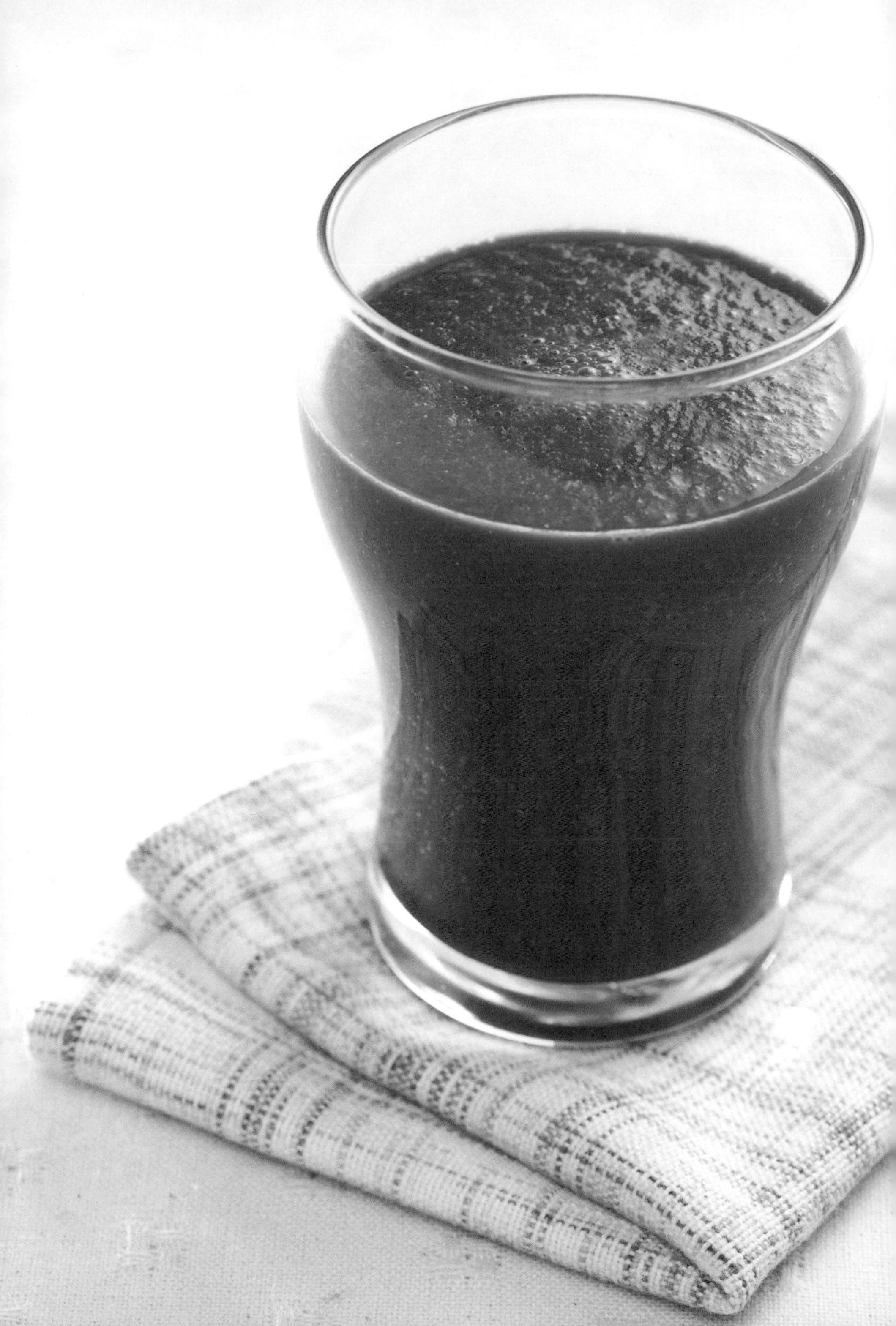

# 強化肝臟功能蔬果汁

份量：1天4杯～6杯

口感：甘甜可口

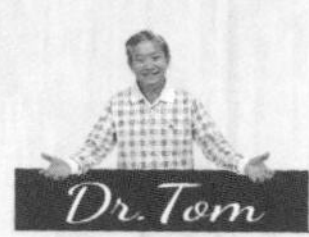


吳醫師的健康處方

## 肝臟保健

- 此道蔬果汁建議於每餐前三十分鐘飲用。
- 苜蓿芽、甜菜根、薑絲、蒜蓉、迷迭香、九層塔、檸檬汁、初榨橄欖油、酪梨、卵磷脂以及梨子等主要食材，都對肝臟很有幫助。春夏季節盛產百葉薊（Artichoke），可用清蒸或煮湯食用，清肝補肝。
- 保肝首要遠離菸酒，其次多吃水煮清蒸的食物，如魚湯、蒸魚、生菜沙拉，沙拉中一定要有蒲公英葉。在台灣常見有台灣蒲公英和西洋蒲公英兩種。

## 材料

蔬菜：

中型紅色甜菜根 .......1 個
苜蓿芽 .................. 1/2 杯
蘆筍 ..........................3 根
紫包心菜葉 .............數片

水果：

梨子（綠色皮的梨子或青蘋果）
.............................. 1/2 個
酪梨 ...................... 1/2 個
檸檬 ..........................1 個

配料：

蒸餾水 .......................2 杯
老薑 ...........................5 片
迷迭香 ......................少許
枸杞 ......................3 大匙
巴西利 ..................5 小枝
香菜 .............5 ～ 6 小枝
卵磷脂 ..........2 ～ 3 小匙

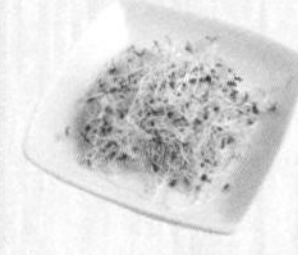
苜蓿芽

## 作法

1. 所有食材洗淨；甜菜根去皮切塊；蘆筍切段。
2. 梨子連皮切塊；酪梨去皮不去籽切塊；檸檬削去外皮，保留白色纖維和果肉，不去籽備用。
3. 把蒸餾水倒入蔬果機內，再放入所有材料（卵磷脂先不放），一同攪打成汁，最後加入卵磷脂，用低速攪打 10 秒即成。

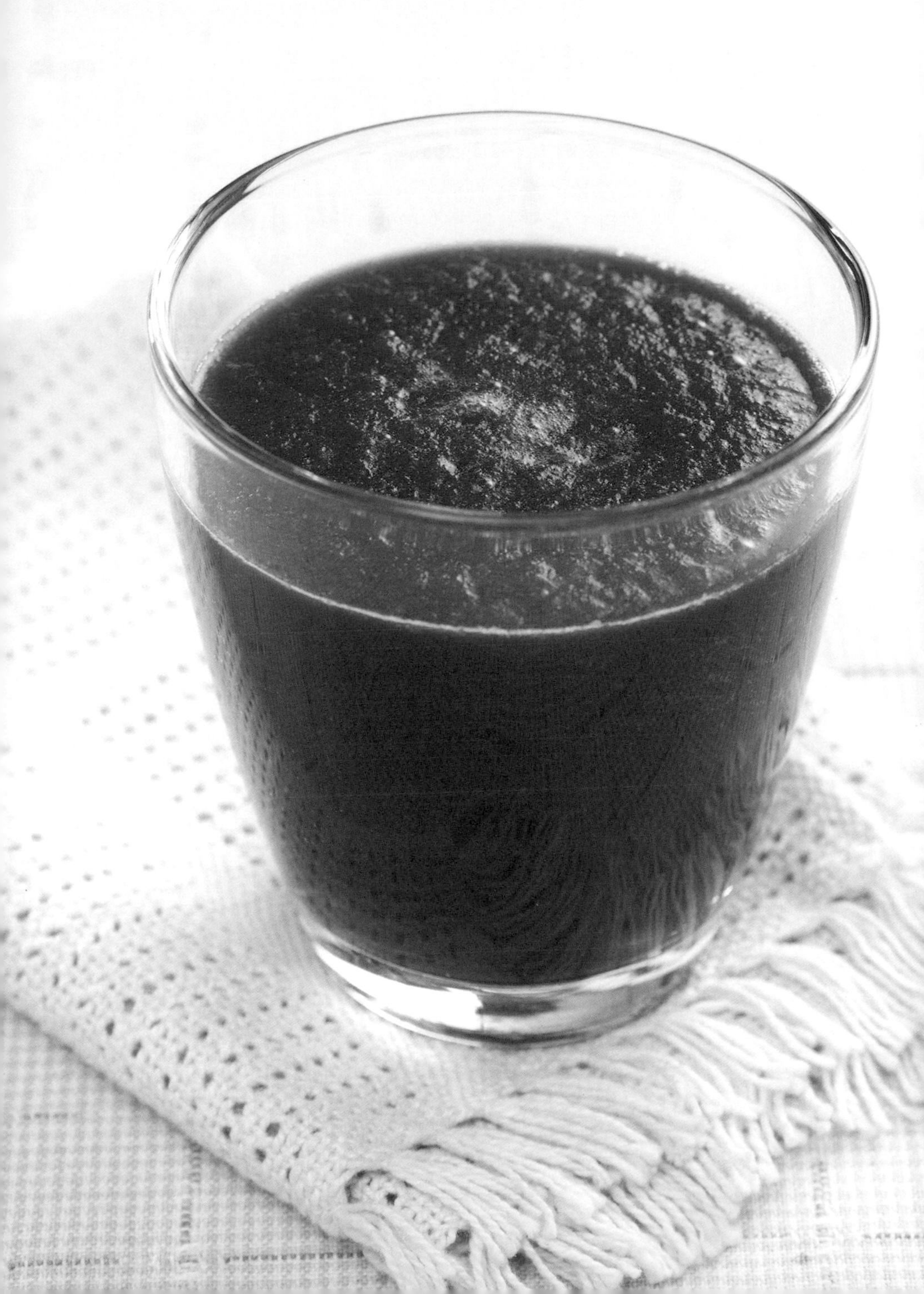

# 改善低血糖蔬果汁

份量：1天4杯

口感：甜帶微酸

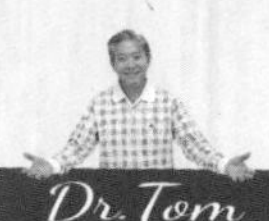


吳醫師的健康處方

## 改善低血糖

- 此道蔬果汁建議一天需喝四～六杯。
- 低血糖是糖尿病的開始，應避免吃一切煎、炸、炒的食物和肥肉，同時要少吃精製粉類做成的麵條、麵包、米粉、河粉、饅頭等食物。
- 有低血糖症狀的人，要採取少量多餐，一天五到六餐來平衡血糖，並多吃蔬菜水果，還有馬鈴薯、番薯、玉米、海鮮、海藻、紫菜和少量瘦肉。

### 材料

蔬菜：

小型紅色甜菜根……1個
胡蘿蔔……1條
玉米（黃白皆可）……1根
小黃瓜……1條
小紅番薯……1條

水果：

番茄……1個
檸檬……1個
新鮮藍莓……1/2杯

配料：

蒸餾水……2又1/2杯
枸杞……3大匙
小茴香……1/4小匙
月桂葉……5片
甘草粉……1小匙
蜂花粉……3小匙
黑胡椒粒……5小粒

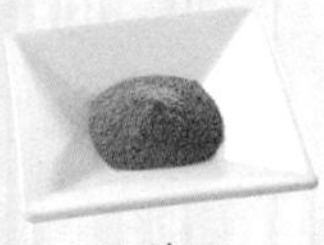
甘草粉

### 作法

1. 所有食材洗淨；甜菜根去皮切塊；胡蘿蔔及番茄切塊；玉米削下玉米粒；小黃瓜切塊；番薯連皮切塊備用。
2. 檸檬削去外皮，保留白色纖維、果肉及籽。
3. 把蒸餾水倒入三匹馬力以上的蔬果機內，再放入所有蔬果及配料，一同攪打成汁，即可飲用。

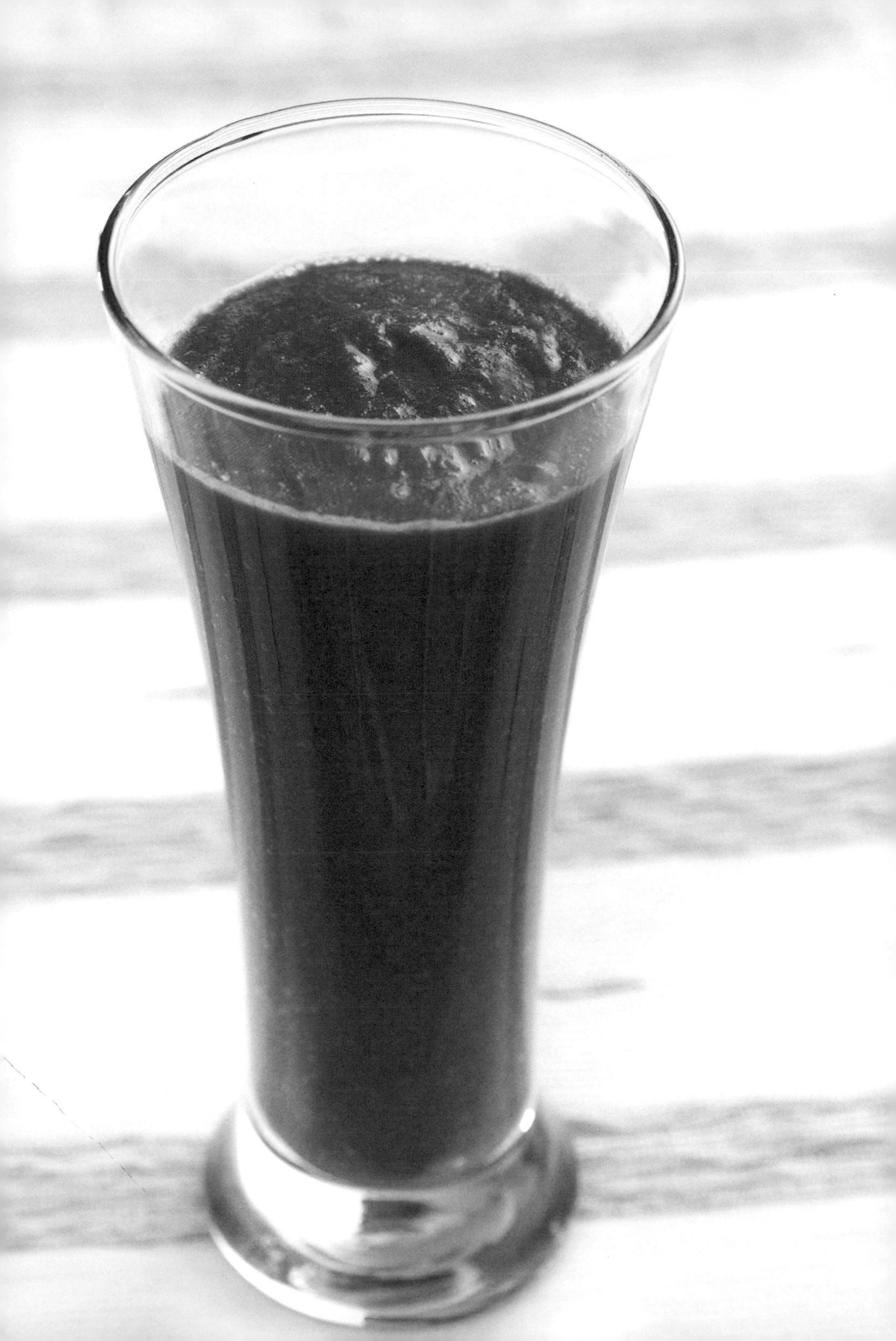

# 改善高血糖高血壓蔬果汁

份量：1天4杯～6杯

口感：酸苦微甜

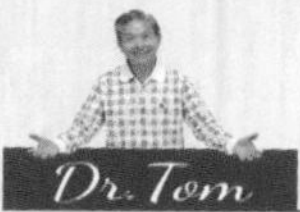

Dr. Tom 吳醫師的健康處方

**改善糖尿病（一型和二型），平衡血糖，降血壓。**

- 此道蔬果汁可少量多次飲用。二杯當早餐；午晚餐前一小時各一杯；下午每二小時一杯或二杯。因為苦瓜和君達菜都有天然的胰島素，可平衡血糖和降血壓，而大黃瓜也具此功效。
- 糖尿病患者除了喝蔬果汁，要避免麵條、麵包、米粉、糕餅、甜品及煎炸炒烤燒，尤其不能吃花生，腰果和奶製品。
- 用三大匙纖維粉加入一大杯水，再加一大匙椰子油混合後立即服下，一天飲用三次。

## 材料

蔬菜：

中型紅色甜菜根……1/2個
苦瓜（白或綠皆可）……1/2條
大黃瓜……1/2條
君達菜（由根到葉）……3大葉

水果：

新鮮藍莓……1/2杯
檸檬……1個

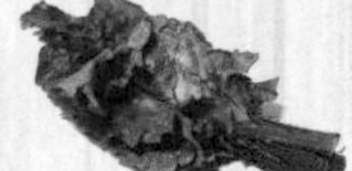

君達菜

配料：

蒸餾水……2杯
嫩薑（約3公分）……1塊
肉桂粉（或小茴香粉）……1/4小匙
蜂花粉……2小匙
枸杞……3大匙

## 作法

1. 所有食材洗淨；甜菜根去皮切塊；苦瓜保留籽，切塊；大黃瓜不去皮切塊。
2. 檸檬削皮，保留白色纖維和果肉，不去籽；枸杞泡熱水數分鐘備用。
3. 把蒸餾水倒入三匹馬力以上的蔬果機內，再放入所有蔬果及配料，一同攪打成汁，即可飲用。

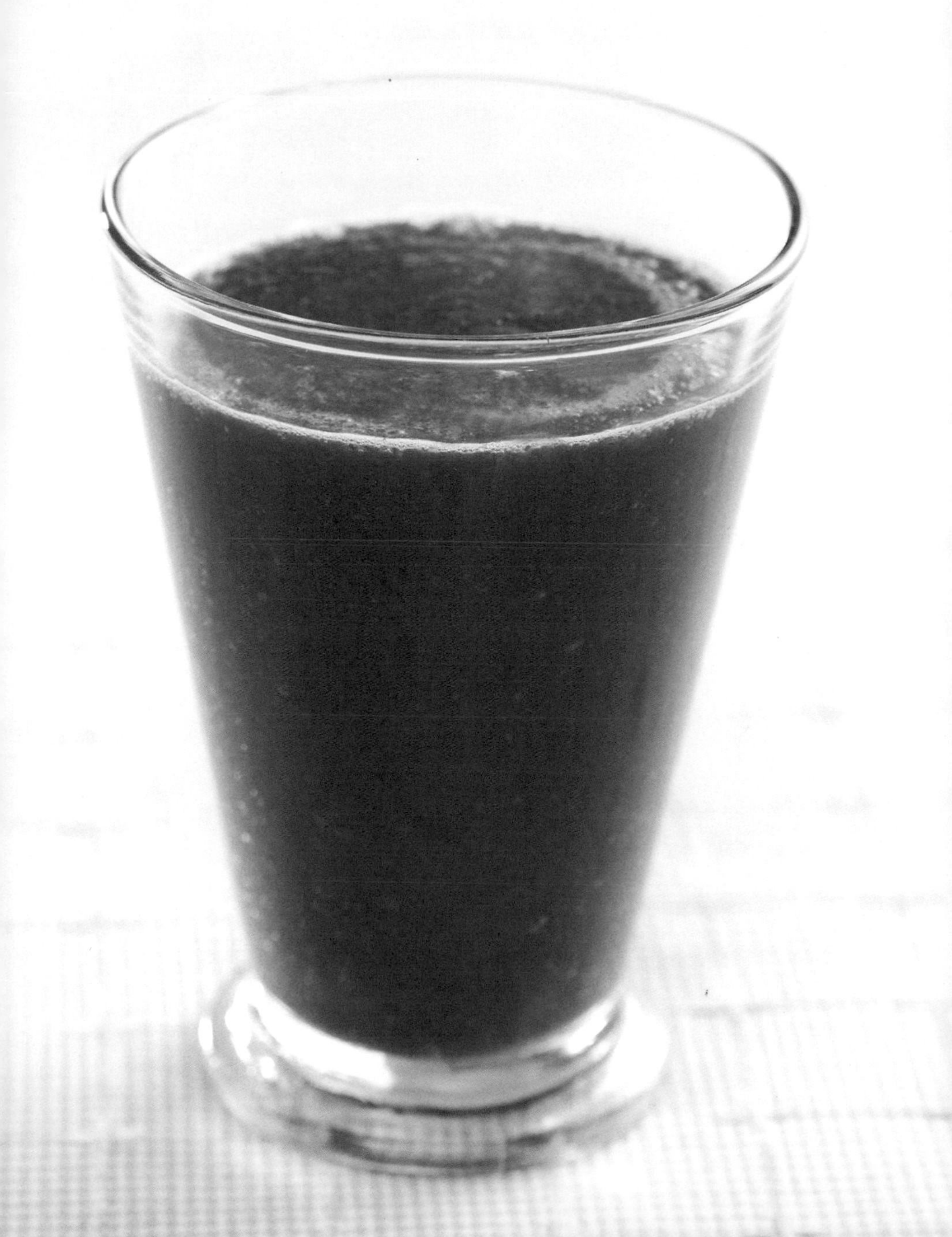

# 平衡血糖血壓蔬果汁

份量：1天4杯～6杯

口感：酸甜

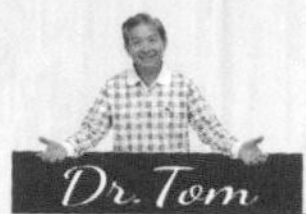


吳醫師的健康處方

**改善糖尿病（第二型），平衡血糖，降膽固醇、降血壓。**

- 每天保持在陽光較強時，進行快步走路三十分鐘的運動，一天二次。
- 大黃瓜能降血糖和血壓；君達菜含有類似胰島素的植物生化素，能降血糖和消除疲勞；丁香粉能降血糖、三酸甘油脂和膽固醇；葫蘆巴粉能平衡血糖，降三酸甘油脂，升高好的膽固醇。
- 第二型糖尿病患者多因為吃過多精製粉類食物如麵粉、麵包、糕餅和過多煎炒的食物。飲食上應盡量細嚼慢嚥，少量多餐。

**材料**

蔬菜：

中型紅色甜菜根 .. 1 /2 個
胡蘿蔔 .......................1 條
大黃瓜 .......................1 條
君達菜（由根到葉）..1 大葉
玉米（黃白皆可）.........1 根

水果：

番茄..........................2 個
檸檬..........................1 個

配料：

蒸餾水...........2 又 1 /2 杯
老薑...........................5 片
亞麻子..................3 小匙
枸杞.......................3 大匙
丁香粉..............1/4 小匙
（或葫蘆巴粉1/2小匙或肉桂粉1/4小匙）
蜂花粉..................2 小匙

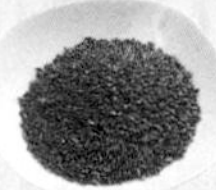

亞麻子

**作法**

1. 所有食材洗淨；甜菜根去皮切塊；胡蘿蔔及番茄切塊；大黃瓜不去皮切片；玉米削下玉米粒；枸杞泡熱水備用。
2. 檸檬削去外皮，保留白色纖維和果肉，不去籽。
3. 把蒸餾水倒入三匹馬力以上的蔬果機內，再放入所有蔬果及配料，一同攪打成汁，即可飲用。

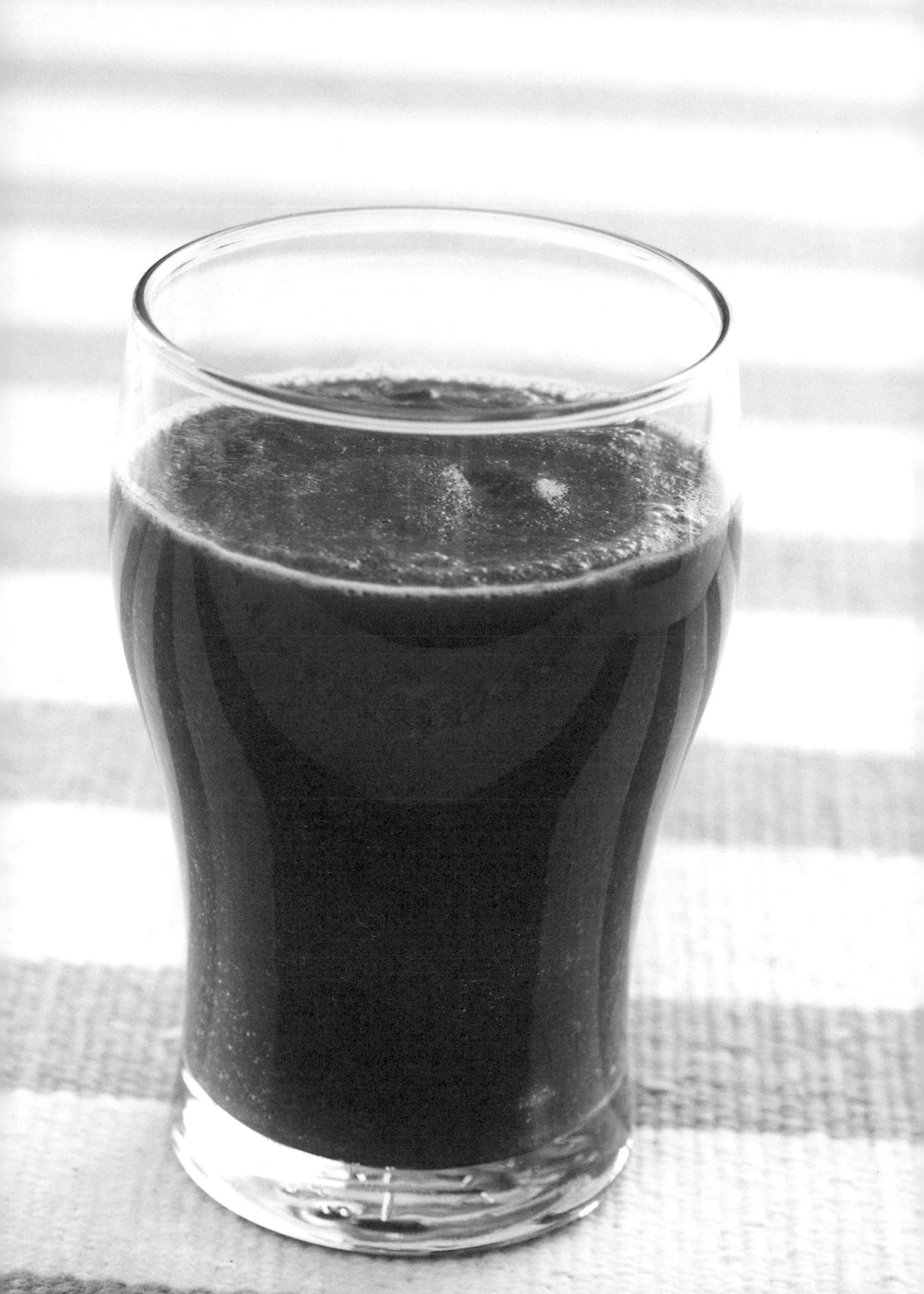

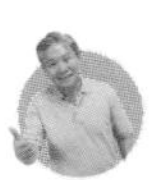



【特別收錄】

# 來自世界各地的肯定與分享

**【推薦一】**Kathleen MacIsaac／**自然醫學博士、醫師**（美國坦帕市　佛羅里達）

吳醫師夫婦是真正會治療的醫者，他們的真誠是推動我們學習「自然醫學」的動力。

**【推薦二】**Daniel Gudz／**癲癇症**（俄羅斯）

吳醫師改善我的癲癇症，甚至包括身心靈整體的健康。使我從自殺的邊緣找回人生樂趣，開始關心自己的健康。

**【推薦三】**Emma Papa／**糖尿病及乳癌**（墨西哥）

如果想要有健康的身體，吳醫師的健康食譜最優秀。希望每一個人都能吃的健康，並常飲天然蔬果汁保持健康。

**【推薦四】**Evelyn Chung／**腸癌腫瘤**（台灣）

我收到您的信馬上改變我的飲食習慣，開始喝蔬果汁改善健康。您的醫治我一生難忘，希望每個人都能用正確的食譜和營養品來治病。

**【推薦五】**Seline／**胸部硬塊**（香港）

聽了吳醫師夫婦的演講真的是收穫很多，自從聽從吳醫師指示，改善飲食後，健康情況比從前好的多。多虧吳醫師，非常謝謝你們。

**【推薦六】**Elizabeth／**自閉症**（美國）

醫院診斷我十九個月大的兒子患有自閉症，但直到遇見吳醫師才發現這診斷其實是錯誤。我們按照吳醫師的指示去執行飲食，我兒子開始有了驚人的進步，連治療師都感到很驚奇。兒子剛滿二歲了，可以由一數到十三，而且還能辨別英文字母，知道十二種以上的顏色。感謝吳醫師的幫忙，我的兒子不再是自閉兒。

**【推薦七】**Jasmine Chow／**不孕症**（馬來西亞）

我花了三年的時間去看婦產科，只為了能生育自己的小孩，卻一直沒有進展。直到聽了吳醫師的指導，改變飲食及生活習慣，還因此瘦身了四十磅，並讓我因此有了生育能力。謝謝吳醫師夫婦，你們是如此充滿愛心，幫助人恢復健康，並將一切榮耀歸與神。

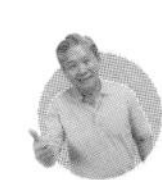



**【推薦八】Ephraim Pang／皮膚炎**（美國加州）

我的五歲兒子患有很嚴重的皮膚病，一曬太陽就會曬傷皮膚，常常發炎到無法控制。直到依照吳醫師設定的食譜和蔬果汁，三個月後開始有明顯的改善。現在不但可以外出騎腳踏車、曬太陽，也可以去露營享受一切戶外活。以前像老人家的皮膚，現在恢復到符合他應有年齡的皮膚，謝謝吳醫師。

**【推薦九】J. Gutierrez／嚴重骨椎受傷**

在一九八五時我因工作受傷，造成三年無法上班，長期看醫生骨椎醫師及靠止痛藥控制，但都毫無起色，最後還面臨到可能要開刀治療。幸好遇到吳醫師，他教我改變食譜和生活習慣，並且喝蔬果汁，改善了我長期的痛楚。真是感謝吳醫師夫婦。

**【推薦十】Prof. Dr. P. I Peter／追求健康養生**（印度）

自從二〇〇七年認識我的保健教練吳醫師夫婦，對生機飲食開始產生很大的興趣，喝蔬果汁是我每天不可缺少的食譜，也因此揭開我健康及燦爛的人生。現在我精力充沛每天可以工作十八至二十小時，還能精神集中，記憶力強。我已把蔬果汁介紹給身邊每一個人，也正在計劃將蔬果汁的功效傳到世界各地，作為人類的保健療法。

我衷心感謝吳醫師夫婦改變我的人生及對人類的貢獻。

**【推薦十一】**Dr. S. Sankarsan／**追求健康養生**（印度）

二〇〇七年吳醫師在印度主持保健教育培訓班，我在那時開始體會到生機飲食的好處。我現在每天都喝蔬果汁感受到驚人效果。現在時時精力充沛、精神集中、冷靜有喜樂，每天過著積極人生。非常感謝吳醫師夫婦對我一生的影響。

**【推薦十二】**R. Nuno／**嘔吐及腹瀉**（美國加州）

我在二〇〇四年開始生病，整天不停嘔吐，愈來愈嚴重，看了很多醫生也做了腸胃鏡檢查，卻都找不出原因。不停的嘔吐及腹瀉，還讓我因此瘦了20磅，病到皮包骨。

最後朋友介紹我去看吳醫師，並且照他指示進行，一星期內，症狀就改善了不少，雖然當時還未完全痊癒，但我已經可以走路、露營。因此堅定信心，繼續做完療程，現在的我覺得好多了，身體也恢復了健康，最奇妙的是當中我只找吳醫師就診一次而已。

## 【分享一】Ed Vincent

肺癌三期患者痊癒分享（78歲，某大公司董事長，美國加州）

開始執行：二〇〇三年六月底

二〇〇三年五月底，我被診斷為肺癌3B期，經過手術切除有癌細胞的肺葉，很不幸的，還是找到一些無法用開刀方式切除的惡性腫瘤，我因而被宣判只剩下幾個月可活。

手術後一個月後，我去求助吳醫師，同一天我也另外看了兩個不同的營養師，兩位營養師給我的建議都差不多，但吳醫師給了我更好的飲食計畫，所以我選用了吳醫師的療程。

吳醫師根據我的狀況，為我量身打造「生機飲食蔬果汁」食譜，並且告訴我初期一天要飲用八杯，還教我相關營養補充品的服用時間和方法，再加上調息運動與對症按摩的治療。大約執行約半年時間後，我現在一天改喝六杯蔬果汁

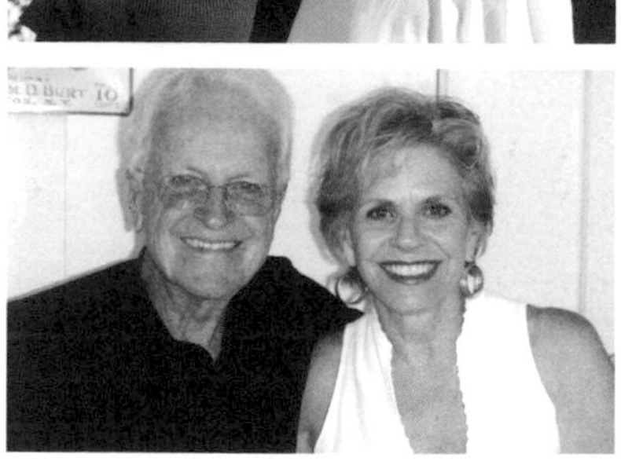
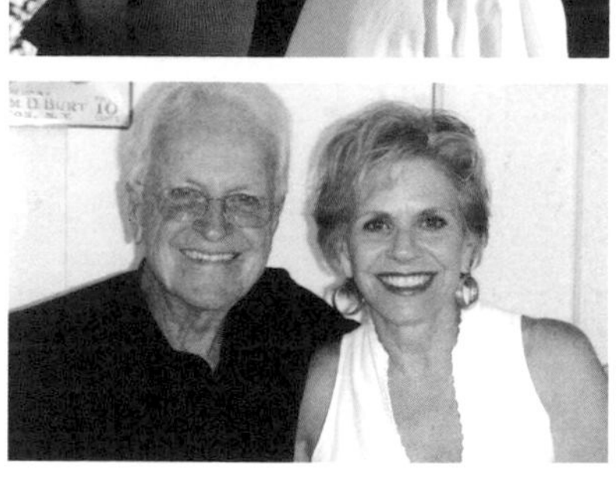

▲ 上圖為 Ed Vicent 在 2003 年罹患第三期肺癌時，與太太合照；下圖為飲用蔬果汁三年後，2006 年與太太合照。

，並搭配更多、更豐富的蔬果。

去年到醫院做斷層掃描和照X光，已經沒有癌症的傾向，醫生無法理解原因，你現在可以明白我為什麼說：「我有多幸運能遇見吳醫師」這句話了嗎？

吳醫師夫婦都有非常豐富的醫學和營養學知識，兩個人都有溫暖、樂於助人的好心腸，因此我希望我的健康分享能夠幫助更多生病的人……。

## 【分享二】黃花燕

53歲肝衰竭，乳房硬塊（新加坡）

我認識吳醫師夫婦已經有十幾年，在他們自然療法的指導下，我救回自己的生命兩次。第一次是一九九七年，我的肝功能突然失效，發高燒，肝指數高。有兩個專科醫生都說沒有辦法，可能要換肝才能得救，可是換肝並不是件容易的事。

而我也是在那時認識了吳醫師。他為我設計四個月的療程，剛開始我也很猶豫。但吳醫師說：「這些都是有機的食物，妳卻不敢吃，卻吃那些有毒的東西……」這句話讓我決定進行療程。我也在此時看有關自然療養的書和錄音帶，學習生機飲食。大概過了一

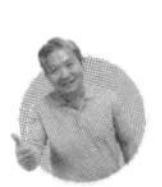



個多月，瘦了將近十七磅。去醫院檢查，檢查的結果是我的肝指數及肝功能已正常。

我繼續做完四個月的療程，就完全康復，之後只做了幾個月後就停止了，沒有再繼續下去。

所以在一九九九年，我的家庭醫生發現我的左乳房有一個瘤，約有雞蛋大，她的臉色凝重，要我趕快去檢查，我已經是有經驗的自然療養者，所以當天就去找吳醫師，他幫我設計了療程，還建議我每天大笑十次，還要曬太陽，慢走半個小時。

我完全照吳醫師的方法執行，進行了九十天，瘦四十磅，而我的腫瘤也變扁了，我又恢復健康，我對自然療養從此很有信心，不間斷的學習。多謝吳醫師救了我的命，並改變我的人生。感恩你們的慈悲治療。

## 【分享三】何顯亮

皮膚病患者分享（香港中醫師）

開始執行：二〇〇五年十一月

我太太經常督促我這位已有二十多年中醫經驗的老頭去讀書，她說「救人先救心，高明醫術再加上多個頭銜，病人心想只要看見你就有救了。」為求精進，二〇〇五年十一月，我和太太便在教室裡聽吳永志醫生講「生機飲食」。

吳醫師風度翩翩、項背挺直，神采飛揚，額角飽滿發光，非常引人入勝，當知道他已六十九歲時，我感到很詫異，橫看豎看，他只像四十來歲。在香港，沒有蔬果機、沒有蔬果汁，吳醫師又不吃飯，幾天下來好像只喝水，白天上課，晚上指導病人，一樣精神飽滿，令人嘖嘖稱奇。

我向來喜歡做「神農氏」，加上很滿意吳醫師這個「模範」，於是開始進行生機飲食。一開始喝蔬果汁挺好的，但三個月後，我的臉部開始又癢又紅，手指頭開始潰爛，接著是手腳及身軀，但我不心慌，我知道這是自然排毒反應。我自少有皮膚病，經常塗西藥，十來歲時，出過三次風疹（德國麻疹），父母帶我去注射西藥，現在手指潰爛最嚴重的地方，正是小時候塗藥最多的地方，說明這些藥毒一直潛藏在身體。為了求證蔬菜

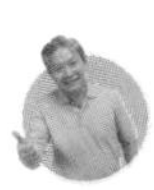



汁的功效，我不服中藥，皮膚的潰爛程度有增無減，前後差不多一年才康復，這就是濫用西藥的後果。

過程裡，我深深體會蔬菜汁的功效，我的面色開始泛光紅潤，體重由七十七公斤減至六十二公斤，人變得輕鬆自在，精神也飽滿了。我太太全程都跟我飲用蔬果汁，她除了初期的糞便較黑較臭，沒有其他強烈反應。直到今天，我們仍然飲用蔬果汁。

我同時鼓勵病人飲用蔬果汁，效果不錯。很多病人多年沒吃水果，也不怎麼吃蔬菜，原來某些中醫師認為蔬果都是寒涼之物，多吃身體會虛弱，但現代人肉食過多，營養過盛，需要急切解決的問題是毒素及酸性體質。

老實說，健康不可能垂手可得，這個世界亦沒有仙丹，但要擁有健康也不難，簡單的生活、正確的飲食方法、恰當的起居習慣、愉悅的心境、適當的鍛鍊。

我們在此感謝吳永志醫生夫婦兩人，他們教懂我們一種簡易的保健方法，救己救人，還以身作則，身體力行四處行善，捐贈大部分的收入給孤兒或貧困人士。

他倆是我們人生中最重要的老師，我們衷心感謝及尊敬。

## 【分享四】許美英

肝功能異常患者分享（美國退休校長）

開始執行：二〇〇七年八月

二〇〇七年初我的先生，每月從羅省到三藩市一所由教會舉辦的青少年情緒智商培訓中心（Youth Success Institute）服務。而吳永志醫生及他的夫人，是這教會及培訓中心的要員。經過中心創辦人徐立平律師介紹，我先生認識了吳醫師夫婦。多次他從三藩市回來都與我分享吳醫師夫婦到世界各地傳揚天然抗病方法的真理，因為如此，我開始對吳醫師有深入認識。

其實早在二〇〇二年時，我作全身的健康檢查時，發現肝功能不正常，患上乙型肝炎。所以我和先生決定二〇〇五年退休，好好休息也希望肝炎能痊癒。二〇〇七年六月發現肝炎惡化，這消息令我們夫婦萬分焦急，在不知所措的情形下過了兩個月。八月份一個主日，我剛好到三藩市，巧合地遇到吳醫師，午餐時，我心裡突然感覺要主動見吳醫師。當他一聽到我生病，立刻放下午飯並開始替我檢查，他說我不單肝功能不正常，我還有其它的病毒。他用了超過一小時的時間，細心地教導及鼓勵我如何運用他創作的自然食譜，來戰勝肝炎及其它病毒。

當時我內心非常不願意放棄過去的食譜與生活習慣，要作這天大的改變令我頭痛萬分。終於兩星期後決定健康要緊，還是選擇自然抗病方法，便開始用吳醫師的方法自救。

第一天開始，不到晚上十點便想睡，所以一早便上床休息。第二天一早起來見到花園有許多落葉，忍不住拿起掃把清理。掃完後驚訝地發現，我以前對樹葉的敏感完全消失。兩個月後，我無意地發現不用戴眼鏡讀報紙，當我告訴我先生時，他說一個月前已留意到我沒有戴上眼鏡閱讀。在十月份，驗血報告證明十五項肝功能，十三項顯示進步。

我很清楚除了自己的努力，還有一個重要的力量讓我戰勝病魔。當我每次到三藩市遇到吳醫師夫婦，他們不單對我細心地慰問詳談，他們對教會的兄弟姐妹、牧師、師母都是一樣關心。他們對人關懷的態度大大感動了我。見到他們在美國與世界各國樂意及不停為主作見證，推廣自然食譜及健康養生法，以身作則，我發覺到自己應不斷地向他們學習及改善不良習慣。

四個月的療程在二〇〇八年初完成，我的身體健康大大改善，體重降了十磅，精神飽滿，朋友們說我年輕了二十歲。在靈性上我更加了解到身體是神的殿，應該好好地保管，這樣才能得到神喜悅、榮神益人，為主作見證。

自從結識吳醫師及經過他的細心治療，我親身體驗到蔬果汁可以養生，抗癌及治病之道。所以我是非常支持吳醫師的這本著作。正如吳醫師的序言所述：藉著此書，讓世界各地有患病之苦的人，都可以有機會靠著此書學習如何自救，改善生活習慣及飲食、重獲寶貴的健康及神賜給我們的生命。

（以上推薦與分享，均摘錄見證者的心得，因篇幅限制，只摘錄重點，並以中文呈現，備有原文存檔。）

悅讀健康系列 HD3096X

作　　者／吳永志
選 書 人／林小鈴
主　　編／陳玉春

行銷經理／王維君
業務經理／羅越華
總 編 輯／林小鈴
發 行 人／何飛鵬
出　　版／原水文化
台北市民生東路二段141號8樓
電話：（02）2500-7008　傳真：（02）2502-7676
網址：http://citeh2o.pixnet.net/blog　E-mail：H2O@cite.com.tw
發　　行／英屬蓋曼群島商家庭傳媒股份有限公司城邦分公司
台北市中山區民生東路二段141號2樓
書虫客服服務專線：02-25007718；25007719
24小時傳真專線：02-25001990；25001991
服務時間：週一至週五9:30～12:00；13:30～17:00
讀者服務信箱E-mail：service@readingclub.com.tw
劃撥帳號／19863813；戶名：書虫股份有限公司
香港發行／香港灣仔駱克道193號東超商業中心1樓
電話：852-25086231　傳真：852-25789337
電郵：hkcite@biznetvigator.com
馬新發行／城邦（馬新）出版集團
41, JalanRadinAnum, Bandar Baru Sri Petaling,
57000 Kuala Lumpur, Malaysia.
電話：603-905-78822　傳真：603- 905-76622
電郵：cite@cite.com.my

Dr.Tom Wu【全彩圖解暢銷珍藏版】

# 不一樣的自然養生法

城邦讀書花園
www.cite.com.tw

封面設計／Jamie
攝　　影／子宇影像工作室・徐榕志、梁忠賢
攝影助理／簡浩淳、郭曉鈴
插　　畫／盧宏烈（老外）
製版印刷／科億資訊科技有限公司
初版一刷／2008年3月19日
二版二刷／2023年2月21日
定　　價／450元

吳永志不一樣的自然養生法【全彩圖解暢銷珍藏版】
/吳永志著. -- 二版. -- 臺北市：原水文化出版：
英屬蓋曼群島商家庭傳媒股份有限公司城邦分公司
發行, 2021.07
面；　公分. -- (悅讀健康系列；HD3096X)
ISBN 978-986-06681-4-8(平裝)

1.生機飲食 2.健康飲食 3.食療

418.914　　110010473

ISBN：978-986-06681-4-8(平裝)
有著作權・翻印必究（缺頁或破損請寄回更換）
特別感謝　百年老店「乾元參藥行」陳建國先生提供中藥協助拍攝。

請沿虛線剪下後對摺裝訂寄回，謝謝！

| 廣告回信 |
| --- |
| 北區郵政管理局登記證 |
| 北台字第10158號 |
| 免貼郵票 |

城邦出版集團 **原水文化事業部 收**

104 台北市民生東路二段141號8樓

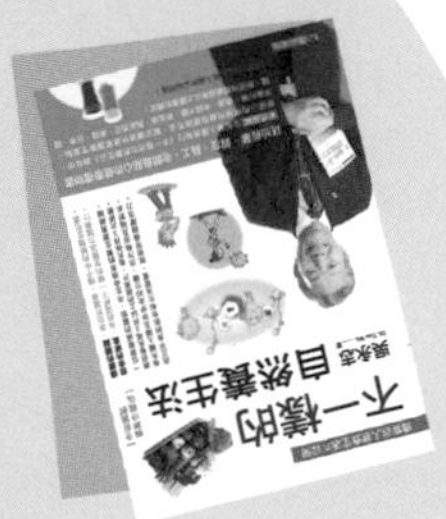

不一樣的

自然養生法

【全彩圖解暢銷珍藏版】

HD3096X

# 讀者回函

HD3096X

親愛的讀者你好：

為了讓我們更了解你們對本書的想法，請務必幫忙填寫以下的意見表，好讓我們能針對各位的意見及問題，做出有效的回應。

填好意見表之後，你可以剪下或是影印下來，寄到台北市民生東路二段141號8樓，或是傳真到02-2502-7676。若有任何建議，也可上原水部落格http://citeh2o.pixnet.net留言。

**本社對您的基本資料將予以保密，敬請放心填寫。**

姓名：＿＿＿＿＿＿＿＿＿＿＿＿　性別：　□女　□男

電話：＿＿＿＿＿＿＿＿＿＿＿＿　傳真：＿＿＿＿＿＿＿＿＿＿＿＿

E-mail：＿＿＿＿＿＿＿＿＿＿＿＿＿＿＿＿＿＿＿＿＿＿＿＿

聯絡地址：＿＿＿＿＿＿＿＿＿＿＿＿＿＿＿＿＿＿＿＿＿＿＿

請沿虛線剪下後對摺裝訂寄回，謝謝！

**服務單位：**

**年齡：**□18歲以下　□18~25歲　□26~30歲　□31~35歲　□36~40歲　□41~45歲　□46~50歲　□51歲以上

**學歷：**□國小　□國中　□高中職　□大專/大學　□碩士　□博士

**職業：**□學生　□軍公教　□製造業　□營造業　□服務業　□金融貿易　□資訊業　□自由業　□其他＿＿＿＿＿＿

**個人年收入：**□24萬以下　□25~30萬　□31~36萬　□37~42萬　□43~48萬　□49~54萬　□55~60萬　□61~84萬　□85~100萬　□100萬以上

**購書地點：**□便利商店　□書店　□其他＿＿＿＿＿＿

**購書資訊來源：**□逛書店／便利商店　□報章雜誌／書籍介紹　□親友介紹　□透過網際網路　□其他＿＿＿＿＿＿

**其他希望得知的資訊：**（可複選）

□男性健康　□女性健康　□兒童健康　□成人慢性病　□家庭醫藥　□傳統醫學　□有益身心的運動　□有益身心的食物　□美體、美髮、美膚　□情緒壓力紓解　□其他＿＿＿＿＿＿

**你對本書的整體意見：**